作 者 简 介

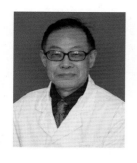

张昌禧,男,1938年出生于福建闽侯。浙江省名中医(药)师,浙江省名中医研究院研究员,金华第一届中青年专业技术拔尖人才,金华卫校中药专业主要创始人。主编及参与编写教材类专著5部,发表论文30余篇。获省市级科技进步奖及优秀论文奖10项。从事中医中药临床教学及科研工作60余年,现年近九旬依然日常出诊。擅长治疗各种肿瘤及术后康复调理,对于老年病、神经衰弱、脾胃病、肝病等亦有丰富诊治经验。

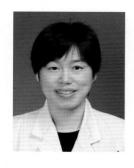

臧敏,女,中医学博士,副主任中医师,金华职业技术大学医学院副教授。浙江省医坛新秀,浙江省中青年临床名中医,金华市名中医。从事中医临床及科研带教工作10余年,"凭脉辨治",擅长中医药治疗内伤杂病、肿瘤及亚健康调理。主持或参与国家级、省市级科研课题10余项,发表学术论文20余篇。

U0253440

张昌禧名老中医药专家传承工作室简介

名老中医专家

张昌禧 ○专家

浙江省名中药师、浙江省名中医研究院研究员、金华市第一届中青年专业技术拔尖人才。从事中医临床教学与科研工作60余年。

张昌禧，1938年出生，金华职业技术学院院长(原金华卫校)中药专业主要创始人，任金华市中药研究中心主任、金华卫校中药教研室主任、金华市中医学会理事、浙江省名中药师、浙江省中医研究院研究员、浙江省中医学副会长兼秘书长、金华市第一届中青年专业技术拔尖人才。

张参加专业系列高评委委员会组成员。

张参加工作后，多次脱产学习中医，20世纪60年代末参加中药资源普查，目前已从事中医药临床教学及科研工作60余年，是浙江省内为数不多的医药精通的老专家。中药方面，张主任对中药材质量鉴定和临床中药学都有较高造诣，1997年被浙江省人民政府授予"浙江省名中药师"称号，培养学生两千多人，分布于全省各地，已成为医药卫生行业的一支骨干力量。在中医临床方面也是1977年版《中国药典》，1984年版《中国药典》，1994年版(浙江省中药炮制规范)大后蓝复调理，对于老年病，神经衰弱，脾胃病等有独到的经验。发表论文30余篇，其中获全、市级科技进步奖及优秀论文奖多项。张老退休以后，一直受聘于金华市中医院，一面承长治疗各种肿瘤及术后康复并开展门诊，一面开展中西结合的特色技术传承人3名。

张昌禧名老中医药专家传承工作室依托金华市中医院筹建并开展工作，以师承与研究相结合的形式正式开展工作。

张昌禧现有成员13人，其中高级职称9人，中级职称3人；博士2人，硕士1人；全国传承特色技术传承人3人。成员年龄层次覆盖老中青三代，学历、职称分配合理，人才梯队结构完善。

工作室的主要任务：一是系统总结整理张昌禧教授的临床经验，尤其是传承发扬张老"中西医结合、同病异治"的独特学术思想，同时在张老的指导下，挖掘提炼其在中医肿瘤临床诊疗方面的鉴定方法，以及对千余种药用植物(新鲜草药)的分类识别技术。继承人将以医案整理、跟师研究报告、出版图书、发表论文、摄影摄像、科普宣传等形式全面总结老师的经验并加以推广。二是系统总结张老在中药学方面的经验，尤其是传承其在中药质量鉴定和临床治疗水平，进一步提高对中药人才和新一代中医药的培养高层次传承人。三是传承人将在中药方面临床治疗水平，以及对千余种药用植物(新鲜草药)的鉴定方法，以及对千余种药用植物(新鲜草药)的鉴定方法并加以推广。

工作室简介

团队成员

祝浩东 ○
工作室负责人，金华市中医院院长。普获浙江省中医药院主任中药师，浙江省医院临床名中医，浙江省院级临床技术传承人。

刘红英 ○
工作室骨干成员，金华市中医院科教处主任中药师。

陈国中 ○
工作室骨干成员，浙江中医药大学附属医院副主任中药师、副主任医师，金华职业技术学院浙学院杭州师范大学医学院教授。

臧敏 ○
工作室骨干成员，博士，浙江省中医药管理局青年岗位能手，全国名中医学术经验继承人。

张昱 ○
工作室骨干成员，金华市中医院主任中药师，全国中药特色技术传承人。

陈坚波 ○
工作室骨干成员，金华市中医院主任中药师、主任医师，金华职业技术学院浙学院特色技术传承人。

王未寒 ○
工作室骨干成员，国家二级心理咨询师，金华市中医院院长助理。

唐胤泉 ○
工作室骨干成员，金华市中医院主管中药师。

吴旭辉 ○
工作室骨干成员，金华市中医院院办主任，佛教医学工作室特色建设。

王国军 ○
工作室骨干成员，金华市中医院主任中药师，全国中药特色技术传承人。

陈马兰 ○
工作室骨干成员，金华市中医院主管中药师。

吴忠义 ○
工作室骨干成员，金华市中医院主任中药师，全国中药特色技术传承人。

章雄英 ○
工作室骨干成员，金华市中医院副主任中药师，全国中医药第二批名老中医药专家学术经验传承工作继承人。

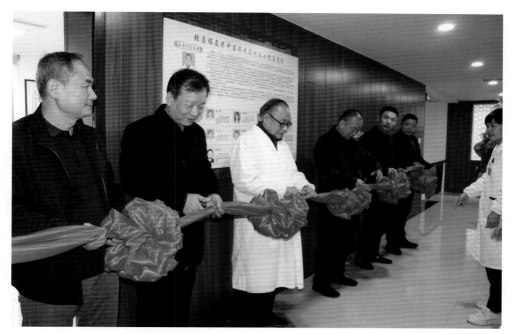

张昌禧名老中医药专家传承工作室成立剪彩

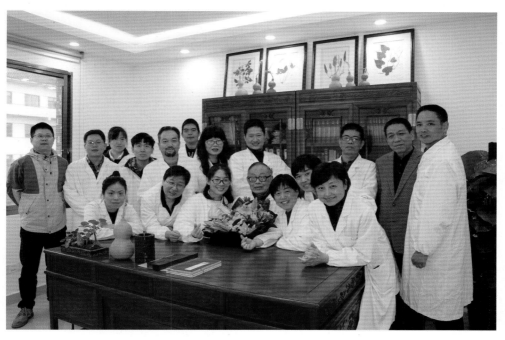

张昌禧名老中医药专家传承工作室成员合影

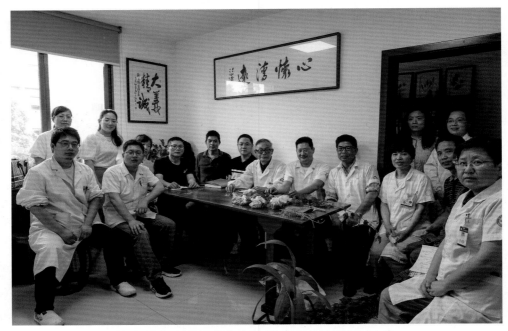

张昌禧名老中医药专家传承工作室学习研讨交流

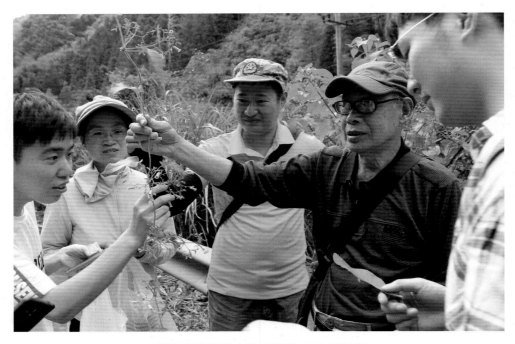

张昌禧带领学生进行野外中药材考察

张昌禧

ZHANGCHANGXI
ZHONGLIU
LINZHENG JINGYAO

肿瘤临证精要

◎张昌禧 主审

◎臧 敏 主编

APTIME
时代出版
时代出版传媒股份有限公司
安徽科学技术出版社

图书在版编目（CIP）数据

张昌禧肿瘤临证精要 / 臧敏主编.--合肥:安徽科
学技术出版社,2025.3.-- ISBN 978-7-5337-9148-3

Ⅰ.R273

中国国家版本馆 CIP 数据核字第 2024U8T853 号

张昌禧肿瘤临证精要　　　　　　　　　　　　　　　　　　臧　敏　主编

出版人：王筱文　　　选题策划：王　宜　　　责任编辑：王　宜
责任校对：程　苗　　　责任印制：梁东兵　　　装帧设计：冯　劲
出版发行：安徽科学技术出版社　　　　　http://www.ahstp.net
　　　　　（合肥市政务文化新区翡翠路 1118 号出版传媒广场,邮编:230071）
　　　　　电话：(0551)63533330
印　　制：合肥创新印务有限公司　　　电话:(0551)64321190
（如发现印装质量问题,影响阅读,请与印刷厂商联系调换）

开本：710×1010　1/16　　　印张：15.75　插页：2　　字数：400 千
版次：2025 年 3 月第 1 版　　印次：2025 年 3 月第 1 次印刷

ISBN 978-7-5337-9148-3　　　　　　　　　　　　　　　定价：97.00 元

编　委　会

主　编　臧　敏

副主编　张昌禧

编　委(以姓名拼音排序)

冯　炯　胡娅娜　黄立毅　姜耘宙　马　兰

王未寒　赵晨充　祝浩东　章雄英

张 序

岁月流逝,光阴如箭,转眼间从医60余载。忆早年为传承父母医学,立志从医,考入浙江医科大学临床医学本科。1961年毕业并留校任教,后因支援兄弟院校,调往金华职业技术学院医学院(后改为浙江省金华卫生学校)工作,直至1999年退休。退休后受聘于金华市中医医院至今。

本人这一辈子仅做两件事:教书育人、治病救人。大学毕业后数十年,一直担任教学工作,培养学生数千人,包括研究生、大中专学生、赤脚医生等多层次人才。退休之后,似未脱离教学岗位。教学之余,坚持临床门诊,在中医治疗老年病、脾胃病、神经衰弱及肿瘤的康复与治疗等领域积累了不少临床经验,是金华市首届中青年专业技术拔尖人才、浙江省名中医、浙江省名中医研究院研究员。

2020年,金华市人民政府拨专款筹建名中医药专家传承工作室和中药标本室。我先后传承培养陈国中、陈坚波、黄玉亮、刘红英、张昱、徐凌、祝浩东、唐胤泉、臧敏、章雄英、王未寒、陈马兰、吴忠义、王国军、何绿苑、吕正西、张慧芳、赵晨充、姜耘宙、吴美玲、刘燕玲、胡娅娜、钟晓丽、姚莹、孙栋、喻欣、倪柳英、童铭钟、徐炜、黄立毅、孙跃宗、黄珊珊等弟子30余人,从事中医临床、中药临床、中医药教学、医药营销等各领域工作。

我的弟子臧敏,博士研究生,副教授,副主任中医师,从事中医临床和教学工作20年,曾被浙江省卫生厅授予"医坛新秀""浙江省中青年临床名中医"称号,传承本人学术经验8年,尤其在中医经典理论、把脉诊病等方面造诣较深,在中医防治肿瘤、脾胃病等方向具有较丰富的经验,是金华市难得的中医理论与实践兼通的优秀人才。为了传承和总结我在中医药防治肿瘤方面的临床经验,她收集病案、整理临床资料,并结合自身经验,汇集主编《张昌禧肿瘤临证精要》一书,内容务实,有较高的实用价值,花费了不少精力,值得点赞。

本书作为本工作室传承工作总结的成果,供弟子们学习参考。

张昌禧

2025年1月

前　言

　　恩师张昌禧，出身于医学之家，从事中医药教学、科研及临床工作60余年，他的研究领域涉及中医、中药、西医三大学科。他所创立的金华职业技术学院医学院（前身为浙江省金华卫生学校）的中药专业曾被誉为"浙江省中药专业的黄埔军校"。他培养的学生有千余人，分布于浙江省各地。他的中医药专业学术思想影响深远，在浙江省内逐渐形成了中药专业的"浙中学派"。恩师医药兼修，从20世纪60年代起跟师抄方、出诊。1997年被浙江省人民政府授予"浙江省名中医（药）专家"称号。退休以后，恩师受聘于金华市中医医院，继续开展中医和中药的临床及教学传承工作。

　　2003年，浙江省卫生厅发布《关于公布第二批浙江省名中医药专家学术经验继承指导老师和继承人名单的通知》，接收陈坚波、陈国中、黄玉亮、刘红英四人为张昌禧中药学术经验继承人。2010年，金华市中医医院"第二期中医药师承"，接收徐凌、张昱、祝浩东、唐胤泉四人为张昌禧中药学术经验继承人。2014年，金华市中医医院科教处选派臧敏医师作为张昌禧临床师承弟子跟师侍诊。2015—2018年，接收张慧芳、童铭钟、陈马兰、徐炜、章雄英、王国军、姚莹、吕正西、吴忠义为张氏医药团队成员。2019年，金华市中医医院同意赵晨充医师作为张昌禧临床师承弟子。2020年，金华市人民政府拨专款筹建名中医药专家传承工作室和中药标本室。之后，恩师陆续接收基层医疗单位人才、中药企业优秀人才加入工作室。目前工作室亲传弟子有三十余人。

　　我自2014年底跟师侍诊、辨药，从此真正将中医药事业作为毕生之志。恩师教学严谨，勤奋备课，待弟子如孩子，待患者如亲人，术精德高。每次临证，望闻问切，斟酌思量，平心静气，手写处方，遇到特殊病历不忘及时要求弟子做好笔记。新冠疫情期间，80多岁的他坚持出诊，并设手机闹铃提醒自己服用降压药物，每忆此情景，我泪不自禁。恩师出诊时心平气和，上课时却又激情万分、妙趣横生。他坚持每周带我参加药库中药材鉴定，80岁高龄仍召集弟子们上山采药、去中药基地考察。他在中医、中药方面的广博知识给我们打下了坚实的中医药基础。恩师以"基础理论-专业知识-创新实践"的教学方法，毫无保留地将其所学传授给我们。他关爱弟子，巧妙地激发我们的学习兴趣，在全面继承学术思想的基础上引导我们向各自专长的方向深入发展。他谆谆教诲，循循善诱，让我们体会到"中医中药不分家""医不识药难成大医"的深刻内涵。恩师以身作则,传道授业解惑,弟子们亦不敢懈怠。多年的省市各项中医药大赛中,弟子们多次获得荣誉。

我作为中医临床弟子,这些年来一直有个心愿,就是将恩师的临床经验整理总结。此事后来得到金华市中医医院及金华市卫生健康委员会领导的大力扶持,领导特别嘱咐我务必抓紧整理恩师的临床诊疗经验,特别是关于肿瘤的中医治疗与康复方面的经验。我很惭愧,断断续续,花了3年的时间,才完成了《张昌禧肿瘤临证精要》书稿的编写。本书没有花大量篇幅赘述恶性肿瘤的中医、西医常规治疗方案和新进展,亦不是简单的医案罗列堆砌,而是基于恩师60余年大量的肿瘤治疗实际经验,整理出常见的临床问题,加以阐述和探讨。对于多种肿瘤治疗的基本处方、药对应用习惯、动物类抗癌药的应用,我们尽量进行了翔实的中药药理分析和配伍分析,期望做到"授之以渔"。本书总结提炼出的诊治策略、学术思想及临床问题思考是本书的精要,亦是希望同行能一起探讨交流的议题。另外,由于编者水平所限,难免挂一漏百,不当之处敬请读者批评指正。

衷心祝愿恩师健康长寿。

臧敏

2025年1月

目　录

各论 ···057

第一章　鼻咽癌 ··058

第二章　原发性支气管肺癌 ·················069

第三章　食管癌 ··084

第四章　胃癌 ··095

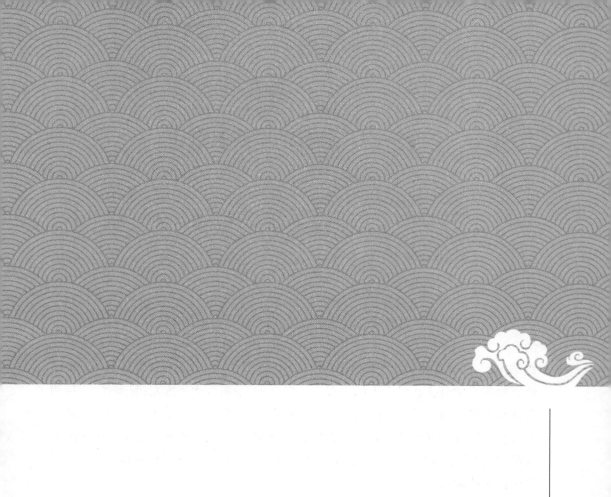

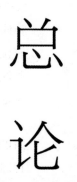

总 论

第一章 肿瘤的中西医概述

第一节 肿瘤的西医概述

一、概念

肿瘤是指机体在各种致瘤因子作用下,局部组织细胞增生所形成的新生物,因为这种新生物多呈占位性块状突起,也称赘生物。肿瘤组织无论在细胞形态和组织结构上,都与其发源的正常组织有不同程度的差异,这种差异称为异型性。异型性是肿瘤异常分化在形态上的表现。异型性小,说明分化程度高;异型性大,说明分化程度低。这种异型性的大小是确定肿瘤良、恶性的主要组织学依据。恶性肿瘤常具有明显的异型性。恶性肿瘤可分为癌和肉瘤,癌是指来源于上皮组织的恶性肿瘤,肉瘤是指间叶组织包括纤维结缔组织、脂肪、肌肉、脉管、骨和软骨组织等发生的恶性肿瘤。

二、恶性肿瘤的流行病学

恶性肿瘤为人类各种死因中的第一位或第二位,每年全世界至少有800万人死于癌症。从全球恶性肿瘤流行趋势分析,1990年发病率前五位的是肺癌、胃癌、乳腺癌、结直肠癌和肝癌,死亡率前五位的是肺癌、胃癌、结直肠癌、肝癌和乳腺癌;2000年发病率前五位的是肺癌、乳腺、结直肠癌、胃癌和肝癌,死亡率前五位的是肺癌、胃癌、肝癌、结直肠癌和乳腺癌。从恶性肿瘤的发病情况分析,肺癌一直高居前位,乳腺癌和结直肠癌呈明显上升趋势,而胃癌发病率有所下降。2020年全球恶性肿瘤新发病例达到2 000万,死亡病例达到1 200万,成为全球最大的公共卫生问题。

我国在过去的30年间,恶性肿瘤死亡率呈明显上升趋势,已成为城乡居民死因的第一位。2012年新发病例达307万,死亡病例达221万,现症患者达505万。我国恶性肿瘤发病仍呈快速上升势头,发病率年增约4.0%,2020年肿瘤新发病例达385万。其中,男性以肺癌、胃癌、肝癌、食管癌等为常见,女性以乳腺癌、肺癌、结直肠、胃癌等高发。在消化道肿瘤居高不下的同时,肺癌、结直肠癌和乳腺癌等又呈显著上升趋势,使我国癌症的防治面临更大的困难。

三、恶性肿瘤的三级预防

20世纪80年代初,预防医学专家提出了癌症三级预防的概念。一级预防,又称病因预防,其目标是防止癌症的发生,其任务包括研究各种癌症的病因和危险因素,针对化学、物理、生物等具体致癌、促癌因素和体内外致病条件采取预防措施,并针对健康机体加强环境保护、养成健康的生活方式,如适宜饮食、适宜体育运动,以增进身心健康。一级预防的方法多样,如注射疫苗、控制烟草吸入、平衡膳食与体力活动、限制大量饮酒、避免紫外线过度照射、避免接触职业危险因素等。二级预防,也称临床前预防或"三早预防",其目标是防止疾病的发展。针对癌症症状出现以前的那些潜在或隐匿的疾患,采取"三早"(早期发现、早期诊断、早期治疗)措施,阻止或减缓疾病的发展,使人体恢复健康。早发现、早诊断、早治疗是提高癌症治愈率、降低癌症死亡率的关键。人体所患的恶性肿瘤多数发生在身体易于查出和易于发现的部位,多种肿瘤都可以通过健康检查、肿瘤普查及定期的随访而早期发现。二级预防不仅能减少治疗费用,避免发展成晚期癌症,而且能显著提高癌症治愈率、降低癌症死亡率。三级预防,又称临床预防或康复预防,以防止病情恶化、防止残疾为目标。其方法是通过多学科综合诊断和治疗,正确选择合理的诊疗方案,为能够治愈的患者提供根治性治疗,以达到治愈的目的,为已无法治愈的患者提供姑息治疗和临终治疗,以消除其痛苦,使其恢复体力、延长生存时间、提高生活质量。

四、恶性肿瘤的治疗

手术、放疗与化疗构成恶性肿瘤综合治疗的三大基石。手术是其中最古老的方法。良性肿瘤一般在手术切除后即可治愈。恶性肿瘤则需:术前明确诊断,严格按照肿瘤分期制定外科治疗方案;全面考虑,选择合理术式。虽然肿瘤外科正在向微创化、精准化发展,但外科治疗毕竟是有创性操作,不可避免地对患者机体功能带来一定程度的损伤。同时,外科治疗是局部治疗,除早期癌症可达到根治效果以外,大部分肿瘤手术治疗后,需配合放疗或化疗。化疗强调全身治疗而有别于外科手术和放射治疗。近年来,从分子水平大致可将抗肿瘤药物分为以下9类:直接与

DNA结合,阻止DNA复制的药物;阻止核酸生物合成的药物;影响转录的化疗药物;影响微管蛋白和有丝分裂的药物;影响核糖体功能,阻止蛋白质合成的药物;影响细胞膜的药物;诱导细胞凋亡的药物;激素类药物;抗肿瘤靶点治疗药物。根据肿瘤的综合治疗原则,肿瘤的内科治疗应遵循全面的综合治疗计划,有计划、合理地在特定的阶段进行。内科治疗是全身性治疗手段,而手术和放疗为局部治疗手段。放疗是恶性肿瘤的三大治疗手段之一,多数肿瘤需要综合治疗,但有些肿瘤如鼻咽癌、早期喉癌、早期肺癌、肛管癌、前列腺癌、宫颈癌和部分淋巴癌等可以通过放疗或同步放化疗达到根治。肿瘤的个体化治疗其实就是肿瘤综合治疗的一部分。恶性肿瘤多学科综合治疗研究,目前呈现几个趋势:①采用循证医学的基本原则,指导多学科综合治疗的临床研究,并形成了循证肿瘤学的鲜明特色;②分子生物学尤其是系统生物学的进展促进了对肿瘤本质的认识,单靶点治疗药物正在向多靶点药物的开发转变;③新技术、新方法的应用使综合治疗方案不断完善,如外科手术的精细化和微创化在保证治疗质量的同时提高患者的生活质量,新的化疗药物毒性更低,疗效更加可靠,新的放疗技术如三维适形治疗、超分割或加速超分割技术在多手段综合治疗中的应用,等等。

第二节　肿瘤的中医概述

一、中医肿瘤学术思想的历史源流与文献论述

中医对肿瘤的认识和治疗有数千年历史,早在3 500年前的殷商甲骨文中就有"瘤"字出现。在周代《周礼·天官》中记有治疗"肿疡"(包括肿瘤)的治疗原则。

先秦两汉时期是中医肿瘤学术思想的萌芽时期。《黄帝内经》《难经》等经典著作的相继问世,确立了中医认识疾病的生理病理、诊断治疗、预防养生的一套基本理论,为中医治疗肿瘤扶正培本、清热解毒、活血化瘀等学术思想的确立奠定了坚实可靠的理论与证治基础。《灵枢·刺节真邪》中对"筋溜""昔瘤""肉疽""肠溜""骨疽"等的记载是现存中医学文献中最早记载的有关"瘤"的文献。《灵枢·百病始生》曰:"虚邪之中人也,始于皮肤……留而不去,则传舍于络脉,在络之时……留而不去,传舍于经……留而不去,传舍于输……传舍于肠胃……传舍于肠胃之外,募原之间,留著于脉,稽留而不去,息而成积。"认为肿瘤与人体其他疾病一样,由表及里,居留日久,息而成积,可发生在任何部位。《灵枢·痈疽》曰:"大热不止,热胜则肉

腐,肉腐则为脓……故命曰痈。"《素问·至真要大论》曰:"诸痛痒疮,皆属于心。"这些是关于毒热致瘤的病机论述。《难经·五十五难》曰:"积者,阴气也;聚者,阳气也。故阴沉而伏,阳浮而动。气之所积名曰积,气之所聚名曰聚。故积者,五脏所生;聚者,六腑所成也。"《难经·五十六难》则在上篇的基础上,给出了五脏积的概念,进一步强调了积病形成与五脏的关系,介绍了五脏积病的名称、发病部位、形态、传变及病变形成的原因,"肝之积名曰肥气。在左胁下,如覆杯,有头足。久不愈,令人发咳逆疾疟,连岁不已。以季夏戊己日得之。何以言之?肺病传于肝,肝当传脾,脾季夏适王,王者不受邪,肝复欲还肺,肺不肯受,故留结为积……心之积名曰伏梁。起脐上,大如臂,上至心下。久不愈,令人病烦心。以秋庚辛日得之。何以言之?肾病传心,心当传肺,肺以秋适王,王者不受邪,心复欲还肾,肾不肯受,故留结为积……脾之积名曰痞气。在胃脘,覆大如盘。久不愈,令人四肢不收,发黄疸,饮食不为肌肤。以冬壬癸日得之。何以言之?肝病传脾,脾当传肾,肾以冬适王,王者不受邪,脾复欲还肝,肝不肯受,故留结为积……肺之积名曰息贲。在右胁下,覆大如杯,久不已,令人洒淅寒热,喘咳,发肺痈。以春甲乙日得之。何以言之?心病传肺,肺当传肝,肝以春适王,王者不受邪,肺复欲还心,心不肯受,故留结为积……肾之积名曰贲豚。发于少腹,上至心下,若豚状,或上或下无时。久不已,令人喘逆,骨痿、少气,以夏丙丁日得之。何以言之?脾病传肾,肾当传心,心以夏适王,王者不受邪,肾复欲还脾,脾不肯受,故留结为积"。并指出五脏积"久不已,令人喘逆,骨痿,少气",对积病后期的临床表现做了形象描写。

汉唐时期是中医肿瘤学术思想的初步形成时期。东汉《伤寒杂病论》为中医临床证治奠基性著作,隋代《诸病源候论》为我国第一部证候学专著。这个时代,病源证候、证方归类与五脏分证等方面渐趋系统化、条理化、专科化,促进了中医治疗肿瘤系统理论的发展。张仲景所创制的大量行之有效的方剂,至今在肿瘤临床中广为应用,如《金匮要略·肺痿肺痈咳嗽上气病脉证治》中的射干麻黄汤、葶苈大枣泻肺汤、皂荚丸、麦门冬汤等用于肺癌。在腹腔积液、恶性肿瘤所致胸腔积液、全身性水肿等证中,苓桂术甘汤、十枣汤、大小青龙汤、小半夏汤、五苓散是临床常用治疗肿瘤的有效方剂。《金匮要略》中的鳖甲煎丸、桂枝茯苓丸是治疗肝脾大、妇科肿瘤的经典良方。《诸病源候论》对肿瘤的病因及证候的论述极为详细,并对肿瘤进行了较为详细的分类,对类似肿瘤的病证也有很多论述,如把噎食分为气、忧、食、劳、思五种;对乳岩的描述则是"乳中结聚成核,微强不甚大,硬若石状";对肝积的描述与现代临床肝癌症状的描述更为相似,此外,书中对五脏积分别详细描述并言明疾病的发展预后。唐代孙思邈所著的《千金方》,在治癥瘕积聚中汇集了许多方药,尤其值得注意的是有较多虫类药,如蜈蚣、蛴螬、䗪虫、斑蝥、蜣螂等,为后世用虫类药物治疗癥瘕积聚及癌肿提供了宝贵的借鉴。此外,《千金方》中还有"五瘿七瘤"之说。所谓五瘿,即石瘿、气瘿、劳瘿、土瘿和忧瘿。所谓七瘤,即肉瘤、骨瘤、脂瘤、石瘤、脓瘤、血瘤、息肉等,但缺乏具体的论述。《外台秘要》也收集了不少防治肿瘤的方药。

宋金元时期是中医肿瘤学术思想逐步成熟的时期。东轩居士在《卫济宝书》中首次使用"癌"字,在《痈疽五发》篇中说"一曰癌,二曰瘰,三曰疽,四曰瘤,五曰痈",将"癌"作为一个特定的病名。窦汉卿《疮疡经验全书》对乳癌描述说:"捻捻如山岩,故名之,早治得生,迟则内溃肉烂见五脏而死。""癌"字的应用,说明当时的医家们对恶性肿瘤有了基本的认识。《太平圣惠方》可反映宋代以前中医对有关肿瘤方面的认识概况和研究成果,书中认为,虚劳积聚的发生是由于阴阳虚损、血气凝涩,以致经络不宣通而致,"夫虚劳积聚者,脏腑之病也。积者脏病也,阴气所生也;聚者腑病也,阳气所成也。虚劳之人,阴阳气伤损,血气凝涩不宣通于经络,故成积聚于内也"。书中也指出五脏调和在肿瘤预防中具有重要作用。同时,书中提到"痰毒":"夫痰毒者,由肺脏壅热,过饮水浆,积聚在于胸膈,冷热之气相搏,结实不消。"这一时期的金元四大家的学术思想对肿瘤证治起到很大影响。寒凉派刘河间以火热致病说,为肿瘤的清热解毒治疗提供了依据。对大量中草药的研究表明,清热解毒类中药中含有较多的抗肿瘤活性物质。攻下派张从正在《儒门事亲》中明确提到"积之成也,或因暴怒喜悲思恐之气",把精神因素作为病之一。张从正认为:"病之一物,非人身素有之也,或自外而入,或由内而生,皆邪气也。邪气加诸身,速攻可也,速去之可也。"肿瘤是邪毒瘀结于内,所以临床用以毒攻毒、破坚散结等方药。李东垣认为元气最重要,而元气又赖胃气以灌养,故补益元气须从脾胃下手,据此建立了以补脾胃为主的学派,并在治疗上,重视健脾益气、升阳益气的法则,创制了著名的补中益气汤等。癌症患者多为老年人,老年患者又以脾胃气虚者居多,加之肿瘤的恶性消耗,不可专用攻削损其正气,故"扶正固本"为治癌一大要法。朱丹溪提出了阴虚火盛补肾阴的治疗方法。另外,朱丹溪也重视攻邪。《丹溪心法》认为积聚痞块由痰饮、血块积滞而成,所以治疗当淬火、清痰、行死血块,块去须大补,不可用下药,徒损真气,病亦不去,当用消积药使之融化,则根除矣。朱丹溪喜用人参大补,消积行血常用大黄、朴硝、三棱、莪术、桃仁、红花、水蛭、鳖甲、硇砂、南星等。朱丹溪所谓痞块,虽非专指肿瘤,但确也包括肿瘤。现在治疗食管癌用硇砂,治肝癌用鳖甲,治宫颈癌用三棱、莪术等皆有一定疗效。上述用药大多与朱丹溪用药有一定渊源。

　　明清时期是中医肿瘤学术思想的深入发展时期。这一时期不少医家对各种肿瘤进行了精辟的论述和阐发,各自从不同角度探索肿瘤的病因病机、诊治方法。清代何梦瑶《医碥》中有"好热饮人,多患膈证","酒客多噎膈,饮热酒者尤多,以热伤津液,咽管干涩,食不得入也",说明已认识到长期饮酒,特别是热饮的长期刺激,可使食管受损,而进一步癌变。明代《外科正宗》还提到唇癌(茧唇)的产生与过食高热煎炒的肥甘厚味有关。申斗垣在《外科启玄》一书中,明确论述了体质、年龄与肿瘤发病预后的关系。清代余景和《外证医案汇编》在论失荣证时谈道:"其起之始,不在脏腑,不变形躯,正气尚旺,气郁则理之,血郁则行之,肿则散之,坚则消之;久则身体日减,气虚无精,顾正消坚散肿;其病日深,外耗于卫,内夺于营,滋水淋漓,坚硬不化,温通气血,补托软坚。此三者,皆郁则达之义也。不但失荣一证,凡郁症治,俱在其中矣。"此论说明清代对肿瘤的治则已有一定研究,不但行气活血,同时把补托、软坚作为郁者达之的原则,具有重要的临床意义。这一时期治疗肿瘤的方药也有所发展,如陈实功《外科正宗》中的蟾酥丸、王维德《外科证治全生集》中的犀黄丸等均为治疗肿瘤之名方。《景岳全书》为张景岳一生临证经验及前代名医的经验总结,其立论、治法、制方皆有创新独到之处,对肿瘤的治疗更是达到了一个新的高度——扶正祛邪、标本兼治,创制了右归丸、左归丸、大补元煎等方剂,丰富了补肾培本的内容。在对肿瘤的认识上,张景岳以五脏为主分类积聚。其治疗积聚的特点:认识积聚从病势的缓急和人体的强弱两方面把握。积聚初期,病势尚浅,人体强壮,用补法,以扶正祛邪;积聚中期,病势急,人体亦强,必用攻法以缓病势;积聚后期,病势强,人体虚弱,应以扶助正气为主,增强人体抵抗疾病的能力,以延长寿命。在治疗方法和手段上,灵活多样,有导引、灸法、汤药、丸药、膏药等。迨至清代,随着实践经验的不断积累,诸多医家对肿瘤的认识更加深入。这一时期的文献中各系统的恶性肿瘤均可见记载,除了前朝文献中常见的乳岩、噎膈、反胃等,对阴菌、肾岩翻花、脏毒、喉菌、牙菌等泌尿生殖、五官科恶性肿瘤均有详细描述。李中梓所著的《医宗必读》倡内外相因导致肿瘤说,"积之所成也,正气不足,而后邪气踞之,如小人在朝,由君子之衰也",并首创阴阳攻积丸治疗各种肿瘤,立攻补兼施为治癌总则,被后世誉为经典,又倡温通疏利为治癌大法。它首先提出将肿瘤分为初期、中期、末期三个阶段来分期治疗,根据病史长短、邪正盛衰、伴随症状来辨明虚实,然后分别论治。清代名医叶天士既是时病大师,又是善理内伤虚证之高手,在前人经验的基础上进一步发展创立了"养胃阴"学说,用益胃汤治疗胃阴不足的病证,尤其对温热病的治疗有着较大的贡献,增添了扶正固本一法的内容,使之更加完善。王清任《医林改错》曰:"气无形不能结块,结块者必有形之血也,血受寒则凝结成块,血受热则煎熬成块。"提出有形之血是肿块形成的主要因素,对后世以活血化瘀法治疗肿瘤提供了依据。

近现代是中医肿瘤学术思想的创新与拓展时期。主要表现在:①扶正祛邪基本治则的建立和抗癌中药、偏验方的研究。在病机方面,明确提出"气滞血瘀,痰结湿聚,热毒内蕴,脏腑失调,气血亏虚,经络疗阻"是恶性肿瘤的基本病机;在治疗方面,明确扶正祛邪的基本原则,"实则攻之,虚则补之"是中医学的基本治疗法则。②扶正培本配合西医手术放化疗减毒增效被确认为行之有效的基本原则。③对于恶性肿瘤病机的新认识。传统中医理论认为,痰、毒、瘀、虚是肿瘤发生发展过程中最常见的病理机制,但上述病因病机很难体现恶性肿瘤的本质特征,所以基于以上理论指导的临床也难取得满意疗效。于是近代医家结合现代医学提出了许多创新性的理论。周仲瑛认为"癌毒"是导致癌症发生发展的关键,王三虎认为燥湿相混是贯穿癌症始终的主要病机,王文萍等提出的"痰毒流注"假说,刘宇龙等提出癌症复发与转移的4个因素,还有"传舍理论""耗散病机假说""内风学说"等。

二、肿瘤的中医药治疗原则

中医学认为,肿瘤虽然是局部病变,但本质为全身性疾病在局部的反映。其发生、发展是内因与外因多种因素综合作用的结果。内因主要是气血阴阳失和、脏腑功能失调,外因则与六淫、外邪、疫疠邪毒等天时、地理、环境、理化因素及饮食因素等密切相关。多种病因综合作用,逐渐导致机体阴阳失调,脏腑功能低下,气机受阻,经络气血水液运行障碍,血行不畅滞留成瘀,水湿不能气化聚而成痰,引起局部痰、瘀、毒等相互交结,日久形成肿瘤。因此,中医认为恶性肿瘤的基本病理变化为"痰""瘀""毒""虚"。归根结底,肿瘤属本虚标实之证,在治疗上应该结合脏腑、八纲、气血津液等辨证方法,权衡病情轻重缓急,确定治疗方法。

中医药治疗肿瘤是在整体观念、辨证论治原则指导下的个体化治疗。普遍遵循的原则有:第一,辨证论治是中医药治疗恶性肿瘤的根本原则;第二,恶性肿瘤的基本病因病机是本虚标实,故扶正祛邪是治疗恶性肿瘤的基本治则;第三,辨证与辨病相结合,中医与西医相结合。

目前,已经基本达成共识的中医药治疗恶性肿瘤的治则治法有扶正培本法、活血化瘀法、清热解毒法、软坚散结法、化痰祛湿法、以毒攻毒法等6种。

1.扶正培本法

"正气存内,邪不可干""邪之所凑,其气必虚""壮人无积,虚则有之""积之所成者,正气不足,而后邪气踞之"。这些论述表明正气虚是肿瘤发生的重要因素,也是运用扶正培本法治疗肿瘤的理论基础。

扶正培本法并非单纯应用补益的方药,"补之、调之、和之、益之"都属于扶正范畴。"形不足者,温之以气;精不足者,补之以味。""损其肺者,益其气;损其心者,和其营卫;损其脾者,调其饮食,适其寒温;损其肝者,缓其中;损其肾者,益其精。"常用于治疗肿瘤的扶正培本经典方剂有四君子汤、八珍汤、十全大补汤、六味地黄汤、归脾丸、生脉饮、参苓白术丸等。

2.活血化瘀法

历代医家也指出癥积、石瘕、痞癖、噎膈和肚腹结块等均与瘀血有关。活血化瘀法广泛应用于肿瘤临床,大量的临床和实验研究表明,肿瘤患者血瘀证与血液流变学改变存在很大相关性,认为肿瘤患者血液流变学变化特征是血液呈高黏滞状态,出现"浓、黏、凝聚"改变,与中医血瘀证出现的疼痛、积块、拒按、脉络异常、舌质紫暗或青紫、瘀斑、脉涩等密切相关。合理应用活血化瘀药物,并在此基础上配合其他疗法,可以控制肿瘤,抑制肿瘤的转移。临床上常用的活血化瘀中药有三棱、莪术、三七、川芎、赤芍、全蝎、当归、桃仁、红花、蒲黄、水蛭、血竭等。经典的活血化瘀方剂有大黄䗪虫丸、大黄牡丹汤、少腹逐瘀汤、桂枝茯苓丸、鳖甲煎丸等。

3.清热解毒法

毒热是恶性肿瘤的主要病因病机。现代研究表明,炎症和感染往往是促进肿瘤发展和病情恶化的因素之一。清热解毒药能控制和消除肿瘤周围的炎症和感染,所以能减轻症状,在恶性肿瘤某一阶段起到一定程度的控制肿瘤发展的作用。近年来筛选出来的大量有抗肿瘤作用的中药多属于清热解毒药的范围。需注意的是,虽然清热解毒法是治疗肿瘤的常用之法,但终属攻邪治疗的范畴,适用于实热证或有邪实的病变,且不可不分虚实而妄投。常用的清热解毒药物有白花蛇舌草、蒲公英、土茯苓、败酱草、半边莲、金银花、连翘、天葵子、半枝莲、山豆根、紫草、七叶一枝花、野菊花等。常用的清热解毒的有效方剂有小金丹、犀黄丸、梅花点舌丹、冰硼散、六神丸、如意金黄散、安宫牛黄丸、片仔癀等。

4.软坚散结法

肿瘤形成后,聚结成块,质地多坚硬,如石瘿、石疽、石瘕等。早在《黄帝内经》中就提出"坚者削之……结者散之"。软坚散结法较少单独用于恶性肿瘤的治疗,大多配合扶正培本法和活血化瘀法一同使用。常用的软坚散结药物有鳖甲、莪术、海藻、八月札、瓜蒌、地龙、牡蛎、土鳖、昆布等。

5.化痰祛湿法

痰凝和湿聚是恶性肿瘤的重要病因病机。痰湿既是病理产物,又为致病因素。故化痰祛湿法为肿瘤的常用治法之一。根据证之夹杂轻重,又常与理气、清热、软坚、通络、健脾、利水等法相合而用。常用的化痰祛湿中药有瓜蒌、皂角刺、山慈菇、贝母、海浮石、杏仁、苍术、厚朴、泽泻、猪苓、防己等。

6.以毒攻毒法

肿瘤乃瘤恶之疾,邪毒结于体内为肿瘤的根本。毒陷邪深,非攻不克,故临床常用有毒之品,即所谓"以毒攻毒"。常用的以毒攻毒药物有斑蝥、蜂房、蜈蚣、蟾蜍、土鳖虫、守宫、生南星、雄黄、砒石等。需要注意的是,以毒攻毒法较少单独全程用于治疗肿瘤,多是在扶正培本的基础上佐以以毒攻毒。

第二章 临床问题的思考与探讨

第一节 中药毒性问题

一、"是药三分毒"与中医对"毒"的认识

中药的不良反应称之为"药害"。不良反应指合格药品在正常的用法和用量情况下，出现的与用药目的无关的或意外的有害反应。中药不良反应也应该是在符合"合格药品"、"正常用法"和"正常用量"的前提下所出现的不良反应。但现实临床中中药的不良反应的记载最多的是由超剂量使用或非正常用法使用所引起的，更多的可以概括为"使用不合格的药品，误用、超大剂量使用、滥用而引起的有害反应"。

人们对中药的毒性一直缺乏科学合理的认识。一种观点认为中药"纯天然、无污染，绝无任何毒副作用"，服用中药是"有病治病，无病强身"，导致中药的滥用。另外一种观点则是由中药肝毒性、肾毒性等导致"谈中药色变"而禁用中药，如何首乌、马兜铃、雷公藤的毒性等。这两种观念都失之偏颇。

自古以来就有"是药三分毒"之说。在中医药学中，"毒"有广义和狭义之分。广义的"毒"是对药物的总称或专指药物的偏性。认为凡药皆有毒，毒性就是偏性，药物治疗疾病是以偏纠偏。《类经》中记载："药以治病，因毒为能，所谓毒药，以气味之有偏也。"狭义的"毒"是指性质强烈、作用峻猛、治疗剂量和中毒剂量接近的易毒害人体的药物。我们所说的"是药三分毒"中的"毒"指的是广义的"毒"。"药不对症，偏性即毒性"，"善用，毒药可以沉疴痼疾"，"误用，补药亦能伤人害命"。

二、常见的具有肝、肾毒性的中药

1. 常见的具有肾毒性的中药

这类中药可引起急、慢性肾功能损害及肾衰竭，包括含有马兜铃酸的中药（关木通、广防己、马兜铃等）及芫花、细辛、山豆根、红茴香、鸦胆子、川楝子、苍耳子、土

牛膝、瓜蒂、洋金花、巴豆、雷公藤、昆明山海棠、蜈蚣、红娘子、熊胆、斑蝥、砒石、雄黄、朱砂、红升丹、轻粉、密陀僧等。

2.常见的具有肝毒性的中药

这类中药包括川楝子、苦楝子、苦楝皮、白芍、黄独、鸦胆子、千里光、山豆根、金果榄、何首乌、苍耳子、狼毒、丁香、芫花、红茴香、厚朴、细辛、防己、毛冬青、棉籽、野百合、桐油、大枫子、雷公藤、三尖杉、瓜蒂、蜈蚣、熊胆、硼砂、胆矾、黄丹等。

三、中药发生不良反应或毒性事件的主要原因

1.超剂量

任何药物的使用都有一定的剂量范围。剂量过小,血药浓度低,产生不了治疗作用。超剂量使用,生理活性强烈,超出机体承受的极限,必然发生毒副反应,现实生活中的"水中毒"可见一斑。临床上,即使如人参,若超剂量使用,也会发生毒副作用,导致肝肾代谢失代偿。

2.炮制不当

中医组方遣药用的是中药饮片,炮制的目的是减毒、改变药性、提高疗效、便于贮存等。中药向来有"生熟异治"之说,如生何首乌润肠通便、解毒消痈,制何首乌则用以补肝肾、益精血、乌须发、强筋骨。另外,煎煮、煅、炒等炮制方法皆有讲究,如雄黄煅后即砒霜等。因此,中药的使用者必须是掌握了中医理论及中药性能和炮制知识的专业人员。

3.毒性药物使用不当

毒性药物是指服用后容易引起毒副反应的药物。毒性中药多具有较强烈的特殊药理活性,尤其在疑难重症方面显示出独特的治疗作用。此种治疗方法常常被称为"以毒攻毒"。如果使用得当,不仅不会产生毒副反应,还可以治疗沉疴痼疾,如雄黄用于治疗白血病,雷公藤用于治疗肾炎。但如果毒性药物使用不当,则会"毒上加毒",损害机体。

四、针对中药毒性问题的对策

1.加强专业人员的素质培养,普及中医药知识

对中医临床人员,应深度拓展其中药知识的储备,加强其专业素养的培养。对

民众多进行中药毒性的科学、客观的宣传,普及中医药知识,如山慈菇无毒,光慈菇有毒(含秋水仙碱),误用可导致中毒。要求专业人员使用中药必须以中医理论为指导,辨证用药,复方用药。根据不同体质,避免使用具有副作用的中药,如部分患者服当归、瓜蒌皮、白菊花、栀子会引起腹泻。还须医患配合,向患者详细交代服药方法。

2.加强中药流通使用的监管力度

加强中药材及中药饮片流通使用环节的监管力度,坚决杜绝滥用中药材及中药饮片,给患者带来用药风险。还需要进一步强化中药材及中药饮片质量的控制力度,坚决防止不合格中药饮片流入医院、药房,保证患者所用药品的质量符合相关规定。严格执行有关毒性中药的购买和使用规定,避免其在流通环节流入其他渠道,危及人民群众安全。

3.健全中药材及中药饮片不良反应监测体系

现行的药品不良反应监测体系和药品安全评价制度更多地倾向于已上市的成药制剂,对于中药材及中药饮片不良反应的监测工作,尚有待进一步完善和加强。健全中药材及中药饮片不良反应监测体系,对已经出现的相关不良反应进行统计分析,可为指导临床合理用药提供依据。

4.对毒性中药进行深入研究

加强对毒性中药治疗作用和中毒反应相关机制的研究,以预防毒性中药的不良反应。

5.加强毒性中药炮制规范和饮片标准的制定

加强对毒性中药炮制规范和饮片标准的制定,使其炮制工艺更科学、更规范,可有效地控制毒性中药饮片的质量。对毒性中药使用规范进行系统研究,对毒性中药临床应用的证候指标、用法用量进行深入研究,以指导临床合理用药。

6.进一步完善中药材及中药饮片质量标准体系

近年来,国家对中药材及中药饮片质量标准的完善进行了大量的工作,中药材及中药饮片的质量标准水平有了较大提高,但与中成药质量标准相比,仍然存在一些差距。尤其是中药饮片还存在国家标准收载品种数较少,标准项目过于简单,各省地方标准不统一、水平参差不齐的情况。中药饮片质量的优劣直接影响临床用药是否安全、有效。因此,加大完善中药材及中药饮片质量标准的工作力度,避免由药品质量不合格导致的毒副反应,是从源头上确保临床用药的安全和有效。

第二节 中西医治疗配合应用的时机问题

一、中医治疗的优势

1.整体观指导下的整体调整

人体是一个密切联系的有机整体。中医对肿瘤的治疗着眼于从整体论治,标本兼顾。运用祛邪、扶正两大法则,着重调动积极的心理、情志在防治疾病中的作用,充分体现人体功能的整体观、天人合一及形神合一的整体观念。

2.辨证论治指导下的个体化治疗

由于患者年龄、体质有差异,肿瘤的治疗策略、用药剂量、疗程应该不同,同病异治,异病同治,因人、因时、因地制宜,根据患者病种、病情、机体状况开方配药,随证加减,这是中医在强调整体的前提下,突出每个患者的个体化特点。

3.具有特色的双向免疫调节机制

免疫功能损伤是导致感染、疾病复发的原因之一。大量的临床与实验资料表明,中药具有很好的免疫调节作用。这种调节具有双向性的特点,使得中药在这一领域可大显身手。当然,中药免疫调节的特异性及调节幅度尚有待通过基础与临床研究进一步深入探索。

4.对放化疗的减毒增效作用

化疗药物导致脏器损害、骨髓抑制已被公认。如何降低化疗药物用量、增加临床疗效、降低毒性反应一直是临床探索解决的热点问题。许多中药具有明显的增效与减毒作用,例如,清热解毒、活血化瘀中药可增加化疗药物的敏感性,益气养阴、健脾和胃、疏肝解郁等中药可降低化疗的毒副作用。

5.中医适宜技术的作用

针灸疗法、内病外治疗法、食物疗法、推拿疗法、音乐疗法等,在肿瘤的治疗中有一定的作用,其进一步的应用及研究将会丰富肿瘤的治疗手段。

6.对晚期肿瘤的姑息治疗

对于不能手术、放疗、化疗的晚期肿瘤患者,中医药的治疗不仅可以减轻患者痛苦,而且可以使不少患者长期带瘤生存。虽然这方面的临床研究尚待进一步深化,但它的积极治疗作用已被普遍认可。

7.中医康复治疗

癌症的康复治疗涉及面广,称得上是一个系统工程。康复治疗的效果之一是防止肿瘤的复发和转移。中医学中康复治疗的内容十分丰富,其与养生学的结合将使康复治疗的内容更加丰富。然而,由于中医药治疗疾病的最基本原则是辨证论治,所以导致肿瘤的中医药防治的个体化现象突出,而规范化不足。

二、中西医治疗配合应用的时机

1.中医药与手术治疗相结合

手术是目前治疗大多数实体瘤最有效的局部性治疗方法。对于没有扩散的早期和中期肿瘤,通过手术治疗或以手术为主的综合治疗常可以获得治愈的效果。但手术对于转移的亚临床病灶无治疗作用,许多肿瘤根治术后还常会出现复发和转移,且手术治疗对机体有一定的损伤,常会损伤患者的正气并降低其免疫功能,导致机体脏腑功能失常,阴阳平衡失调等。中医药与手术合理配合可以弥补手术治疗的不足,巩固手术治疗的效果,降低肿瘤术后复发率。

（1）术前中医药治疗

术前予以中医药扶正调理,可以改善患者的一般营养状况,有利于手术的进行。术前中医药治疗大多使用补气养血的药物,如四君子汤、保元汤、八珍汤、十全大补汤、六味地黄汤等。

（2）术后中医药治疗

术后中医药治疗是目前最常用的综合治疗措施之一。手术切除对肿瘤患者是一种有效的治疗手段,但是也给患者带来了一定的损耗。手术耗伤气血,术后表现为气血双亏或气阴两伤,或营卫失和,或脾胃失调,如果产生了术后并发症,则可能出现更复杂的症候。肿瘤患者在术后积极地配合中医药治疗,利于机体的康复,并为术后进行必要的放疗、化疗做好准备。对术后的肿瘤患者常需调理脾胃、益气固表、养阴生津。

（3）术后长期中药调理

各种恶性肿瘤经过手术后，应该长期地应用中医药巩固疗效，防止复发及转移。这时一般采用扶正与祛邪相结合的治疗方法，如肺癌阴虚型以养阴润肺为主，消化道癌多以健脾和胃为主，乳腺癌多以疏肝理气为主。祛邪则辨病（根据病理类型的不同）而予以清热解毒、活血化瘀、软坚散结、化痰祛湿等方药。

2.中医药与化疗配合使用

化疗是一种有效的全身性治疗方法，广泛适用于白血病等血液系统肿瘤的治疗，对于实体瘤的原发灶、亚临床转移灶和转移灶均有治疗作用。化疗与手术、放疗等合理配合使用，可以起到协同增效的作用和效果，在肿瘤的综合治疗中占有重要地位。但是化疗也有一些明显的缺点和不足，如大多数抗癌药是以"细胞毒"的作用机制治疗肿瘤，药物的选择性较差，毒副作用较大。抗癌药物难以杀灭全部肿瘤细胞，以及肿瘤细胞对于抗癌药的原发性和继发性耐药等都会导致治疗失败。中医药与化疗合理配合不仅可以减轻化疗的毒副反应，而且可以提高肿瘤的远期疗效。中医药与化疗配合使用治疗肿瘤的常用治则是补气养血、降逆止呕、健脾和胃、滋补肝肾等。

（1）减轻化疗的毒副作用

在化疗前后和化疗过程中配合使用补气养血、健脾益肾的中药，可以在一定程度上防止化疗药物引起的白细胞减少、贫血和血小板减少等血液毒性反应；减轻恶心、呕吐和腹泻等消化道反应，以及其他神经系统毒性、肝肾毒性等。从而增强患者对化疗的耐受性，提高化疗完成率。

例如，很多化疗药物都有血管刺激，特别是不慎漏于皮下，轻则引起疼痛、肿胀等反应，重则引起局部组织坏死、经久不愈。针对这些局部反应，常用的中药有如意金黄膏、化毒散、生肌玉红膏等，还可配合内服凉血解毒药物以提高疗效。化疗药物常引起恶心呕吐、食欲减退、口干、口苦、腹胀等消化道反应，一般采用的治法是健脾和胃、降逆止吐，多用橘皮竹茹汤、旋覆代赭石汤、小半夏汤等。化疗所致骨髓抑制主要表现为末梢血中白细胞数下降，在整个化疗期间配合中药治疗，以保护骨髓，促进骨髓功能的恢复和重建。常用于红细胞减少的药物有黄芪、党参、当归、龙眼肉、大枣、阿胶、枸杞子；白细胞减少一般选用黄芪、沙参、黄精、女贞子、菟丝子、鸡血藤、补骨脂、淫羊藿；血小板减少则用花生衣、龟板胶、鳖甲胶、鸡血藤、山萸肉、生地等。中医药还对植物性生物碱类抗肿瘤药物引起的周围神经毒副反应有明显防治作用，治疗常选用活血通络、补益肾气的药物，如络石藤、鸡血藤、首乌藤、川芎、枳壳、厚朴、巴戟天、肉苁蓉、骨碎补、生地、熟地等。此外,对于化疗药物所致的心、肝、肾损伤及远期毒性,中医药的防治作用也比较明显。宁心安神、益气活血类药物如五味子、石菖蒲、柏子仁、太子参、丹参可以防止化疗药物对心肌的毒性;而清热利湿、疏肝利胆类药物如茵陈、郁金、姜黄、柴胡、五味子等可以防止化疗引起的肝脏功能损害;对于肾和膀胱毒性,则可以选用清热利湿、解毒通淋的中药,如车前草、白茅根、大蓟、小蓟、乌药、益智仁等。

(2)协同增效,提高肿瘤化疗的远期疗效

大多数晚期肿瘤化疗的远期效果并不理想,中医药与化疗合理配合使用,可以提高一些肿瘤化疗的远期疗效、延长患者的生存时间。如晚期非小细胞肺癌化疗过程中据证使用益气养阴类中药比单独化疗的远期效果好,患者的生存时间延长,生活质量提高;晚期胃癌化疗过程中据证使用健脾益肾类中药可以提高化疗的远期效果、延长患者的生存时间;晚期肝癌化疗过程中据证使用健脾理气等中药可以延长肝癌患者的生存时间;食管癌化疗过程中据证使用健脾和胃、益气养阴和清热解毒等中药可以提高化疗的远期疗效。

3.中医药与放疗配合使用

放疗是一种局部性治疗方法,对于放疗敏感性肿瘤和区域性肿瘤可以产生很好的治疗效果,但放疗也有一些缺点和毒副作用,如对于周围正常组织的放射损伤、急性和亚急性放射反应、剂量限制性毒性和远期毒性等。中医药与放疗合理配合使用,可以减轻放疗的毒副反应,还可能增加肿瘤的放射敏感性,提高放疗的近期和远期疗效。

(1)减轻放疗的毒副作用

很多患者在放疗过程中会出现口干舌燥、低热、五心烦热等伤阴的症状,严重时常会影响放疗的正常进行,在放疗过程中据证使用清热解毒、生津润燥和凉补气血的中药,常能有效地减轻和缓解这些放疗的不良反应,不仅可以保证放疗的正常进行,而且可提高患者的生活质量。肿瘤放疗还常会引起所在器官的急性和亚急性放射反应,放疗过程中据证选用中药可以有效地防治这些放射反应。例如,身体各部位对放射线的耐受性不同,放疗后局部的不良反应为照射野区域的皮肤、黏膜的损伤,如炎症、溃疡、糜烂、水肿、纤维化、萎缩、穿孔、坏死等,中药外用和内服可以有效地防治这些局部的不良反应,常用的外用药物有黑锡丹、紫草油、四黄膏、如意金黄膏、冰硼散等。

（2）放疗副反应的全身治疗

中医认为放射线是一种热毒之邪,可伤阴耗气,损阴灼津,损伤脾胃运化功能,影响气血生化之源。因此,头颈部放疗会出现咽痛、口干、进食困难等肺胃阴伤之症;而胸部放疗会出现发热、咳嗽、气短等燥热灼肺的症状;下腹部的放疗则会导致尿血、便血、腹痛、里急后重等热毒伤阴、热邪下注的症状。中医对诸类毒副反应均有一定的调理和预防作用,如头颈部放疗常用以养阴清热、生津解毒之品,胸部放疗所致的放射性肺损伤一般采用养阴清肺法,对于放疗所致的膀胱炎,中医治宜清热解毒、利尿通淋、凉血止血,结、直肠的放射性损伤的中医治法为清热凉血、敛阴止泻。

（3）放疗全身反应的中医药治疗

放疗除能造成上述的局部损伤外,还有与化疗一样的全身副作用,如消化道反应、骨髓抑制等,中医治疗也应辨证施治,选用益气养阴、生津润燥、调理脾胃、滋补肝肾等方法进行治疗。由于中医认为放射线属热毒之邪,所以多佐以清热解毒、活血化瘀之品进行治疗。

（4）放射增敏作用

除减轻放疗的毒副反应外,有一些中药具有放射增敏的作用,可以提高肿瘤细胞对于放射线的敏感性,提高近期疗效。如在鼻咽癌放疗过程中配合使用活血化瘀、清热解毒等中药,可以增加鼻咽癌对放射线的敏感性,使鼻咽癌原发灶消失时间缩短,近期疗效有所提高。

第三节　肿瘤的复发、转移问题

一、一些具体的临床问题列举

临床和带教中,常会有跟师的医生基于实例与张昌禧老师探讨肿瘤的复发问题。分析归类,主要探讨的有三方面问题。

1.肿瘤的易复发、易转移是否有经验、有规律可循?

"为什么肿瘤患者术后部分会根治,部分会复发,且术后复发时间有长有短?"

"为什么部分肿瘤患者术后证实有转移或出现癌栓,但通过中医治疗多年可不复发或带瘤生存?"

"部分胃癌伴肝转移患者在切除原发病灶后,肝占位也消失了。"

"肺结节术后确诊为原位癌,但术后不久又长出多发性结节。"

"一乳腺癌患者术后服中药8年,病情稳定,但停服中药半年后又发现另一侧乳腺癌;一食管癌患者术后服中药6年,病情稳定,但停服中药半年后癌症复发;一子宫内膜癌患者术后服中药5年,停服中药5年后又患乳腺癌。"

2.复发、转移的肿瘤的病机演变、病势是否可判断、预测?

"体内同时存在多种癌,但不是原发病灶转移。"

"部分巨大肝癌患者甲胎蛋白(AFP)一直保持正常,而一例小肝癌(约1 cm)患者,AFP达230 ng/ml。"

"痰、瘀、湿、毒、火在肿瘤不同阶段的表现、演变有规律吗?"

"肿瘤病位的演变是否有中医经络规律可循?"

"肿瘤的复发、转移病势可以预判吗?"

"为什么心、小肠较少发生癌变?"

"为什么癌症趋向年轻化,二三十岁的女性既不抽烟也不喝酒,也会患肺癌?"

3.关于复发、转移的肿瘤的治疗

"如何处理癌症患者合并多种慢性病的治疗?"

"对肿瘤复发、转移患者的治疗是否要改变处方思路?"

"对'虚不受补'该怎样认识?"

二、肿瘤复发或转移的原因思考与经验探讨

1.肿瘤复发或转移与体质、病性有关

"积之成也,正气不足,而后邪气踞之。"肿瘤的复发或转移与患者的体质、心态及肿瘤性质有关。

手术或放化疗解决了局部病灶问题,但如果患者体质没有改变,内环境这份"土壤"没有改变,仍然容易痰湿毒瘀积聚,生长出"肿瘤"。体质问题是最主要的原因,所以我们临床建议患者术后定期复查、坚持服用中药调理体质,目的是使得气血和畅,不易再致痰湿毒瘀积聚。

患者的心态非常重要。"心为君主之官",心主神,神驭形。一些患者即使手术创伤不大,肿瘤分化程度也不差,但由紧张、焦虑而致肝郁气滞,神不守舍,免疫力下降,容易导致肿瘤复发、转移。一些患者经历"癌症"之变故后,转变心态,改变生活方式,可以带瘤生存很多年,甚至有些病灶会减小。

肿瘤的分化程度、部位、病理类型是肿瘤是否容易复发或转移的重要因素。机体与肿瘤之间的"正邪交争",若邪盛正衰,则易复发、转移。

2.肿瘤的复发或转移可以预判

临床经验发现,甲状腺癌、乳腺癌、宫颈癌、卵巢癌的女性患者,包括一些肺癌患者,既往基本存在月经不调、带下病等,以胞热(妇科炎症)为主,在临床治疗中,清利胞热往往对治疗上述肿瘤有较好疗效。统观这些肿瘤,病位都在"肝经",既往妇科疾病也不离肝经。依此,一些肿瘤的发生、复发、转移、进展可以用"经传"的思维去看待、预判。但目前,仅仅是从临床经验中观察而得,有待进一步深入探讨。

脉诊是中医的灵魂。临床上,我们重视脉诊,归纳总结出一些肿瘤的特征性脉象、脉形、脉势,我们观察了一些脉势表现与肿瘤的预后关系,发现二者具有一定的相关性,所以用脉诊来预判肿瘤的复发或转移这一经验值得探讨、深入研究。

第三章　张昌禧中医治疗肿瘤经验

第一节　诊治策略

恶性肿瘤是严重影响人类健康的危险因素。当前,我国肿瘤发病率持续上升,给社会、家庭和患者都带来巨大的压力。在肿瘤的防治上如何做到早期发现、正确治疗、指导康复,是医务工作者尤其是肿瘤专科医生面临的艰巨任务。肿瘤诊治的策略方面,必须处理好以下各方面的关系。

一、医者与患者的关系

患者寻医是对医者的信任。从医治的第一天起,医患之间形成一个共同体,其目标是救死扶伤、保卫健康。在此共同体中,医生应作为主体,因此,在处理医患关系时,医生必须做到诚心、热心、关心、爱心、真心,把患者当作自己的亲人,认真听取患者陈述,建立良好的医患关系,取得患者的信任,是肿瘤康复治疗的第一步。

二、心疗与药疗的关系

当患者得知自己患上癌症时,首先的反应是心理恐惧,心无所主,情绪低落,从而进一步造成机体免疫功能低下,促使病情恶化。因此,在与患者沟通过程中,医生必须进行心理疏导,让患者正确认识自身疾病,树立抗癌信心。同时还要注意遵守保护性医疗制度,哪怕是病情恶化,也不能在言语和表情上有所表现,给患者带来劣性的刺激。

三、中医与西医的关系

在肿瘤防治过程中,中西医各有优势,不能有任何偏见。中医以整体观、辨证观、治病求本为特色。西医治疗靶点明确,诊断精确有其优势。因此,中医师必须掌握肿瘤的病理类型,学会看懂各种化验指标及临床的诊断报告。西医师也必须借鉴中医的基本理论、体质学说,对患者进行个体化治疗。

四、综合治疗与中医治疗的关系

当前对恶性肿瘤的病因尚未完全明确,给患者的康复带来一定难度,采取综合治疗是首选方案。具体地说,恶性肿瘤应尽早手术治疗,术后根据患者体质和疾病状况,给予化疗、放疗、生物疗法、介入疗法、内分泌疗法、热疗等具体手段。在西医治疗后运用中医疗法进行康复调理,巩固疗效比较有优势,但中医只能作为综合治疗的一个部分,不能夸大其疗效。

五、治标与治本的关系

中医认为肿瘤的发生其根本原因在于"正虚"。正虚使邪气有可乘之机,在肿瘤治疗过程中,应始终贯穿"扶正观"。根据阴阳、气血、脏腑的虚损程度,选用不同的护正中药。并根据不同的病理阶段,采用"攻补兼施""先补后攻""单纯扶正""先攻后补"等不同手段。

六、主证与兼证的关系

肿瘤患者处在漫长的病程中,由于病情复杂,病症也多变,在治疗过程中始终要抓住主证,兼顾兼证,应以提高患者的免疫功能为首要考虑,再顾及其他兼证的治疗。

七、新病与旧病的关系

肿瘤患者以老年人居多,随着年龄增长,常在原发慢性病(如高血压、冠心病、糖尿病、肾病、溃疡病等)基础上又患肿瘤。因此,在治疗过程中应两者兼顾,分清主次。

八、辨证论治与现代中药药理研究的关系

由于治疗肿瘤的难度大,许多医家把研究方向转向天然药物。从成分提取、药理研究到临床应用,取得了可喜的成就。化疗治癌的手段中有天然药物的功劳,如紫杉醇、长春碱、砷制剂等,给肿瘤患者带来新福音,但也可能给机体带来巨大的毒副作用。许多中草药在体外药理实验中证明有抗肿瘤作用,但在人体内的疗效有待进一步总结。因此,中医治疗必须以辨证论治为依据,兼顾现代的药理研究。

九、辨证施治与单方的关系

民间确实有许多治疗肿瘤的单验方,需要我们去发掘、整理提高、去伪存真。如20世纪60年代发掘的抗癌中草药藤梨根、白花蛇舌草、冬凌草、龙葵、蛇莓等,都来自民间,临床上确实有效,但在治疗过程中仅靠单方是不够的,必须以辨证施治为主。

十、姑息治疗与根治的关系

肿瘤晚期,由于病情扩散,出现多脏器的功能衰竭,根治无望,此时应把治疗重点放在改善症状、提高患者生活质量上,如止痛药、护胃药的应用等。

十一、养生食疗与药疗的关系

两者并用,对肿瘤康复有利。食疗是指服用具有提高免疫功能、健脾益气的蔬果食品及药食两用的中药,长期服用可为机体康复打基础,对防止复发有利。中医主张忌口,忌食热性、辣性食物及发物,但也不是绝对,适当食用未必不可,同时应强调食物的多样化,营养平衡,防止偏食。养心方面注意心理养生、运动养生、食疗养生等。

十二、首诊与次诊的关系

患者首诊时医生应仔细查阅相关资料,认真做好望闻问切,不能马虎了事。这样可使患者感到医生认真负责,从而增强对医生的信任。次诊由于对患者的病情比较熟悉,看诊时间可以短些。

十三、肿瘤指标与肿瘤患者的关系

西医对肿瘤指标的检测,对分析疾病的预后有重要的参考价值,但不是绝对的。笔者发现两例巨块型肝癌伴癌栓者,其AFP一直处于正常范围,而另一例多发性肝微小癌患者肿瘤直径只有几毫米,但AFP高达1 000 µg/L。关键是要对患者进行综合评估。"中医治人"需要从整体观察患者。

十四、治疗现病与防变干预的关系

肿瘤容易出现转移,必须提早预防,如肝病易影响胃(土克木),直肠癌易转移到肺(肺与大肠相表里),肺癌易转移到肝(金克木)等。医生对疾病转化规律要有认识,并及时采取干预措施。

十五、急与缓的关系

不少癌症患者经过手术或放化疗,会出现神疲乏力、纳呆等情况,患者急于改善症状,医者急于求功,常选用一些补益药物,结果适得其反,患者反而出现纳呆加重、腹胀、苔腻等,这是"虚不受补"的表现,因此,在治疗上应先用小剂量益气健脾药物,待患者适应后逐渐加大剂量。

十六、大药量与小胃口的关系

许多抗肿瘤中草药体积大、剂量大、煎煮药汁多,但患者却服不了大剂量药汁。此时可将体积大的药物(如白花蛇舌草、冬凌草、仙鹤草等)先煎煮,取其汁,再与其他中药共煎服用。

第二节　经验与学术思想

一、重视"以和为贵"

"天人合一""以和为贵"是我国传统文化、儒家学说的精髓。和天下,得平安。癌症病因多由五脏六腑不和引发阴阳失调,导致虚、瘀、痰、毒、郁生成,气机失调,久积成癌。癌症发病是一个慢性的过程,治疗应坚持可持续性,这就要求用药必须和缓、不要急求成效。脾为后天之本,调和脾胃是治癌之大法。治未病在癌症防治中体现"以和为贵"。从癌症患者的体质考虑,治疗上应以缓和药性更能奏效。和法是中医八法中的一种,符合肿瘤自身发展规律。癌细胞是正常细胞的异变,治法上不能采取"赶尽杀绝"的办法,而以"归顺招安"的温和手段更为合适。

和法在治疗各种癌症中的具体实施如下。

(1)瘀血患者不宜过度使用活血破瘀药

活血破瘀药如莪术、全蝎、蜈蚣、斑蝥、水蛭等,过度运用容易出现癌细胞扩散、癌栓。而应用缓和的活血药如丹参、水红花子、川芎、川牛膝、三棱、泽兰等更合适。

（2）肺癌患者多为气阴两虚

用润肺药物如南沙参、麦冬、天花粉、羊乳、石斛等为首选。

（3）肝癌患者常配以柔肝散结中药

柔肝散结药如丹参、制香附、酒白芍、制女贞子、水红花子等。

（4）气虚患者少用峻补药

峻补药如别直参、野山参等。应常用缓补药如黄芪、党参、太子参、制黄精、绞股蓝、半枝莲等。

（5）胃癌患者宜用养胃阴、健脾胃中药

养胃阴、健脾胃药如北沙参、天花粉、芦根、乌梅、石斛等。

（6）癌症患者腹泻少用胃热护阳药物

胃热护阳药如附子、干姜、肉桂等。应常用高良姜、五味子、山茱萸、草果、乌梅、仙鹤草等温和收敛的健脾药。

（7）卵巢癌患者常用滋肾清热药

滋肾清热药如知母、黄柏、栀子、菊花、川牛膝等。

（8）抗癌药物选用药性缓和并有提高免疫作用的药物

此类药物如猪苓、茯苓、猫爪草、三叶青、山慈菇、制女贞子、铁皮石斛等。少用"以毒攻毒"之品，如红豆杉、斑蝥、水蛭、光慈菇。

（9）气滞患者多用缓和的行气药

此类药物如炒枳壳、砂仁、佛手、陈皮、木香、玫瑰花等。并配以养阴药，以牵制其辛燥之性。少用破气药，如炒枳实、九香虫、青皮。

（10）急于求成的教训

董××，男，59岁，患原发性肝癌，自觉症状尚可，AFP为13 200 μg/L，肝功能正常，患者求治心切，医者急于求成，采用"以毒攻毒"之类药如姜半夏、蜈蚣、全蝎、蝮蛇等毒性剧烈的抗癌药，服用14剂后，出现恶心呕吐、神疲乏力、纳呆、肝区不适等症状，血检AFP反而上升，并出现肝功能异常，谷丙转氨酶（GPT）为100 U/L，后改用益气养肝的温润药物，症状逐渐消失，肝功能恢复正常，AFP明显下降。

二、重视"以平为期"

《素问·三部九候论》曰："无问其病，以平为期。"《素问·六元正纪大论》曰："以平为期，而不可过。"《素问·至真要大论》曰："谨察阴阳所在而调之，以平为期。"《素问·至真要大论》曰："无问其数，以平为期，此其道也。"整体观、恒动观是中医的学术特色,阴阳为体,五行为用,人始终处于动态平衡,阴阳互根互制、消长平衡,脏腑之间相生相克,时刻保持人体内部、人体与环境的相对平衡,即"阴平阳秘",当动态平衡被打破,出现失平,人有所苦,即有病。失平的方式不外乎两种:太过和不及。一切不正常状态或疾病状态的病因、病机皆可以"失平"阐述。"以平为期"则是根据"失平"的病因及病机,采取方法使其恢复阴平阳秘的状态。"以平为期"可应用于疾病防治的全过程,可以指导中医理论及实践创新。

《灵枢·上膈》中"喜怒不适,食饮不节,寒温不时……邪气胜之,积聚以留",《灵枢·百病始生》中"凝血蕴裹而不散,津液涩渗,著而不去,而积皆成矣",皆阐述了肿瘤的病因、病机。从中可以看出《黄帝内经》认为肿瘤的病因,一在于"寒",泛指外邪,二在于"内伤于忧怒"。《灵枢·百病始生》所说"肠外有寒,汁沫与血相搏,则并合凝聚不得散而积成矣",指明了饮食、起居不节等因素也是促进肿瘤发生的原因。

外邪、情志及饮食劳倦是导致肿瘤发生的因素,诸多因素导致机体阴阳失平,痰饮、瘀血形成,瘀毒内生,久之发生肿瘤。这种认识与现代医学对肿瘤病因的认识基本一致。现代医学认为,目前肿瘤的发生与环境污染、生活方式不健康、精神心理压力大等关系密切。由于过度医疗等会出现一些次生问题,如抗生素耐药、二重感染、病毒变异、肿瘤基因突变、免疫紊乱等。现代医学对肿瘤的治疗方法往往是一把双刃剑,在治疗疾病的同时也造成对正常组织及其功能的损害。临床治疗的最佳目的是既能够最大限度地杀死肿瘤细胞,又能最大限度地保护正常组织。临床实践证明,治疗肿瘤光靠"消灭"不够,还要考虑"改造",达到"与瘤共存,和平相处"的状态。随着现代医学对肿瘤免疫机制研究的深入,越来越多的肿瘤学家和临床医学家认识到如果不能彻底消灭癌症,或许能够通过调整免疫系统功能平衡使肿瘤成为一种可控的慢性疾病。2006年世界卫生组织提出肿瘤可以成为可控性的慢性疾病。随之,对于肿瘤的治疗目标,从针对肿瘤细胞、肿瘤基因的对抗杀死式治疗(放疗、化疗等)转变为保护免疫功能策略下的基因检测靶向治疗,"带瘤生存"也如同很多其他慢性疾病"带病生存"一样,逐渐成为医患双方均能接受的慢性肿瘤性疾病的治疗目标。在综合治疗观念中,《黄帝内经》提出的"以平为期"为肿瘤治疗指出了一个可行的方向。中医治疗向来讲求祛邪不伤正,此方式能够提高肿瘤患者的生活质量,延长其生存期。

"以平为期"的思想在肿瘤治疗中的应用,就是用祛邪扶正等治疗方法使机体各种矛盾和平相处。汤钊猷院士认为,人类目前无法做到对许多肿瘤"斩尽杀绝",肿瘤治疗的目的是注重对残癌的改造,实现带瘤生存,只有这样才能提高患者的抗癌能力。以平为期,人体内环境、人与自然平衡和谐是肿瘤治疗的可行之路。

《素问·生气通天论》曰:"阴平阳秘,精神乃治。"阳主阴从,阳生阴长,阳杀阴藏,《素问·生气通天论》曰"阳气者,若天与日,失其所,则折寿而不彰",所谓"流水不腐,户枢不蠹",阳气旺盛、密固,"正气存内"则"邪不可干"。"邪之所凑,其气必虚",肿瘤的产生、发展不离气虚,血、津液这些物质基础停滞留著,变生水饮、瘀血、痰核。久之结块,或在某种条件下这些邪实聚而生变,变成一种生长迅猛、破坏力强大的"邪恶生命"——恶性肿瘤。所以治病求本,从杜绝恶性肿瘤发生的角度而言,扶正固本、不使人体失平为预防癌症的根本。对于已经罹患癌症的机体,我们需要认识到癌细胞是一个"邪恶的异常生命",它的生长仍然遵从气精化生的规律,其"生命力"的旺盛提示其"阳生""阳主"的亢进,所以在针对肿瘤的治疗上宜攻补兼施,又以"养阴润燥"多用,找到攻邪与扶正结合的平衡点,以平为期,最能使肿瘤患者获益,实现理想的"带瘤生存"。

以平为期,结合现代研究,中医药可从干预免疫系统本身发挥调节作用,中医药的配伍组合对肿瘤细胞、机体免疫细胞均能起调节作用,将机体与肿瘤二者维持在相对稳定平衡的状态,即使不能完全清除肿瘤细胞,也能延长免疫系统与肿瘤细胞的相持均衡期。王枭杰认为中医药的应用不一定能直接杀死肿瘤细胞,但是能增强肿瘤细胞对抗肿瘤药物的敏感性,从而促进抗肿瘤疗效。

李中梓在《医宗必读·积聚》中曰:"屡攻屡补,以平为期。"他认为:"积之成也,正气不足,而后邪气居之……立初中末三法:初者,病邪初起,正气尚强,邪气尚浅,则任受攻;中者,受病渐久,邪气较深,正气较弱,任受且攻且补;末者,病魔经久,邪气侵凌,正气消残,则任受补。"扶正即扶助正气,增强体质,提高机体抗邪能力。祛邪即祛除病邪,邪去正安,多用泻实之法,用药则遵"治积之药,在知攻补之宜,而攻补之宜,当于孰缓孰急中辨之"。王登正等将李中梓的"屡攻屡补,以平为期"的中医思想借鉴到现代肿瘤治疗中,在充分明确肿瘤病期的基础上,采用中西医攻补手段、不同病期的攻补治疗等方式治疗肿瘤,以"以平为期,带瘤生存"为目标。

总之,综合上述分析可知,治疗肿瘤宜扶正不忘攻邪、攻邪兼顾扶正,在攻邪与扶正的时机应用中,把握平衡点;在攻邪与扶正药物的配伍应用中,把握平衡点;在阴与阳的运动中,在人体正气阴阳与肿瘤邪恶阴阳的互搏中,把握平衡点。通常需要阴阳同调、攻补皆施、寒热并用、标本兼顾,其治疗过程与治疗目标总归不离"以平为期"。

第三节　常用中医治法

由于肿瘤的病因复杂,病机深奥,病证多变,给治疗带来很大的难度。张昌禧在临床实践中,根据肿瘤的不同类型,总结出20种中医治法。

一、补气法

癌症患者在术后康复期、化疗康复期或病程进展期,常表现明显的气虚症状,如神疲乏力、少气懒言、自汗、面色苍白、动辄气喘、纳呆、头昏、舌淡、脉细等。多见于肺癌、消化道肿瘤等。

常用中药有人参、党参、西洋参、太子参、仙鹤草、黄芪、白术、制黄精、红景天、绞股蓝等。方如四君子汤、补中益气汤、参苓白术散、生脉饮等。

二、养阴法

癌症患者术后津液耗伤,化疗、放疗火灼伤阴,肿瘤后期阴液耗伤,常出现明显的阴虚证候,表现为形体消瘦、咽干口燥、五心烦热、心烦少寐、潮热盗汗、排便不畅、低热不退、舌红脉数。多见于鼻咽癌、喉癌、胃癌、肺癌、肝癌、卵巢癌等。

常用中药有南沙参、北沙参、麦冬、天冬、生地黄、玉竹、天花粉、石斛、羊乳、西洋参、女贞子、白菊花、旱莲草等。方如六味地黄汤、一贯煎、大补阴丸、沙参麦冬汤、青蒿鳖甲汤、玉女煎等。

三、补血法

癌症患者术后血虚,化疗、放疗会引起白细胞减少,常见头昏眼花、面色苍白、心慌少寐、唇色淡白、手足麻木、舌淡脉细。

常用中药有当归、白芍、制首乌、鸡血藤、阿胶、熟地黄、桑椹、枸杞子、红枣、龙眼肉。方如四物汤、归脾汤、当归补血汤等。

四、温阳法

消化道肿瘤、泌尿系统肿瘤、白血病等患者常见面色苍白、畏寒肢冷、便溏腹泻、脘腹冷痛、神疲乏力、尿频尿多、气短自汗等。

常用中药有附子、干姜、肉桂、高良姜、花椒、吴茱萸、淫羊藿、巴戟天、肉豆蔻、鹿角、桑螵蛸、冬虫夏草、补骨脂、炒杜仲、肉苁蓉、仙茅。方如金匮肾气丸、右归饮、附子理中汤等。

五、化痰法

肺癌、甲状腺癌、食管癌、胃癌、喉癌、恶性淋巴瘤等患者常见痰湿壅盛、胸闷咯痰、呕吐痰涎、胸胁苦满、头目眩晕、痰火痰核、苔白滑、脉濡滑。

常用中药有桔梗、枳壳、瓜蒌、天竺黄、半夏、竹茹、陈皮、浙贝、川贝、葶苈子、昆布、海藻、浮海石、黄药子、南星、紫菀、炒僵蚕、野荞麦、旋覆花等。方如苓桂术甘汤、二陈汤、温胆汤、三子养亲汤、半夏白术天麻汤、消瘰丸、止嗽散等。

六、散结法

癌症患者由于癌细胞的不断分裂而形成实质性的肿块,肿块增大会压迫邻近脏器,或出现肿瘤转移扩散,多见于甲状腺癌、乳腺癌、肝癌、卵巢癌、前列腺癌、皮肤癌、脑瘤及转移性肿瘤等。

常用中药有玄参、夏枯草、猫爪草、牡蛎、枳实、连翘、地鳖虫、斑蝥、天龙、橘核、荔枝核、地龙等。

七、化瘀法

癌症的不同阶段中,由于瘀血阻滞不能疏散,常见瘀血肿块形成,并伴有疼痛拒按、瘀斑、舌下静脉曲张等。多见于甲状腺癌、肝癌、乳腺癌、前列腺癌、卵巢癌、子宫癌等。

常用中药有丹参、泽兰、水蛭、牛膝、蜈蚣、川牛膝、水红花子、川芎、桃仁、红花、赤芍、红藤、苏木、延胡索、郁金、乳香、没药、土鳖虫、炒蒺藜、败酱草、月季花等。方如桃红四物汤、补阳还五汤、大黄䗪虫丸、大黄牡丹汤、当归四逆汤等。

八、行气法

肿瘤的各个阶段中,由于情志不舒、饮食失调或感受外邪而出现气机阻滞,表现为局部闷、胀、痛、痞、嗳气、胁痛、呃逆等。

常用中药有制香附、小青皮、枳实、木香、八月札、乌药、小茴香、佛手、枳壳、陈皮、香橼、薤白、大腹皮、砂仁、藿香、佩兰、玫瑰花、柴胡、厚朴、苏梗、檀香、降香、沉香、豆蔻、草果、槟榔、益智仁、胡椒。方如金铃子散、五磨饮子、逍遥散、越鞠丸、连附丸、半夏厚朴汤、天台乌药散等。

九、清热祛毒法

癌症患者常伴热毒壅盛,里热炽盛,或虚热内蕴,而出现实热或虚热证候。常用此法以清热毒、抗肿瘤。清热祛毒法常贯穿各种肿瘤治疗的各个阶段。

常用中药有重楼、半边莲、猫人参、三叶青、山慈菇、白英、龙葵、金银花、野荞麦、垂盆草、香茶菜、石上柏、土茯苓、石见穿、败酱草、红藤、连翘、蒲公英、干蟾、天龙、蛇莓、青黛、天花粉、黄芩、蛇六谷、斑蝥、紫花地丁、藤梨根、水杨梅根、天葵子、白花蛇舌草、冬凌草、蜂房、半枝莲等。方如龙蛇羊泉汤、犀角地黄汤、五味消毒饮、西黄丸、龙胆泻肝汤、苇茎汤、白头翁汤。

十、除湿法

本法适用于肿瘤患者嗜食生冷、酒酪过度、脾阳失运而致胸脘痞闷、纳呆、呕恶、泄泻便溏、消化欠佳、黄疸、淋浊、苔腻脉濡等。

常用中药有藿香、佩兰、豆蔻、砂仁、薏苡仁、木香、厚朴、苍术、草果、猪苓、茯苓、泽泻、车前草、茵陈、金钱草、葫芦壳、滑石等。方如藿香正气散、平胃散、三化汤、茵陈蒿汤、八正散、五苓散、萆薢分清饮。

十一、健脾法

本法适用于各种肿瘤所致消化功能衰弱,如纳呆、口淡、便溏等证。

常用中药有薏苡仁、鸡内金、山楂、神曲、炒麦芽、炒稻芽、炒扁豆、木香、茯苓、炒白术、刘寄奴、芡实、山药等。方如保和丸、茯苓白术散、健脾丸。

十二、安神开郁法

本法适用于肿瘤患者出现的精神紧张、焦虑、失眠、多梦、心烦等证。

常用中药有麦冬、丹参、百合、酸枣仁、远志、栀子、生龙骨、生牡蛎、合欢皮、合欢花、夜交藤、郁金、天麻、萱草、茯苓、钩藤、玉竹、天冬、琥珀、柏子仁、朱砂、磁石、铁扫帚。方如酸枣仁汤、萱草开郁汤、甘麦大枣汤、朱砂安神丸。

十三、养肝法

本法适用于各种肿瘤出现的肝肾亏损、头昏耳鸣、眩晕、多梦、口眼干涩、腰酸、肢麻、胁胀、腿酸无力、视物模糊等。

常用中药有北沙参、麦冬、枸杞、菊花、当归、白芍、牛膝、山药、山茱萸、制首乌、菟丝子、覆盆子、狗脊、川续断、桑螵蛸。方如一贯煎、六味地黄丸、左归丸、大补阴丸。

十四、降逆法

本法适用于食管癌、胃癌、肠癌等患者的胃气上逆、呃逆、嗳气、呕吐等证。

常用中药有旋覆花、代赭石、炒枳壳、木香、陈皮、半夏、竹茹。

十五、止痛法

本法适用于肿瘤晚期的各种疼痛。

常用中药有延胡索、赤芍、白芍、婆罗子、罂粟壳、三七、冰片。

十六、疏肝法

本法适用于肿瘤患者出现的精神焦虑、肝郁气滞、胸胁胀痛、心烦、口苦咽干、乳房作胀、月经不调、舌质淡红、脉弦。多见于乳腺癌、胃癌、鼻咽癌、肝癌、卵巢癌等。

常用中药有香附、郁金、丹参、苏梗、八月札、木莲果、玫瑰花、绿梅花、川楝子、柴胡、薄荷、陈皮、香橼、防风。方如逍遥散、痛泻要方、四逆散。

十七、固涩法

本法常用于肿瘤康复阶段或肿瘤晚期出现的多汗、多尿、腹泻、脱肛、遗精、尿不禁、带下、崩漏等滑脱症状。常见于肺癌、消化系统肿瘤、前列腺癌、膀胱癌、宫颈癌等。

常用中药有五味子、浮小麦、糯稻根、麻黄根、罂粟壳、五倍子、碧桃干、海螵蛸、芡实、金樱子、山茱萸、乌梅、黄芪、炒白芍、牡蛎、沙苑子、桑螵蛸、鹿角霜、龙骨、莲须、诃子、赤石脂、肉豆蔻、明矾等。方如牡蛎散、玉屏风散、桑螵蛸散、水陆二仙丹、四神丸、固冲汤、完带汤等。

十八、润燥法

本法常用于肿瘤患者术后津伤或化疗、放疗及肿瘤晚期出现的咽喉燥痛、面赤、烦热、口干、便秘、痰中带血等证。多见于肺癌、胃癌、肠癌、肾癌、鼻咽癌、卵巢癌。

常用中药有玄参、生地黄、麦冬、百合、贝母、桑叶、菊花、天冬、芍药、藕节、石斛、天花粉、丹参、火麻仁、郁李仁、瓜蒌仁、柏子仁、松子仁。方如增液汤、养阴清肺汤、麦冬汤、百合固金汤等。

十九、免疫抗癌法

本法所用中药多为藻类、菌类等植物,富含多糖成分,能提高人体的免疫功能,适用于免疫功能低下的肿瘤患者。

常用中药有茯苓、猪苓、香菇、石斛、灵芝、猴头菇、海藻、昆布。

二十、辨证综合法

由于肿瘤病因复杂,症状多变,在辨证上常两种及以上病机组合在一起,治法包含如下类型:益气养血、益气固表、益气健脾、益气滋肾、益气养阴、益气养心、益气养肝、疏肝益气、疏肝养血、疏肝行气、疏肝健脾、养阴清热、养阴化痰、养阴润燥、健脾行气、健脾滋肾、健脾固涩、健脾降逆、软坚散结、解表散结、活血通络、化瘀散结、燥湿化痰、解毒散结等。

第四节　常用抗肿瘤中药的临床药理与应用分析

一、抗肿瘤中药的药理基础与药性归类

中药中蕴藏着大量的抗癌资源,许多药材中的抗癌活性成分已被人们提取精制,如三尖杉、喜树、红豆杉、长春花、姜黄、人参、砒霜、斑蝥等,其提取物用于癌症治疗获得了良好的疗效。

（一）抗肿瘤中药的药理基础

1.抑制肿瘤细胞增殖周期

细胞增殖周期是一个复杂的生物代谢过程,分为四个主要阶段:DNA合成前期（G1期）、DNA合成期（S期）、DNA合成后期（G2期）和有丝分裂期（M期）。抗代谢药物主要在S期发挥作用,而植物药通常在M期起效。静止期（G0期）中的细

胞对大多数药物不敏感。药理学研究表明,某些细胞周期特异性中草药,如长春花生物碱(长春花提取物)、紫草素(紫草提取物)、苦杏仁苷(苦杏仁提取物)等,能够在M期抑制细胞增殖,从而阻断肿瘤细胞的分裂进程,并诱导其进入凋亡状态。生物化学研究证实,黄芩素(黄芩提取物)可通过降低Cyclin D1、Cyclin E、CDK2及CDK4等蛋白的表达,同时提升CIP/KIP家族的激酶抑制因子p21和p27的表达水平,从而将LoVo癌细胞阻滞于G0/G1期。丹参酮Ⅰ(丹参提取物)在肝癌细胞7721中表现出减少Cyclin A1蛋白表达、增加p21表达的作用,从而阻碍Cyclin-CDK复合物的形成,使细胞停滞在S期。九里香碱(九里香提取物)则可导致肺癌细胞A549被阻滞于G2/M期,其机制是通过降低Cyclin D、Cyclin E、CDK2、CDK4及CDK6的表达,并上调p21和p27的表达。

2.促进肿瘤细胞凋亡

细胞凋亡是一种程序性细胞死亡机制,被认为是唯一受严格调控的细胞死亡方式。它是维持体内平衡的关键生理过程,主要包括外源性和内源性凋亡通路。研究表明,细胞凋亡的调控主要依赖于蛋白质间的相互作用,Caspase蛋白家族和Bcl-2蛋白家族参与了凋亡通路的各个环节。据报道,大黄酸(大黄提取物)可通过调控HepG2和Huh7肝癌细胞的ROS/JNK/Caspase-3信号通路,促进细胞凋亡,有望成为治疗肝细胞癌的潜在候选药物。胡皂苷A(柴胡提取物)显著诱导宫颈癌HeLa细胞凋亡,主要通过上调死亡受体通路相关基因(*GRP*78、*CHOP*、*Caspase-12*)的表达来启动凋亡。此外,胡皂苷A还增加了线粒体途径中促凋亡蛋白Bax、CytC、Caspase-3的mRNA表达水平,降低抗凋亡基因*Bcl-2*的mRNA表达,从而诱导HeLa细胞凋亡。椆木皂苷(椆木提取物)可以显著下调NF-κB的亚基p65、Bcl-2、Akt1及IκBα的磷酸化表达,且上调Caspase-3的水平,从而抑制宫颈癌HeLa细胞的增殖,诱导其凋亡。其作用机制可能与椆木皂苷通过调控NF-κB表达从而抑制宫颈癌的进展有关。

3.抑制肿瘤侵袭、转移

肿瘤侵袭和转移是指肿瘤细胞,尤其是恶性肿瘤细胞,从原发位置通过淋巴液、血液或体腔转移到其他部位继续生长的过程,亦称为扩散。研究显示,肿瘤转移在肿瘤相关疾病导致的死亡中占有重要地位。研究发现,麦冬皂苷B(麦冬提取物)能够以浓度和时间依赖的方式抑制胃癌MGC-803细胞的增殖,并阻止其转移,其机制可能通过下调MMP-2和MMP-9蛋白的表达实现。甲基莲心碱(莲子心提取物)对肺癌、胃癌、肝癌、乳腺癌和骨肉瘤等多种肿瘤具有一定的抑制作用，可下调MMP-2、MMP-9及ROCK1的蛋白表达，并呈浓度依赖性。分子对接研究进一步证实甲基莲心碱与ROCK1的亲和力高于ROCK通路抑制剂法舒地尔，提示其可能作为ROCK通路的抑制剂，阻断ROCK通路，从而抑制非小细胞肺癌的迁移与侵袭。此外，斑蝥素(斑蝥提取物)能够抑制丙酮酸激酶活性，破坏葡萄糖转运蛋白1与PKM2的代谢环路，使有氧糖酵解转变为氧化代谢，从而逆转乳腺癌的转移。川芎嗪(川芎提取物)则可能通过降低血浆中血小板TXB2的含量并改善高黏滞状态，显著抑制B16黑色素瘤的肺转移。

4.调节肿瘤微环境

肿瘤微环境是指肿瘤细胞与宿主之间相互作用的生长环境，主要由肿瘤细胞、间质细胞、免疫细胞、成纤维细胞、脂肪细胞、内皮细胞、细胞外基质、淋巴管网络，以及细胞因子和趋化因子等细胞和非细胞成分构成。在不同部位、不同类型、不同个体和不同阶段的肿瘤中，微环境呈现动态变化，形成异常的微生物代谢和糖脂代谢模式，表现为炎性、缺氧、酸性和免疫抑制等特征。肿瘤微环境在支持肿瘤的生长、促进侵袭、保护肿瘤免受宿主免疫系统的攻击，以及加速肿瘤恶性转化方面起着关键作用，并与肿瘤的耐药性及免疫治疗效果密切相关。研究表明，姜黄素(姜黄提取物)通过抑制舌鳞状细胞癌中的STAT3通路来介导PD-L1表达，减少调节性T细胞和骨髓源性抑制细胞的招募，从而部分逆转免疫抑制状态。茜草可上调人神经胶质瘤U87细胞的丙酮酸代谢，使代谢合成和消耗更为平衡，减少代谢物的上游堆积，并抑制细胞对乳酸的摄取。β-榄香烯(温郁金提取物)不仅能够调节肿瘤坏死因子-α(TNF-α)、干扰素(IFN)、转化生长因子-β(TGF-β)、白细胞介素-6(IL-6)和白细胞介素-10(IL-10)等炎症因子的表达，还在巨噬细胞的浸润和M2极化、核因子-κB(NF-κB)及信号转导与转录激活因子3(STAT3)表达的调节中发挥重要作用。

5.抗肿瘤血管生成

肿瘤组织的新生血管状况直接影响肿瘤细胞的休眠、生长、增殖和转移。在肿瘤微环境中，部分肿瘤细胞会转化为促血管生成表型，激活"血管生成开关"，通过分泌血管内皮生长因子(VEGF)、转化生长因子(TGF)、表皮生长因子(EGF)、成纤维细胞生长因子(FGF)等促血管生成因子，同时抑制抗血管生成因子的表达，从而支持新生血管的生成与维持。抑制肿瘤新生血管增殖并促进血管正常化，已成为抗肿瘤的重要策略之一。例如,川芎嗪(川芎提取物)能够通过与整合素结合,抑制肺癌组织中的血管内皮生长因子和半乳糖凝集素的表达。丹参酮ⅡA(丹参提取物)则可以降低Hepa1-6肝癌小鼠的肿瘤微血管密度,显著增加血管周细胞的覆盖率,增强基底膜与内皮细胞的紧密接触,从而促进血管结构的正常化。通络活血的虫类药物如全蝎、蜈蚣和壁虎等,能够在缺氧条件下显著降低A549肺癌细胞中血管生成相关因子(如VEGF、TGF-β1、bFGF)的水平,从而抑制肿瘤血管生成。

6.逆转肿瘤细胞耐药

肿瘤细胞耐药是指肿瘤细胞对抗癌药物的反应减弱或丧失,导致药物无法有效抑制或杀死肿瘤细胞,从而使癌症治疗难以成功。如何逆转化疗耐药性、增强化疗敏感性是肿瘤临床治疗中亟须解决的难题。研究表明,芥子碱(白芥子提取物)能够通过抑制NF-κB的活性,下调乳腺癌耐药细胞株中的多药耐药基因*MDR*1的表达,从而逆转乳腺癌细胞对阿霉素的耐药性。熊果酸(白花蛇舌草、杜鹃、山楂等提取物)也可抑制NF-κB活性,降低耐药性相关的mRNA和p-糖蛋白的表达,从而逆转化疗耐药性。槲皮素(槐花、银杏叶、洋葱等提取物)则通过抑制P-糖蛋白的转运活性,提高结肠癌耐药细胞SW620/Ad300内阿霉素的蓄积,增强阿霉素诱导的细胞凋亡作用,有效逆转其耐药性。

(二)常用抗癌中药的自然属性分类

1.植物类

(1)藻菌类植物

海带科:海带。

翅藻科:昆布。

马尾藻科:海蒿子、羊栖菜。

多孔菌科:灵芝、茯苓、猪苓、云苓、树舌、灰树花。

灰包科:马勃。

银耳科:银耳、黑木耳。

齿菌科:猴头菌。

侧耳科:香菇、侧耳。

白蘑科:蜜环菌、金针菇。

蘑菇科:蘑菇。

麦角菌科:冬虫夏草。

(2)蕨类植物

卷柏科:石上柏(深绿卷柏)。

(3)裸子植物

苏铁科:苏铁。

红豆杉科:南方红豆杉。

粗榧科:三尖杉。

(4)双子叶植物

三白草科:鱼腥草。

金粟兰科:肿节风(草珊瑚)。

胡桃科:胡桃。

桑科:柘木、畏芝、无花果、薜荔果。

亚麻科:亚麻子。

檀香科:百蕊草。

桑寄生科:槲寄生。

马兜铃科:天仙藤、青木香。

蓼科:水红花子、野荞麦、何首乌、大黄、虎杖。

马齿苋科:马齿苋。

毛茛科:白头翁、赤芍、白芍、威灵仙、川乌、附子、猫爪草、天葵子。

木通科:木通、八月札、大血藤。

小檗科:六角莲、淫羊藿。

防己科:防己。

木兰科:五味子、大活血。

樟科:乌药、肉桂、桂枝。

罂粟科:白屈菜、元胡。

十字花科:大青叶、青黛、葶苈子、荠菜花、莱菔子。

景天科:红景天、垂盆草。

虎耳草科:常山、落新妇。

杜仲科:杜仲。

蔷薇科:仙鹤草、野山楂、蛇莓、翻白草、茅莓、地榆、木瓜、杏仁、枇杷叶、桃仁、梅。

豆科:苦参、儿茶、刀豆、山豆根、甘草、苏木、补骨脂、葫芦巴、金雀根、黄芪、槐花、鸡血藤、绿豆。

芸香科:白鲜皮、两面针、陈皮。

苦木科:鸦胆子、椿皮。

楝科:川楝子。

远志科:远志。

大戟科:蓖麻子、巴豆、狼毒、木薯、泽漆、叶下珠、地锦草、千金子。

漆树科:盐肤木(五倍子)、干漆。

卫矛科:雷公藤、昆明山海棠、鬼箭羽、扶芳藤。

葡萄科:三叶青、蛇葡萄。

锦葵科:木芙蓉。

猕猴桃科:猫人参、藤梨根。

山茶科:绿茶。

藤黄科:藤黄、地耳草、元宝草。

堇菜科:紫花地丁、匍伏堇。

野牡丹科:地菍。

菱科:菱角。

五加科:人参、西洋参、刺五加、楤木、树参。

伞形科:川芎、小茴香、当归、积雪草。

紫金牛科:紫金牛。

报春花科:过路黄。

木犀科:女贞子。

马钱科:马钱子。

龙胆科:龙胆、肺形草。

夹竹桃科:长春花、络石。

萝摩科:白薇、徐长卿、杠柳。

旋花科:牵牛子。

紫草科:紫草。

马鞭草科:蔓荆子、马鞭草、紫珠叶。

唇形科:香茶菜、冬凌草、半枝莲、丹参、石见穿、黄芩、夏枯草、泽兰、筋骨草、活血丹。

茄科:白英、龙葵、锦灯笼、枸杞。

玄参科:地黄、玄参、腹水草。

列当科:肉苁蓉。

爵床科:穿心莲。

茜草科:白花蛇舌草、猪殃殃、茜草、水杨梅根、栀子。

忍冬科:金银花。

败酱科:败酱草。

葫芦科:土贝母、绞股蓝、天花粉、苦瓜。

桔梗科:半边莲、党参、羊乳。

菊科:牛蒡子、东风菜、白术、苍术、青蒿、菊花、野菊花、紫菀、蒲公英、大蓟、小蓟、仙鹤草、茵陈、旋覆花、鬼针草、一枝黄花。

(5)单子叶植物

香蒲科:蒲黄。

黑三棱科:三棱。

禾本科:薏苡仁、淡竹叶。

天南星科:天南星、独角莲、滴水珠、蛇六谷(魔芋)、半夏。

灯心草科:灯心草。

百合科:土茯苓、菝葜、天冬、黄精、芦荟、知母、贝母、重楼、玉簪花根、麦冬、光慈菇。

石蒜科:石蒜。

薯蓣科:山药、穿山龙、绵萆薢、黄药子。

鸢尾科:西红花、射干。

姜科:莪术、姜黄、郁金、红豆蔻、高良姜。

兰科:山慈菇、石斛、斑叶兰、石豆兰、金线莲、白及。

2.动物类

钜蚓科:地龙(参环毛蚓、通俗环毛蚓、威廉环毛蚓或栉盲毛蚓)。

水蛭科:水蛭(蚂蟥、柳叶蚂蟥、水蛭)。

珍珠贝科:珍珠(马氏珍珠贝)。

蚌科:珍珠(三角帆蚌、褶纹冠蚌)、珍珠母。

胞孔科:海浮石(脊突苔虫)。

牡蛎科:牡蛎(近江牡蛎、长牡蛎、大连湾牡蛎)。

乌贼科:海螵蛸(金乌贼、无针乌贼)。

钳蝎科:全蝎(东亚钳蝎)。

蜈蚣科:蜈蚣(少棘巨蜈蚣)。

鳖镰科:土鳖虫(地鳖、冀地鳖)。

芫菁科:斑蝥(南方大斑蝥、黄黑小斑蝥)。

蜜蜂科:蜂蜜、蜂胶(中华蜜蜂、意大利蜂采集)。

蝉科:红娘子(黑翅红娘子、褐翅红娘子)。

胡蜂科:蜂房(果马蜂、日本长脚胡蜂或异腹胡蜂的巢)。

海龙科:海龙(刁海龙、拟海龙、尖海龙)。

蟾蜍科:蟾蜍皮(中华大蟾蜍、黑眶蟾蜍的皮)、蟾酥、干蟾。

金龟子科:蜣螂(屎壳郎)。

鳖科:鳖甲、鳖甲胶。

壁虎科:守宫(壁虎)。

鲮鲤科:穿山甲。

熊科:熊胆(黑熊、棕熊的胆)。

麝科:麝香(取自林麝、马麝、原麝)、鹿茸、鹿角胶。

牛科:牛黄(取自黄牛、水牛)。

马科:阿胶。

3.矿物类

硝石、雄黄、火硝、硇砂、砒石。

4.其他类

冰片、乳香。

(三)常用抗癌中药的药性归类

1.扶正抗癌药

补气抗癌药:人参、西洋参、党参、白术、甘草、冬虫夏草、灵芝、刺五加、茯苓、蜂王浆、蜂胶、薏苡仁、黄芪、黄精、金雀根、绞股蓝、无花果、畏芝、红景天、木薯、山药。

养阴抗癌药:天冬、天花粉、生地黄、青蒿、知母、珍珠、鳖甲、石斛、北沙参、麦冬、女贞子。

补肾温阳抗癌药：肉苁蓉、肉桂、补骨脂、桂皮、何首乌、核桃仁、淫羊藿、槲寄生、枸杞、山茱萸、五味子、杜仲、海龙、鹿茸、葫芦巴。

补血抗癌药：当归、白芍、阿胶。

2.清热抗癌药

六角莲、大青叶、青黛、山豆根、败酱草、白头翁、白薇、冬凌草、灯心草、红豆杉、两头尖、两面针、金荞麦、肿节风、重楼、菊花、蒲公英、椿皮、锦灯笼、蔓荆子、山慈菇、三叶青、三白草、光慈姑、白英、龙葵、猪殃殃、石上柏、喜树、白花蛇舌草、蛇莓、野葡萄根、铁树叶、夏枯草、猫人参、藤梨根、黄芩、三尖杉、长春花、金银花、鱼腥草、槐米、藤黄、干蟾、玄参、百蕊草、香茶菜、水杨梅根、地耳草、东风菜、滴水珠、石豆兰、斑叶兰、金线莲、半边莲、半枝莲、熊胆。

3.脱敏抗癌药

儿茶、五倍子、仙鹤草、海螵蛸、乌梅、山茱萸、菱角、五味子。

4.化瘀抗癌药

刀豆、川芎、丹参、水红花子、西红花、赤芍、苏木、茜草、姜黄、莪术、三棱、王不留行、郁金、片姜黄、丹皮、桃仁、三七、八月札、乳香、干漆、麝香、水蛭、土鳖虫、斑蝥、石见穿、薜荔果、蛴螂。

5.化痰抗癌药

土贝母、马勃、天南星、石蒜、远志、苦杏仁、枇杷叶、昆布、海藻、葶苈子、紫菀、桑白皮、紫金牛、蛇六谷、黄药子、半夏、浙贝母、牛黄、僵蚕、熊胆、牡蛎、猪胆汁粉、冰片、旋覆花、硇砂。

6.利湿抗癌药

土茯苓、防己、白鲜皮、地耳草、苍术、苦参、茯苓、猪苓、淡竹叶、半边莲、茵陈、菝葜、天仙藤、薏苡仁。

7.泻下抗癌药

千金子、巴豆、甘遂、亚麻子、大黄、狼毒、芦荟、牵牛子、商陆。

8.杀虫抗癌药

川楝子、鸦胆子、雷丸、常山、雄黄、砒石、绵马贯众。

9.行气化湿抗癌药

小茴香、乌药、红豆蔻、陈皮、青木香、石菖蒲、高良姜、麝香。

10.通络化痰药

天仙藤、威灵仙、香加皮、首乌藤、雷公藤、桂皮、昆明山海棠、徐长卿。

11.祛风潜阳抗癌药

地龙、珍珠母、蜈蚣、蜂房、天龙、全蝎、牡蛎。

12.疏肝抗癌药

柴胡、郁金。

13.凉血抗癌药

大蓟、小蓟、紫草。

二、张昌禧治疗癌症常用药对

(一)黄芪配女贞子

黄芪:味甘,性微温。补气升阳,益卫固表,托毒生肌,利水消肿。生用固表,无汗能发,有汗能止。炙用补中,益元气,温三焦,健脾胃。本品能增强免疫功能,增强网状内质系统吞噬功能,有促进细胞代谢、护肝、强心、降压等功效。

女贞子:味甘、苦,性凉。补益肝肾,清热明目。补而不腻,纯阴至精之品,具有增强免疫功能、升高白细胞、抗疲劳、护肝、降糖、抗肿瘤的作用。

两者合用意义:①温凉搭配,药性中和;②补气与养阴合用,既可防止黄芪升阳助火,又可抑制女贞子寒凉致泻;③既可增强免疫功能,又具抗癌之效,有利于肿瘤患者康复;④增强升高白细胞数量的效果,对于肿瘤放化疗引起的白细胞下降疗效明显。

(二)白术配枳壳

白术:味苦、甘,性温。补气健脾,燥湿利水,止汗安胎。生用除湿益燥,消痰利水;熟用和中补气,止渴生津,止汗除热,促进饮食,安胎。并能增强免疫功能,护肝,降糖,抗癌。

枳壳:味苦、辛,性微寒。理气宽胸,行滞消积。本品能兴奋胃肠平滑肌,增强心肌收缩力。

两者合用意义:①补气配合行气,可增强肠胃功能;②枳壳抑制白术之温,白术抑制枳壳之凉,使药性更加平和;③枳壳助白术燥湿健脾。

(三)茯苓配猪苓

茯苓:味甘、淡,性平。利水渗湿,健脾,宁心。用于水肿尿少、痰饮眩悸、脾虚食少、便溏泄泻、心神不安、惊悸失眠。茯苓素具有和醛固酮及其拮抗剂相似的结构,拮抗醛固酮活性。茯苓多糖具有增强机体免疫功能的作用。茯苓素具有提高机体的非特异性免疫功能。但抑制淋巴细胞转化、抗体、脾细胞抗体产生能力。茯苓醇具有降低肝内胶原含量、尿羟脯氨酸排出量增多,促进肝脏胶原蛋白降解,促进肝内纤维组织重吸收的作用。

猪苓:味甘、淡,性平。具有利水消肿、渗湿的功效。主治水肿、小便不利、脚气、泄泻、淋浊、带下等。主要含多糖类物质,如猪苓葡聚糖,以及甾类化合物、游离及结合型生物素、粗蛋白等。猪苓为一种非特异性免疫刺激剂,它的抑瘤作用也可能与此有关。猪苓多糖能减轻四氯化碳对小鼠肝脏的损伤,使肝组织病理损伤减轻、血清谷丙转氨酶活力下降。此外,猪苓具有抗放射、抗菌、抗衰老、增强血小板聚集、抗诱变的作用。

两者合用意义:①相须为用,增强利水、抗肿瘤的作用;②均含多糖,具抗肿瘤活性;③两者合用起协同作用。

(四)茯苓配薏苡仁

茯苓:味甘、淡,性平。利水渗湿,健脾,宁心。用于水肿尿少、痰饮眩悸、脾虚食少、便溏泄泻、心神不安、惊悸失眠。茯苓素具有和醛固酮及其拮抗剂相似的结构,拮抗醛固酮活性。茯苓多糖具有增强机体免疫功能。茯苓素具有提高机体的非特异性免疫功能。但抑制淋巴细胞转化、抗体、脾细胞抗体产生能力。茯苓醇具有降低肝内胶原含量、尿羟脯氨酸排出量增多,促进肝脏胶原蛋白降解,促进肝内纤维组织重吸收的作用。

薏苡仁:味甘、淡,性凉。具有利水渗透湿、健脾止泻、除痹、排脓、解毒散结的功效。主治水肿、脚气、小便不利、脾虚泄泻、湿痹拘挛、肺痈、肠痈、赘疣、癌肿。清利湿热宜生用,健脾止泻宜炒用。薏苡仁醇提取物腹腔注射对小鼠艾氏腹水癌有抑制,能明显延长动物的生存时间。具有诱发排卵、降温与解热、抑制胰蛋白酶、抗菌、抑制多突触反射、降血糖、降血钙、增强免疫功能的作用。

两者合用意义：增强健脾利湿、抗肿瘤的作用。

（五）知母配黄柏

知母：味苦、甘，性寒。具有清热泻火、滋阴润燥的功效。主治热病烦渴、肺热燥咳、骨蒸潮热、内热消渴、肠燥便秘。本品根茎含多种知母皂苷、知母多糖；此外，还含有芒果苷、异芒果苷、胆碱、烟酰胺、鞣酸、烟酸及多种金属元素、黏液质、还原糖等。知母浸膏能防止和治疗大肠杆菌所致的兔高热，且作用持久。知母醇提取物能升高血糖，知母水浸提取物则能降低血糖。知母皂苷元（菝葜皂苷元）能明显降低高甲状腺激素状态小鼠脑β受体R值，还能显著地改善该状态小鼠的体重下降。知母皂苷具有抗肿瘤作用。此外，知母叶中提取得到的芒果苷有明显的利胆作用；知母中所含的烟酸，有维持皮肤与神经健康及促进消化道功能的作用。知母提取物对逆转录酶和各种脱氧核糖核酸聚合酶的活性均有抑制作用。

黄柏：味苦，性寒。具有清热燥湿、泻火解毒、除骨蒸的功效。主治湿热带下、热淋涩痛、湿热泻痢、黄疸、湿热脚气、痿证、骨蒸劳热、盗汗、遗精、疮疡肿毒、湿疹瘙痒。黄柏树皮含有小檗碱、黄柏碱、木兰花碱、药根碱、掌叶防己碱等多种生物碱，并含黄柏内酯、黄柏酮、黄柏酮酸及7-脱氢豆甾醇、β-谷甾醇、菜油甾醇等。本品具有与黄连相似的抗病原微生物作用，对痢疾杆菌、伤寒杆菌、结核杆菌、金黄色葡萄球菌、溶血性链球菌等多种致病细菌均有抑制作用；对某些皮肤真菌、钩端螺旋体、乙肝表面抗原也有抑制作用；所含药根碱具有与小檗碱相似的正性肌力和抗心律失常作用；黄柏提取物有降压、抗溃疡、镇静、肌松、降血糖及促进小鼠抗体生成等作用。

两者合用意义：①增强滋阴降火，相须为用。②知母寒润，黄柏苦燥，合用可减少消化系统副作用。

（六）三叶青配山慈菇

三叶青：味苦、辛，性凉。具有消热解毒、祛风活血之功效。主治高热惊厥、肺炎、咳喘、肝炎、肾炎、风湿痹痛、跌打损伤、痈疔疮疖、湿疹、蛇伤。具有抗炎、抗病毒、抗肿瘤等功效。对各种热症（高热惊厥、不明原因的高热）、各种水肿（炎性水肿、蛇伤）有独特的疗效。

山慈菇：味甘、微辛，性凉。具有清热解毒、消痈散结的功效。主治痈疽疔毒、瘰疬痰核、癥瘕痞块。山慈菇杜鹃兰根茎含黏液质、葡配甘露聚糖及甘露糖等。治疗肝硬化,配伍土鳖虫、穿山甲、蟛蛑等同用,对软化肝脾、恢复肝功能有明显效果;若与重楼、丹参、栀子、浙贝母、柴胡、夏枯草等制成复方,对瘰疬瘿瘤有较好疗效。

两者合用意义:增强清热解毒、散结抗肿瘤作用。

(七)天龙配蜂房

天龙:味咸,性寒。具有祛风、活络、散结之功效。常用于中风瘫痪、风湿关节痛、骨髓炎、淋巴结结核、食管癌、肺癌、原发性肝癌、肠癌等。

蜂房:味甘,性平。具有攻毒杀虫、祛风止痛的功效。主治痈疽、疔疮、瘰疬疥癣、瘾疹瘙痒、风湿痹痛、牙痛、喉痹肿痛等。体外实验能抑制人肝癌细胞;用亚甲蓝法对胃癌细胞有抑制作用。

两者合用意义:增强抗肿瘤作用,对肺癌效佳。

(八)天龙配干蟾

天龙:味咸,性寒。具有祛风、活络、散结之功效。常用于中风瘫痪、风湿关节痛、骨髓炎、淋巴结结核、食管癌、肺癌、原发性肝癌、肠癌等。

干蟾:味甘、辛,性凉。具有消肿解毒、止痛、利尿的功效。主治慢性气管炎、痈疖疔疮、咽喉肿痛、水肿、小便不利。主要含华蟾素、胆甾醇、南美蟾毒精、远华蟾毒精、沙蟾毒精、壬酸、癸酸等。具有抗炎、抗肿瘤、增强免疫力的功能。

两者合用意义:增强抗肿瘤作用,对消化系统肿瘤效佳。

(九)水红花子配半枝莲

水红花子:味咸,性凉。具有活血消积、健脾利湿、清热解毒、明目的功效。主治胁腹癥积、水臌、胃脘痛、食少腹胀、火眼、疮肿、瘰疬。水红花子含槲皮素和花旗松素。用煎剂、酊剂或石油醚提取物灌胃,每日1次,连续10日,对小鼠艾氏腹水癌(腹水型及实体型)和肉瘤S180有一定抑制作用,但其效果不稳定。

半枝莲:味辛、苦,性寒。具有清热解毒、散瘀止血、利尿消肿的功效。主治热毒痈肿、咽喉疼痛、肺痈、肠痈、瘰疬、毒蛇咬伤、跌打损伤、吐血、衄血、血淋、水肿、腹腔积液及癌症。本品具有抗癌、免疫调节的作用。亚甲蓝试管法筛选试验表明,半枝莲对急性粒细胞型白血病(AML)血细胞有轻度抑制作用;细胞呼吸器筛选试验表明,半枝莲对AML血细胞的抑制率大于75%。

两者合用意义：①化瘀不伤正；②攻补兼施；③对肝癌、卵巢癌、胰腺癌效佳。

（十）片姜黄配茵陈

片姜黄：味辛、苦，性温。具有破血行气、通经止痛的功效。用于胸胁刺痛、胸痹心痛、痛经经闭、风湿肩臂疼痛、跌扑肿痛。

茵陈：味苦、辛，性微寒。具有清利湿热、利胆退黄的功效。主治黄疸尿少、湿温暑湿、湿疮瘙痒。本品含挥发油，油中有β-蒎烯、茵陈二炔烃、茵陈炔酮、6,7-二甲基香豆素等多种成分。全草还含香豆素、黄酮、有机酸、呋喃类等成分。具有抗病原微生物、抗肿瘤、解热平喘的作用。

两者合用意义：①增强利湿退黄；②增强抗肿瘤作用；③对胆囊癌、胰腺癌、肝癌效佳。

（十一）当归配栀子

当归：味甘、辛，性温。具有补血调经、活血止痛、润肠通便的功效。主治血虚萎黄、月经不调、经闭痛经、血虚、血滞、血寒诸痛、跌打损伤、风湿痹痛、痈疽疮疡、肠燥便秘等。当归中含β-蒎烯、α-蒎烯、莰烯等中性油成分。还含有对-甲基苯甲醇、5-甲氧基-2,3-二甲苯酚等酸性油成分及有机酸、糖类、维生素、氨基酸等。当归总酸既有提高细胞免疫功能的作用，又有促进体液免疫的作用。当归多糖也具有免疫增强作用。当归有保肝、抗肿瘤、抗辐射、抗炎、保护肾脏、抗氧化、纠正蛋白质代谢紊乱等作用。

栀子：味苦，性寒。具有泻火除烦、清热利湿、凉血解毒的功效。主治热病心烦、湿热黄疸、血淋涩痛、血热吐衄、目赤肿痛、火毒疮疡。本品含异栀子苷、去羟栀子苷、栀子酮苷、栀子苷、京尼平苷及黄酮类栀子素、三萜类化合物藏红花素和藏红花酸、熊果酸等。栀子水提取物及京尼平苷口服给药或十二指肠给药，对动物均有显著的泻下作用。栀子具有抗病原微生物的作用，水煎剂具有杀死钩端螺旋体及血吸虫成虫的作用。栀子醇提取物具有镇静作用，无镇痛作用。

两者合用意义：①清润结合；②寒温相制；③治疗排便不畅。

（十二）当归配肉苁蓉

当归：味甘、辛，性温。具有补血调经、活血止痛、润肠通便的功效。主治血虚萎黄、月经不调、经闭痛经、血虚、血滞、血寒诸痛、跌打损伤、风湿痹痛、痈疽疮疡、肠燥便秘等。当归中含β-蒎烯、α-蒎烯、莰烯等中性油成分。含对-甲基苯甲醇、5-甲氧基-2,3-二甲苯酚等酸性油成分、有机酸、糖类、维生素、氨基酸等。当归总酸既有提高细胞免疫功能的作用,又有促进体液免疫的作用。当归多糖也具有免疫增强作用。有保肝、抗肿瘤、抗辐射、抗炎、保护肾脏、抗氧化、纠正蛋白质代谢紊乱等作用。

肉苁蓉:味甘、咸,性温。具有补肾助阳、润肠通便的功效。主治肾阳亏虚、精血不足、阳痿早泄、宫冷不育、腰膝酸痛、痿软无力、肠燥津枯便秘。本品含脂溶性成分,包括6-甲基吲哚、3-甲基-3乙基己烷等。所含水溶性成分有N,N-二甲基甘氨酸甲酯和甜菜碱等。本品具有增强免疫功能的作用,肉苁蓉水提液能显著增加脾脏和胸腺的重量,明显增强腹腔巨噬细胞的吞噬能力,增加溶血素和溶血空斑形成细胞值,提高淋巴细胞转化率和迟发性超敏指数,还可使环磷酸腺苷/环磷酸鸟苷比值升高;还有促进唾液分泌、抗动脉粥样硬化、促进核糖核酸代谢、通便的作用。

两者合用意义:①温润相配;②鼓动肾气;③通便。

(十三)党参配麦冬

党参:味甘,性平。具有补脾益肺、生津养血的功效。主治脾胃虚弱、肺虚喘咳、津伤口渴、血虚体弱等。本品含甾醇、党参苷、党参多糖、党参内酯、生物碱、无机元素、氨基酸、微量元素等。党参及其多糖可使巨噬细胞的数量增加,细胞体积增大,吞噬功能增加,具有增强免疫功能的作用。党参可直接促进和机体糖异生有关的生化过程,并间接促进机体的抗寒能力。尚有一定的降血糖、改善学习记忆功能、增强机体SOD活性、抗缺氧、抗辐射、抗癌、抗炎与镇痛等作用。

麦冬:味甘、微苦,性微寒。具有生津解渴、润肺止咳的功效。主治肺燥干咳、阴虚痨嗽、喉痹咽痛、津伤口渴、内热消渴、心烦失眠、肠燥便秘等症。本品含甾体皂苷,各种类型的多聚糖、高异黄酮类化合物,以及单萜糖苷、色原酮等多种类型的化合物。具有抗菌、抗缺氧、抗休克、增强免疫功能的作用。麦冬水提物和醇提取物对肝微粒体脂质过氧化有对抗作用。

两者合用意义:相须为用,益气养阴。

(十四)龙葵配半枝莲

龙葵:味苦,性寒。具有清热解毒、活血消肿的功效。主治疔疮、痈肿、丹毒、跌打扭伤、咳嗽、水肿。具有降压、抗炎、抗氧化作用,对血糖会造成影响,还有镇咳、祛痰作用,亦有报告龙葵有阿托品样作用。

半枝莲:味辛、苦,性寒。具有清热解毒、散瘀止血、利尿消肿的功效。主治热毒痈肿、咽喉疼痛、肺痈、肠痈、瘰疬、毒蛇咬伤、跌打损伤、吐血、衄血、血淋、水肿、腹腔积液及癌症。本品具有抗癌、免疫调节的作用。亚甲蓝试管法筛选试验表明,半枝莲对急性粒细胞型白血病(AML)血细胞有轻度抑制作用;细胞呼吸器筛选试验表明,对 AML 血细胞的抑制率大于75%。

两者合用意义:攻补相配,常用于血液系统肿瘤,如白血病、淋巴瘤、骨髓瘤。

(十五)夏枯草配黄药子

夏枯草:味辛、苦,性寒。具有清热泻火、明目、散结消肿的功效。主治目赤肿痛、头痛眩晕、目珠夜痛、瘰疬、瘿瘤、乳痈肿痛。本品煎剂、水浸出液、乙醇-水浸出液及乙醇浸出液均可明显降低实验动物血压,茎、叶、穗及全草均有降压作用,但穗的作用较明显;本品水煎醇沉液小鼠腹腔注射,有明显的抗炎作用;本品煎剂在体外对痢疾杆菌、伤寒杆菌、霍乱弧菌、大肠杆菌、变形杆菌、葡萄球菌及人型结核杆菌均有一定的抑制作用。

黄药子:味苦,性寒,有毒。具有化痰散结消瘿、清热解毒的功效。主治瘿瘤、疮疡肿毒、咽喉肿痛、毒蛇咬伤。本品对缺碘所致的动物甲状腺肿有一定的治疗作用。水煎剂或醇浸物水液对离体肠管有抑制作用,而对未孕子宫则有兴奋作用,此外有止血作用。水浸剂体外对多种致病真菌有不同程度的抑制作用。能直接抑制心肌,醇浸物水液的抑制作用较水煎剂强。

两者合用意义:增强化痰散结之功。适用甲状腺癌、淋巴瘤及肿瘤淋巴结转移。

(十六)蝉蜕配僵蚕

蝉蜕:味甘、咸,性凉。具有疏散风热、利咽开音、透疹、明目退翳、息风止痉功效。主治风热感冒、温病初起、咽痛喑哑、麻疹不透、风疹瘙痒、目赤翳障、急慢惊风、破伤风等。本品含多种水解氨基酸,包括蛋氨酸、天冬氨酸、谷氨酸等;还含有多种微量元素,以钙、铝、铁、锰为主,包括大量甲壳质及其降解产物壳聚糖、盐酸氨基葡萄糖等。具有抗惊厥、镇静、镇痛、免疫抑制、抗过敏的作用。蝉蜕水提物体内试验证明,蝉蜕对艾氏腹水癌细胞显示高度的抗肿瘤活性。其抗肿瘤成分经纯化发现均属高分子化合物。此外,蝉蜕能防止静注垂体后叶素引起的急性缺血性心电图改变,对红细胞有一定的保护作用。还具有降低毛细血管通透性的作用。

僵蚕:味咸、辛,性平。具有息风止痉、祛风止痛、化痰散结的功效。主治急慢惊风、癫痫、破伤风等出现的惊痫抽搐;风中经络,口眼㖞斜;风热头痛,目赤,咽痛,风疹瘙痒;瘰疬痰核等。含蛋白质、多肽和脂肪。脂肪中主要有棕榈酸、油酸、亚油酸、少量硬脂酸、棕榈油酸、α-亚麻酸。还含有多种氨基酸,主要有甘氨酸、丙氨酸、丝氨酸、酪氨酸。含有18种元素,以钙、磷、镁最多。另外含有铁、锌、铜、锰、铬、镍等人体必需微量元素。僵蚕体表的白粉中含有草酸铵。僵蚕醇提取物对小鼠艾氏腹水癌实体型肉瘤S180有抑制作用,体外可抑制肝癌细胞呼吸。还具有抗菌、降糖、抗凝及催眠、抗惊厥的作用。僵蛹多肽对刀豆素A诱导T淋巴细胞的增殖在体外呈促进作用,与白细胞介素-2有协同促进作用;在体内则呈抑制作用。抗排异1号(僵蚕:当归为5:3)对小鼠异体皮瓣移植后的排异反应有显著抑制作用。

两者合用意义:增强化痰利咽之功。适用于甲状腺癌、喉癌、胸腺肿瘤。

(十七)葶苈子配桑白皮

葶苈子:味苦、辛,性大寒。具有泻肺平喘、利水消肿的功效。主治痰涎壅盛、喘息不得平卧、水肿、悬饮、胸腹积水、小便不利。有强心作用,能使心肌收缩力增强,心率减慢,对衰弱的心脏可增加输出量,降低静脉压。还有利尿作用。葶苈子中的苄基芥子油具有广谱抗菌的作用,对酵母菌等20种真菌及数十种其他菌株均有抗菌作用。葶苈子在很低剂量即可发挥显著的抗癌效果。

桑白皮:味甘,性寒。具有泻肺平喘、利水消肿的功效。主治肺热咳喘、水肿。本品含多种黄酮类衍生物,如桑根皮素、桑皮色烯素等,以及伞形花内酯、东莨菪素,还含有作用类似乙酰胆碱的降压成分;近又提得桑皮呋喃A。本品有轻度止咳作用,并能利尿,尿量及钠、钾、氯化物排出量均增加;煎剂及其乙醇、乙醚、甲醇的提取物,有不同程度的降压作用;对神经系统有镇静、安定、抗惊厥、镇痛、降温作用;对肠和子宫有兴奋作用。煎剂对金黄色葡萄球菌、伤寒杆菌、痢疾杆菌有抑制作用。本品对子宫颈癌JTC28、肺癌细胞有抑制作用,近年研究还表明,还能抗艾滋病毒。

两者合用意义:增强泻肺利水的作用。

（十八）补骨脂配骨碎补

补骨脂：味苦、辛，性温。具有补肾壮阳、固精缩尿、温脾止泻、纳气平喘的功效。主治肾虚阳痿、腰膝冷痛、肾虚遗精、遗尿、尿频、脾肾阳虚、五更泄泻、肾不纳气、虚寒喘咳。含香豆素类、黄酮类及单萜酚类。复方补骨脂冲剂对垂体后叶素引起的小鼠急性心肌缺血有明显的保护作用，补骨脂对由组胺引起的气管收缩有明显的扩张作用，补骨脂酚有雌激素样作用，能增强阴道角化，增加子宫重量，补骨脂通过调节神经和血液系统，促进骨髓造血，增强免疫和内分泌功能，从而发挥抗衰老作用。

骨碎补：味苦，性温。具有活血续伤、补肾强骨的功效。主治跌打损伤或创伤、筋骨损伤、瘀滞肿痛、肾虚腰痛脚弱、耳鸣耳聋、牙痛、久泄。含有柚皮苷、骨碎补双氢黄酮苷、骨碎补酸等。水煎醇沉液有预防血清胆固醇、甘油三酯升高，并防止主动脉粥样硬化斑块形成的作用；骨碎补多糖和骨碎补双氢黄酮苷能够降血脂和抗动脉硬化的作用。骨碎补能促进骨对钙的吸收，提高血钙和血磷水平，有利于骨折的愈合；改善软骨细胞，推迟骨细胞的退行性病变。此外，骨碎补双氢黄酮苷有明显的镇静、镇痛作用。

两者合用意义：用于治疗多种癌症骨转移。

（十九）蝉蜕配青龙衣

蝉蜕：味甘、咸，性凉。具有疏散风热、利咽开音、透疹、明目退翳、息风止痉的功效。主治风热感冒、温病初起、咽痛喑哑、麻疹不透、风疹瘙痒、目赤翳障、急慢惊风、破伤风等。本品含多种水解氨基酸，包括蛋氨酸、天冬氨酸、谷氨酸等；多种微量元素，以钙、铝、铁、锰为主，以及大量甲壳质及其降解产物壳聚糖、盐酸氨基葡萄糖等。具有抗惊厥、镇静、镇痛、免疫抑制、抗过敏的作用。蝉蜕水提物体内试验证明，蝉蜕对艾氏腹水癌细胞显示高度的抗肿瘤活性。其抗肿瘤成分经纯化发现均属高分子化合物。此外，蝉蜕能防止静注垂体后叶素引起的急性缺血性心电图改变，对红细胞有一定的保护作用。还具有降低毛细血管通透性的作用。

青龙衣：味甘、咸，性平。具有祛风、定惊、退翳、解毒止痒的功效。主治惊风癫痫、翳障、喉痹、口疮、痈疽疔毒、瘰疬、皮肤瘙痒、白癜风等。具有抗炎的作用，对血管通透性亢进有抑制作用，对红细胞溶血有抑制作用。

两者合用意义：用于皮肤癌及皮疹发斑、湿毒疮疡证。

三、张昌禧临床治癌常用处方组方分析

张昌禧抗肿瘤处方总体平稳、平和,组方配伍包含扶正、祛邪两大方向,对位"靶向"选择抗癌药具有独到经验,同时重视避免毒副反应,兼顾临床其他症状,以延长患者生存期和提高患者生活质量为要。

（一）扶正药

补气:黄芪、党参、太子参、黄精、绞股蓝、甘草。
养阴:沙参、麦冬、石斛、天花粉、芦根。
滋肾:知母、黄柏、生地黄、川牛膝、巴戟天、枸杞子。
养血:当归、制首乌、鸡血藤、女贞子、熟地黄。

（二）健脾药

炒白术、茯苓、炒扁豆、山药、芡实、炒二芽(炒麦芽、炒稻芽)、内金。

（三）行气药

炒枳壳、木香、佛手、制香附、乌药、砂仁。

（四）攻毒抗癌药

猫爪草、三叶青、冬凌草、山慈菇、夏枯草、黄药子、土茯苓、片姜黄、半枝莲、龙葵、水红花子、石见穿、猪苓、天龙、干蟾、海浮石、蛇六谷。

（五）对位"靶向"抗癌药

肺:羊乳、蜂房。
咽喉:金荞麦、炒僵蚕、蝉蜕。
鼻咽癌:天花粉。
消化系(胃肠):土茯苓、炒白术、猫人参。
食管:炒苍术、黄药子、旋覆花、代赭石、海浮石。
肝:黄芪、制女贞子、丹参、水红花子、香茶菜、半枝莲。
子宫卵巢:知母、黄柏、土茯苓、天龙、白英。
淋巴瘤:夏枯草、龙葵、半枝莲、浙贝。

胆囊:片姜黄、茵陈。

（六）兼症用药

肝郁:郁金、香附、柴胡、八月札、玫瑰花。

血瘀:丹参、水红花子、三棱、川芎、桃仁、红花。

咳嗽:浙贝、款冬花、桔梗、炙枇杷叶、黄芩、桑白皮、杏仁。

肝功能异常:丹参、香茶菜、垂盆草、地耳草。

肝肾亏损:枸杞子、菊花、川牛膝、丹参、葛根、巴戟天、淫羊藿、川续断、杜仲。

少寐:丹参、麦冬、郁金、酸枣仁、合欢皮、生龙牡、夜交藤、百合、淮小麦、萱草花、黄连。

口干:天花粉、芦根、乌梅。

冠心胸闷:瓜蒌、薤白、炒枳壳、丝瓜络、郁金。

便秘:当归、焦栀子、生白术、虎杖、火麻仁、大黄、瓜蒌仁。

便溏:高良姜、乌梅、山萸肉、骨碎补、草果。

淋巴结转移:夏枯草、炒僵蚕、浙贝、牡蛎、黄药子、海藻、昆布。

自汗:生黄芪、糯稻根、炒白芍、五味子、麻黄根。

盗汗:炒黄连、炒白术、糯稻根、炒白芍、煅牡蛎、酸枣仁、五味子、黄芪。

夜尿多:金樱子、芡实、五味子、淫羊藿、巴戟天、山茱萸。

排尿不畅:石韦、茯苓、猪苓、海金沙、桑白皮、萹蓄、瞿麦、甘草。

声嘶:蝉蜕、玄参、炒僵蚕、川牛膝、乌梅。

耳鸣:丹参、葛根、磁石、石菖蒲、远志。

心悸:珍珠母、石决明、生龙牡。

血尿:大蓟、小蓟、白茅根、槐米、仙鹤草、蒲黄炭、丹皮、焦栀子。

便血:地榆、仙鹤草。

上消化道出血:白及粉、三七粉。

腹水胀:半边莲、大腹皮、炒槟榔、炒枳实、厚朴。

咯血:侧柏炭、焦栀子、仙鹤草、白及。

（七）调和

减少胃肠刺激:苦寒、辛辣、黏滞、重镇类需配健脾药、消食药等。

护肝。

利尿。

避免配伍禁忌药合用。

四、张昌禧应用动物类抗癌中药经验

动物类抗癌中药多有毒性,"以毒攻毒"常获良效,但必须严格控制用量,减少毒副作用,保护肝、肾等器官功能。

(一)蝉蜕

本品为蝉科昆虫黑蚱羽化后的蜕壳。味甘、咸,性凉。疏散风热,利咽开音,透疹,明目退翳,息风止痉。为治风要药,治头风眩晕、皮肤风热作痒、疔疖毒疮、阳肿、大人失音、咽喉肿痛等。其提取物具有抗过敏、抑制免疫、镇静止痛、抗惊厥、抗肿瘤的作用。临床多用于甲状腺癌、喉癌失音、脑瘤头风眩晕、面瘫、皮肤癌。配僵蚕等祛风化痰药。常用量5~10 g。偶有嗜睡的不良反应。

(二)僵蚕

本品为蚕蛾科昆虫家蚕4~5龄的幼虫感染(或人工接种)白僵菌而致死的干燥体。味咸、辛,性平。具有息风止痉、祛风止痛、化痰散结之功效。散风痰结核、瘰疬、头风、中风失音、喉痹咽肿、肝风内动与痰热壅盛所致惊痫抽搐,皮肤风痰,能治风散相火逆结之痰。本品含草酸铵、羟基促蜕皮甾酮、3-羟基大尿素、蛋白质、脂肪等,具有刺激肾上腺皮质的作用。本品具有催眠、抗惊厥、抗菌、抗肿瘤的作用,临床上多用于脑瘤、甲状腺癌、乳腺癌、淋巴结转移癌、恶性淋巴瘤等。常用量4.5~9 g。常麸炒入药。本品药性平和,未发现有不良反应。

(三)天龙

本品为壁虎科动物多疣壁虎或同属他种壁虎的干燥全体。据载,于夏、秋两季捕捉,于晚间用灯光诱捕,处死后用文火烘干或晒干,或破腹去内脏,擦抹干净,用细竹片撑之,烘干。味咸,性寒,有小毒。祛风,镇痛,散结。用于惊风、癫痫、破伤风、风湿性关节炎疼痛、瘰疬、肿毒。本品具有抗肿瘤效应。常用量1.5~3 g。多用于脑瘤、甲状腺癌、卵巢癌、宫颈癌、乳腺癌、淋巴瘤、肺癌、食管癌、胃癌、肠癌等多种恶性肿瘤及淋巴结转移癌等。阴虚血少、脾伤便秘者慎用。

（四）干蟾

本品为蟾蜍科动物中华大蟾蜍或黑眶蟾蜍的干燥全体。据载，多于夏、秋两季捕捉杀死。味辛、凉，有毒。具有破结、消疳积、行水利尿、化湿解毒、杀虫定痛的功效。治疗发颐疔毒、一切恶肿，能化解一切瘀郁壅滞诸痰，有攻毒拔毒之功。本品含蟾毒内酯类物质，对小鼠肉瘤S180、宫颈癌o14、腹水型肝癌等有抑制作用。并有强心利尿、升血压、兴奋呼吸、抗炎、抗过敏、抑制汗腺及唾液腺分泌、升血细胞、抗放射、镇咳祛痰平喘、兴奋横纹肌、促进神经节传导等药理作用。常用量1.5～3 g。常用于食管癌、胃癌、肠癌、肝癌、肺癌、乳腺癌、宫颈癌、卵巢癌。本品对心脏具有明显毒性，可引起心律失常、房室传导阻滞、头晕胸闷、口唇麻木、恶心呕吐。

（五）蜂房

本品为胡蜂科昆虫果马蜂、日本长脚胡蜂或异腹胡蜂的巢。味甘，性平。具有祛风攻毒、杀虫止痛的功效。常用于疮疡肿毒、乳痈、瘰疬、皮肤顽癣、鹅掌风、牙痛、风湿痹痛。常用量2.5～4.5 g。常用于肺癌、乳腺癌、鼻咽癌、脑癌、淋巴瘤等。

（六）地龙

本品为环节动物门钜蚓科动物参环毛蚓、通俗环毛蚓、威廉环毛蚓或栉盲毛蚓的干燥体，第一种习称"广地龙"，后三种习称"泸地龙"。味咸，性寒。清热定惊，通络，平喘，利尿。常炒制后用于高热、神昏、惊痫抽搐、关节痹痛、肺热喘咳、尿少水肿、高血压等症。常用量4.5～9 g。本品提取物对人结肠癌、肝癌有较强抑制作用。气热水提取物对JTC26有抑制效果，能抑制S180及H22细胞生长，并有平喘、降压、镇静、解热、抗惊厥、兴奋子宫的作用。所含蚯蚓素具有溶血作用，并可引起痉挛。常用于白血病、脑瘤、肺癌、鼻咽癌、食管癌、胃癌、肝癌、牙龈癌、皮肤癌等。

（七）斑蝥

本品为芫青科昆虫南方大斑蝥或黄黑小斑蝥的干燥体。味辛，性寒，有大毒。具有破血逐瘀、散结消癥、攻毒蚀疮的功效。主要用于癥瘕、经闭、顽癣、瘰疬、赘疣、痈疽不溃、恶疮死肌。常用量0.03～0.06 g。多入丸散。药理研究证明，本品水、醇提取物能抑制Hela细胞和人食管癌、贲门癌、胃癌、肝癌等细胞代谢。所含斑蝥素、斑蝥胺等能抑制肝癌细胞、网织细胞、肉瘤ARS180、宫颈癌V14、食管癌

CaEs-27细胞生长,抑制细胞蛋白合成,继而影响RNA和DNA生物合成,最终抑制癌细胞生长与分裂。常用于肝癌、食管癌、胃癌、肺癌、宫颈癌、鼻咽癌、肠癌等。本品毒性大,对泌尿道和消化道有刺激性,可引起尿痛、尿频、血尿、流产,并对心、肝、肾细胞有毒性损害。

(八)土鳖虫

本品为鳖蠊科昆虫地鳖或冀地鳖的雌虫干燥体。味咸,性寒,有小毒。具有破血逐瘀、续筋接骨之功效。用于跌打损伤、筋伤骨折、血瘀经闭、产后瘀阻腹痛、癥瘕痞块。常用量3～9 g。本品体外实验能抑制肝癌、胃癌细胞的呼吸;浸膏有抑制白血病细胞的作用,并有抗凝血、抗血栓、降低纤维蛋白原、增加冠脉血流量等作用。常用于肝癌、食管癌、软组织瘤、宫颈癌、皮肤癌等。妊娠、经期、虚人慎用。

(九)水蛭

本品为水蛭科动物蚂蟥、水蛭或柳叶蚂蟥的干燥全体。味咸、苦,性平,有毒。具有破血通经、逐瘀消癥的功效。用于血瘀经闭、癥瘕痞块、中风偏瘫、跌扑损伤。常用量1.5～3 g。本品对小白鼠肝癌有抑制作用,并有抗血栓形成、扩血管、降血脂、降低血黏度等作用。常用于肝癌、胃癌、肠癌等。孕妇忌服。

(十)牡蛎

本品为牡蛎科动物长牡蛎、大连湾牡蛎、近江牡蛎或同属多种动物的贝壳。味咸、涩,性微寒。重镇安神,平肝潜阳,收敛固涩,软坚散结,制酸止痛。治惊痫、眩晕、自汗、盗汗、遗精、淋浊、崩漏、带下、瘰疬、瘿瘤。用于惊悸失眠、眩晕耳鸣、瘰疬痰核、癥瘕痞块、自汗盗汗、遗精崩带、胃痛泛酸。煅牡蛎收敛固涩,用于自汗盗汗、遗精崩带、胃痛吞酸。常用量9～30 g。牡蛎的酸性提取物在活体中对脊髓灰质炎病毒有抑制作用,使感染的鼠死亡率降低。牡蛎软体部分水溶性抽提物能够明显提高脾脏T淋巴细胞转化功能及自然杀伤细胞活性,牡蛎多糖可促进机体免疫功能,并具有抗白细胞下降的作用。牡蛎多糖具有抗血脂、抗凝血、抗血栓的药理作用。常用以治疗甲状腺癌、淋巴癌、食管癌、乳腺癌、脑瘤。

(十一)麝香

本品为鹿科动物林麝、马麝或原麝成熟雄体香囊中的干燥分泌物。味辛,性温。具有开窍醒神、活血通经、消肿止痛的功效。主治闭证神昏、疮疡肿毒、瘰疬痰核、咽喉肿痛、血瘀经闭、癥瘕、心腹暴痛、头痛、跌打损伤、风寒湿痹、难产、死胎、胞衣不下。常用量0.03～0.1 g。多入丸散。外用适量。本品对人体肿瘤细胞有抑制作用，浓度大则作用强，对小鼠艾氏腹腔积液癌细胞和肉瘤S180细胞有杀灭作用，并能抑制人体食管癌、胃腺癌、结肠癌、膀胱癌细胞生长。麝香对中枢神经系统的作用是双向性的，小剂量兴奋，大剂量则抑制，增强中枢神经系统的耐缺氧能力，改善脑循环；麝香具有明显的强心作用，能兴奋心脏，增加心脏收缩振幅，增强心肌功能；麝香对由血栓引起的缺血性心脏障碍有预防和治疗作用。常用于治疗胃癌、食管癌、肝癌、卵巢癌、宫颈癌、脑瘤等。孕妇忌用。

（十二）牛黄

本品为牛科动物牛的干燥胆结石。味甘，性凉。清心，化痰，利胆，镇惊。治热病神昏、谵语、癫痫发狂、小儿惊风抽搐、牙疳、喉肿、口舌生疮、痈疽、疔毒。本品对肉瘤S180、肉瘤37及艾氏腹腔积液癌有抑制效果，并有抗炎、抗过敏、平喘、解热、镇静、催眠、抗惊厥、强心、兴奋心肌、抗心律失常、降血压、促进吞噬细胞功能及红细胞新生等功能。常用量0.15～0.3 g。入丸散。常用于治疗肝癌、食管癌、胃癌、喉癌、肠癌、乳腺癌、鼻咽癌、白血病、脑癌、宫颈癌等属于热毒炽盛、痰火郁结类型的患者。

（十三）蜈蚣

本品为蜈蚣科动物少棘巨蜈蚣的干燥体。味辛，性温，有毒。息风镇痉，通络止痛，攻毒散结。入厥阴肝经，善走能散，去老血。用于肝风内动、痉挛抽搐、小儿惊风、中风口㖞、半身不遂、破伤风、风湿顽痹、偏正头痛、疮疡、瘰疬、蛇虫咬伤。常用量2.5～4.5 g。本品对动物移植性肿瘤S180（小鼠肉瘤）、艾氏腹水瘤、宫颈癌V14、V160（小鼠白血病模型、D6CDamningX白血病模型）有抑制作用。对人体肝癌细胞、胃癌细胞、子宫颈癌细胞也有抑制作用。还有镇静、抗惊厥、抗皮肤真菌和结核杆菌的作用。常用于治疗脑瘤、肝癌、乳腺癌、鼻咽癌、宫颈癌等。孕妇忌服。

（十四）全蝎

本品为钳蝎科动物东亚钳蝎的干燥体。味辛，性平，有毒。息风镇痉，通络止痛，攻毒散结。治疗厥阴风木之痛，为治风要药。用于肝风内动、痉挛抽搐、小儿惊风、中风口喎、半身不遂、破伤风、风湿顽痹、偏正头痛、疮疡、瘰疬。常用量2.5～4.5 g。本品提取物对细胞肉瘤(SRS)实体瘤、MA737乳腺癌、LA795乳腺癌、S180肉瘤、艾氏腹水瘤、结肠癌和人体肿瘤细胞有抑制作用。此外,还有抗惊厥、降血压等作用。常用于治疗脑癌、食管癌、胃癌、乳腺癌、肺癌、皮肤癌、绒毛膜上皮癌等。

(十五)海浮石

本品为火成岩类岩石浮石的块状物或胞孔科动物脊突苔虫、瘤苔虫等的骨骼。味咸,性寒。清肺火,化老痰,软坚,通淋。治痰热喘嗽、老痰积块、瘿瘤、瘰疬、淋病、疝气、疮肿、目翳。常用量9～30 g。具有促进支气管分泌物排出的作用,还可促进尿液的形成及排泄。常用以治疗脑瘤、乳腺癌、肺癌、肠癌、甲状腺癌、淋巴瘤等。

(十六)鳖甲

本品为鳖科动物鳖的背甲。味咸,性微寒。滋阴潜阳,退热除蒸,软坚散结。用于阴虚发热、骨蒸劳热、阴虚阳亢、头晕目眩、虚风内动、经闭、癥瘕、久疟、疟母。常用量9～24 g。可促进免疫球蛋白形成,延长抗体存在时间,抑制动物结缔组织增生。对小鼠移植性肿瘤有抑制作用,对肝癌细胞有抑制作用。

各 论

第一章　鼻咽癌

一、概述

鼻咽癌是指被覆鼻咽腔表面的上皮或鼻咽隐窝上皮发生的恶性肿瘤。全球40％的鼻咽癌发生于中国。世界鼻咽癌平均发病率为1.2/10万,中国为2.1/10万,华南地区则高达20/10万,因此,鼻咽癌素有"广东瘤"之称。鼻咽癌的病因尚不十分明确,可能的相关因素有EB病毒感染、遗传因素、环境化学致癌因素等。鼻咽癌主要为鳞状细胞癌,分高、中、低分化,低分化鳞状细胞癌占80％～85％(其中包括泡状核细胞癌),未分化癌不足10％,少数为腺癌、囊腺癌、黏液表皮样癌、多形性腺瘤、腺样囊腺癌、基底细胞癌和恶性混合瘤。由于鼻咽位于头颅中央,与颅底紧密相连,周围重要组织器官与之关系密切;鼻咽癌有较强的侵袭性,极易侵犯周围组织,导致手术切除困难;同时,鼻咽癌对放疗敏感,放射治疗为目前鼻咽癌公认的首选治疗手段,5年生存率为50％左右。鼻咽癌的治疗策略以个体化分层治疗为原则,根据不同的分期(AJCC/UICC)采用不同的治疗模式。目前,对于鼻咽癌早期一般采用单纯放射治疗,局部晚期则推荐采用以放疗为主的综合治疗。转移性鼻咽癌则多采用姑息性治疗,包括全身治疗、局部治疗和对症支持治疗等。影响鼻咽癌预后的因素大致可归纳为四个方面:肿瘤相关因素、治疗相关因素、分子生物学相关因素、患者相关因素。由于鼻咽癌的解剖特点和调强放疗的物理计量学特性,鼻咽癌成为放疗技术中获益最多的肿瘤之一,其局部控制率及生存率有了很大的提高,远处转移成为鼻咽癌治疗的主要失败模式。

中医古籍《黄帝内经》中有"颃颡"一词,描述的相当于现代的鼻咽部,但中医学文献中没有"鼻咽癌"病名,根据其临床表现和古代医籍的描述可归属于"鼻渊""控脑砂""耳鸣""上石疽""失荣"等范畴。《素问·气厥论》曰:"鼻渊者,浊涕下不止也。传为衄蔑、瞑目。"《医宗金鉴》曰:"鼻窍中时流黄色浊涕……若久而不愈,鼻中淋沥腥秽血水,头眩晕而痛者,必系虫蚀脑也,即名控脑砂。""失荣耳旁及项间,起如痰核不动坚;皮色如常日渐大,忧思怒郁火凝然;日久气衰形消瘦,越溃越硬现紫斑;腐蚀浸淫流血水,疮口翻花治总难。"本病病位在鼻咽部,属肺系。属因虚致实、虚实夹杂,发病与肺、脾、肝、胆功能失调密切相关。

二、中医病因病机

张元素《活法机要》曰:"壮人无积,虚人则有之。脾胃怯弱,气血两衰,四时有感,皆能成积。"鼻咽癌的内因多与正气不足、情志失调、饮食不节有关,外因多与感受时邪热毒有关。正气亏虚、痰湿、热毒、瘀阻为鼻咽癌的主要病机。

1.正气不足

《医宗必读》云:"积之成也,正气不足,而后邪气踞之。"先天不足,禀赋薄弱,或人到中年,正气渐趋不足,易为邪毒所侵。邪毒入侵机体,邪气久羁,正气耗伤,正不胜邪,日久渐积成癌。

2.热毒犯肺

《医学准绳六要》曰:"至如酒客膏粱,辛热炙煿太过,火邪炎上,孔窍壅塞,则为鼻渊。鼻中浊涕如涌泉,渐变鼻衊、衄血,必由上焦积热郁塞已久而生。"外感风邪热毒,或素嗜烟酒炙煿、槟榔等,热邪蕴肺,肺经宣发失调,津伤炼液成痰,热毒与痰湿凝结,肺络不通,邪火循太阴之经而至鼻,聚集而成肿块。

3.肝胆火热

《素问·气厥论》曰:"胆移热于脑,则辛頞鼻渊。"足厥阴肝经之脉,循喉咙上入颃颡。情志抑郁或暴怒伤肝,肝胆火毒上逆,灼津成痰,阻滞经脉,气血失畅,以生瘀血,痰瘀凝结而成肿块。

4.痰湿内停

《丹溪心法》云:"凡人身上、中、下有结块者,多是痰。"外受湿邪,或饮食不节,或思虑劳倦,脾失运化,水湿内停,凝聚成痰,阻滞经脉,乃生肿块。

三、张昌禧治疗经验

1.治则治法

本病常见气阴两虚痰热互结证,故常治以益气养阴、清热化痰散结。

2.基本方

生黄芪　　　制女贞子　　南沙参　　杭麦冬　　党参　　玄参

茯苓　　　生薏苡仁　　天花粉　　　野荞麦　　　石斛　　　　白菊花

三叶青　　　山慈菇　　　炒枳壳

3.随症加减

口干甚,可加乌梅、西青果、铁扫帚、五味子、芦根、制龟甲等。

乏力明显,可加制黄精、绞股蓝、人参叶、灵芝、红景天等。

纳呆,可加法内金、焦山楂、炒二芽、炒山药、炒扁豆、炒白术。

便秘,可加焦栀子、知母、当归、肉苁蓉、生白术、虎杖、火麻仁、大黄、郁李仁、柏子仁、胖大海。

鼻塞不通,可加辛夷、石菖蒲、细辛、远志、鹅不食草、炒苍耳子。

咽痛,去黄芪,可加川牛膝、金银花、西青果、胖大海、木蝴蝶、紫苏梗、山豆根。

鼻衄,可加焦栀子、川牛膝、侧柏炭、槐米、藕节炭、大蓟、小蓟、茜草炭。

涕黄,可加黄芩、辛夷、大蓟根、金银花、白芷、鱼腥草。

少寐,可加温郁金、丹参、炒酸枣仁、炒黄连、生龙牡、百合、远志、淮小麦、夜交藤。

头昏,可加制首乌、墨旱莲、天麻、仙鹤草、枸杞子、白菊花。

腰酸,可加骨碎补、炒杜仲、桑螵蛸、川续断、制狗脊、巴戟天。

香臭不闻,可加远志、辛夷、石菖蒲、白芷、苍耳子、麝香。

声嘶,可加净蝉蜕、木蝴蝶、炒僵蚕、薄荷、川牛膝。

盗汗,可加炒白芍、五味子、当归、糯稻根、炒黄连。

遗精,可加金樱子、莲须、菟丝子、五味子、山茱萸。

淋巴结转移,可加夏枯草、猫爪草、黄药子、浙贝、生牡蛎、蒲公英、猫人参、藤梨根、海藻。

肺转移,可加野荞麦、生百部、浙贝、天龙、炒蜂房、鱼腥草。

脑转移,可加制南星、蛇六谷、川芎、炒僵蚕、猫人参、石菖蒲、海浮石、天麻。

低热不透,可加知母、丹皮、地骨皮、制鳖甲、银柴胡、生地黄、水牛角、青蒿。

便溏,可加芡实、五味子、煨草果、炒扁豆、高良姜、莲子肉、山药、石榴皮。

夜尿多,可加芡实、金樱子、桑螵蛸、淫羊藿。

苔腻,可加广藿香、佩兰、制厚朴、炒苍术、木香、砂仁。

肝郁心烦,可加制香附、郁金、焦栀子、丹皮、柴胡、薄荷、炒白芍、丹参、百合、淮小麦。

随症选用常用抗癌药,如野荞麦、半枝莲、山豆根、三叶青、冬凌草、山慈菇、土贝母、蜂房、天龙、土茯苓、白英、海藻、黄药子、昆布、猪苓、茯苓、猫爪草、白花蛇舌草、石上柏。

四、预防调护经验

注意气候变化,预防感冒,保持鼻及咽喉卫生,避免病毒感染。尽量避免有害烟雾(油烟、杀虫气雾剂、油漆、化工气体等)吸入。戒烟、戒酒,少食或不食腌制或霉变的食物、槟榔等。鼻咽癌高发地区和有鼻咽癌家族史的高危人群应定期进行鼻咽癌普查,EB病毒检测可以作为普查的一项指标。有鼻咽疾病应及早就医诊治,如发现鼻涕带血或吸鼻后口中吐出带血鼻涕,以及不明原因的颈部淋巴结肿大、中耳积液等,应及时做详细的鼻咽部检查,做到早发现,早诊断,早治疗。由于临床所见大多数鼻咽部疾病患者存在肺脾两虚、气阴两虚,且易合并膀胱湿热,日常预防调护指导建议常清膀胱热、多补肺脾气,常用中药茶方:太子参20 g、麦冬10 g、南沙参20 g、茯苓30 g、泽泻10 g。建议慢跑、打太极拳、练八段锦等,注重调息,以深长缓慢呼吸为要。

五、典型医案

典型医案(一)

姓名:傅某某　性别:男　年龄:71岁

初诊:2020年4月24日

主诉:确诊鼻咽癌6月余。

现病史:6个月前患者因感反复鼻塞不适于当地医院就诊。鼻咽部CT示鼻咽顶后壁占位;鼻内镜示鼻咽顶壁新生物,考虑鼻咽癌;活检病理示鼻咽部非角化性癌(未分化),确诊鼻咽癌。遂至某肿瘤医院行鼻咽部及双颈部根治性放疗,术后行白蛋白紫杉醇＋奈达铂化疗2周期。目前,患者感颈部疼痛,吞咽困难,乏力纳差,呼吸较促,于2020年4月24日来我处就诊。

初诊时见患者神清,神疲乏力,口干,颈部疼痛,吞咽困难,乏力纳差,呼吸较促,无头痛,睡眠可,胃纳一般,二便通畅。

既往史:既往高血压十余年,口服降压药,血压未检测。否认糖尿病、冠心病、肾病、脑病等重大疾病史。否认重大手术、外伤史。

个人史:否认有肝炎及肺结核等传染病史,否认嗜烟酒史,否认食物、药物过敏史。

家庭史:否认遗传性及传染性病史。

体检:体温36.5℃,脉搏89次/分,呼吸23次/分,血压148/92 mmHg。神清,精神差,双眼等大等圆,对光反应灵敏,心率89次/分,心律齐,双肺呼吸音清,腹软,双肾叩击痛阴性,神经系统未见异常。舌红苔薄,脉小。

辨证分析:神疲乏力,口干,乏力纳差,为气阴两伤,舌红脉小为阴伤;吞咽困难,颈部疼痛,呼吸促,为痰湿瘀滞于上。故辨证为气阴两伤、痰湿瘀滞。

中医诊断:鼻渊(气阴两伤、痰湿瘀滞)。

西医诊断:①鼻咽癌;②高血压病。

治则:标本兼顾,扶正祛邪。

治法:益气养阴,利湿祛痰。

处方:

南沙参15 g	麦冬15 g	党参20 g	丹参20 g	天花粉10 g
女贞子15 g	炒白术20 g	芦根20 g	茯苓15 g	猫爪草15 g
三叶青6 g	山慈菇6 g	川牛膝15 g	金荞麦20 g	炒枳壳10 g
乌梅5 g	薏苡仁20 g	酒黄芩10 g	冬凌草20 g	菊花10 g
天龙3条				

×14剂,水煎服,日一剂,温分服。

二诊:2020年5月8日

服用上方后患者感到身体舒适,乏力、口干改善,咽喉不适,声嘶,耳鸣,二便通畅,苔薄,脉细。拟原法:

南沙参15 g	麦冬15 g	党参20 g	黄芪20 g	天花粉10 g
女贞子15 g	炒白术20 g	茯苓15 g	猫爪草15 g	川牛膝10 g
金荞麦20 g	炒枳壳10 g	薏苡仁20 g	酒黄芩10 g	冬凌草20 g
瓜蒌皮10 g	炒僵蚕15 g	石菖蒲10 g	三叶青6 g	山慈菇6 g
天龙3条。				

×14剂,水煎服,日一剂,温分服。

三诊：2020年5月22日

服用上方后患者感到身体舒适，乏力好转，口干，鼻塞，寐差，二便通畅，苔薄，脉细。拟原法：

南沙参15 g	麦冬15 g	党参20 g	炒白术20 g	金荞麦20 g
辛夷10 g	酒黄芩10 g	玄参15 g	土茯苓20 g	川牛膝15 g
炒枳壳10 g	茯苓15 g	薏苡仁20 g	天花粉10 g	半枝莲20 g
玉竹15 g	乌梅5 g	三叶青6 g	冬凌草20 g	山慈菇6 g
酸枣仁15 g				

×14剂，水煎服，日一剂，温分服。

随诊情况

随后根据病情随症加减。咽喉不适、声嘶加炒僵蚕、野荞麦；耳鸣加石菖蒲；胸闷加瓜蒌皮；咯痰不畅加桔梗、紫菀；咳嗽加浙贝、款冬花；咯血加仙鹤草；少寐加炒酸枣仁；腰酸加川续断；头昏加墨旱莲；纳呆加法内金；火升面赤加知母、黄柏。

疗效观察

患者一直坚持服用中药，半年复查一次，病情稳定，未见复发征象。本病例患者除放化疗外，坚持服用中药，至今已存活近5年，疗效较为确切。

典型医案（二）

姓名：龚某某　　性别：女　　年龄：79岁

初诊：2013年1月16日

主诉：确诊鼻咽癌1年余。

现病史：1年前患者无明显诱因出现鼻血，至当地医院就诊，鼻咽部MRI示鼻咽癌。未手术，予放疗12次。为求中医治疗，于2013年1月16日来我处就诊。

初诊时见患者神清，神疲乏力，口干，鼻塞，头昏，纳差，无咳嗽咳痰，无发热头痛，寐可，二便通畅。

既往史：既往糖尿病，未规律服药，血糖未检测。否认高血压、冠心病、肾病、脑病等重大疾病史。否认重大手术、外伤史。

个人史：否认有肝炎及肺结核等传染病史，否认嗜烟酒史，否认食物、药物过敏史。

家庭史：否认遗传性及传染性病史。

体检：体温37.1℃，脉搏81次/分，呼吸21次/分，血压126/72 mmHg。神清，精神差,双眼等大等圆,对光反应灵敏,心率81次/分,心律齐,双肺呼吸音清,腹软,双肾叩击痛阴性,神经系统未见异常。舌红苔薄,脉细。

辨证分析:神疲乏力、口干、头昏,舌红脉细为气阴两伤,鼻塞、纳差为肺脾两虚。故辨证为气阴两伤、肺脾两虚。

中医诊断:虚劳(气阴两伤、肺脾两虚)。

西医诊断:①鼻咽癌;②糖尿病。

治则:标本兼顾,扶正祛邪。

治法:益气养阴,补肺健脾。

处方:

生黄芪20 g	党参20 g	茯苓15 g	猪苓15 g	薏苡仁20 g
麦冬15 g	炒白术20 g	菊花10 g	枸杞子10 g	酸枣仁15 g
炒枳壳10 g	女贞子15 g	醋五味子5 g	天花粉10 g	三叶青6 g
山慈菇6 g	甘草5 g			

×14剂,水煎服,日一剂,温分服。

二诊:2013年1月30日

服用上方后患者感到身体舒适,乏力、口干改善,咳痰,夜尿频,大便通畅,苔薄,脉细。拟原法:

生黄芪20 g	南沙参15 g	太子参20 g	炒枳壳10 g	女贞子15 g
茯苓15 g	猪苓15 g	麦冬15 g	炒白术20 g	酸枣仁15 g
菊花10 g	枸杞子10 g	金荞麦20 g	桑螵蛸10 g	薏苡仁20 g
三叶青6 g	山慈菇6 g			

×14剂,水煎服,日一剂,温分服。

随诊情况

随后根据病情随症加减。咽喉不适、声嘶加炒僵蚕、野荞麦;耳鸣加石菖蒲;夜尿频多加桑螵蛸;咯痰不畅加桔梗、紫菀;咳嗽加浙贝、款冬花;咯血加仙鹤草;少寐加炒酸枣仁;腰酸加川续断;头昏加墨旱莲;纳呆加法内金;火升面赤加知母、黄柏。

疗效观察

患者一直坚持服用中药,半年复查一次,病情稳定,未见复发征象。本病例患者除放疗外,坚持服用中药,至今已存活12年,疗效较为确切。

典型医案(三)

姓名:宋某某　　性别:女　　年龄:59岁

初诊:2017年3月17日

主诉:确诊鼻咽癌多发转移2年。

现病史:2年前患者因耳鸣至当地医院就诊,鼻咽部CT示鼻咽顶后壁占位。进一步排查发现颈部淋巴结、肺部转移灶。颈部淋巴结穿刺病理示上皮恶性肿瘤,考虑鼻咽癌。至某肿瘤医院,行化疗2个周期、放疗12个周期。为求中医药治疗,于2017年3月17日来我处就诊。

初诊时见患者神清,神疲乏力,口干,耳鸣,头昏,睡眠可,胃纳一般,二便通畅。

既往史:否认高血压、糖尿病、冠心病、肾病、脑病等重大疾病史。否认重大手术、外伤史。

个人史:否认有肝炎及肺结核等传染病史,否认嗜烟酒史,否认食物、药物过敏史。

家庭史:否认遗传性及传染性病史。

体检:体温36.5℃,脉搏81次/分,呼吸20次/分,血压128/72 mmHg。神清,精神差,双眼等大等圆,对光反应灵敏,心率81次/分,心律齐,双肺呼吸音清,腹软,双肾叩击痛阴性,神经系统未见异常。舌红苔薄,脉细。

辨证分析:神疲乏力、口干为气阴两伤,耳鸣、头昏为肺脾两虚,舌红脉细为阴伤。故辨证为气阴两伤、肺脾两虚。

中医诊断:虚劳(气阴两伤、肺脾两虚)。

西医诊断:鼻咽癌。

治则:标本兼顾,扶正祛邪。

治法:益气养阴,补肺健脾。

处方:

太子参20 g	南沙参15 g	麦冬15 g	天花粉10 g	川牛膝15 g
焦栀子10 g	生白术20 g	茯苓15 g	猪苓15 g	薏苡仁20 g
女贞子15 g	玄参15 g	炒枳壳10 g	金荞麦20 g	冬凌草20 g
三叶青6 g	山慈菇6 g	知母10 g	天龙3条	

×14剂,水煎服,日一剂,温分服。

二诊：2017年6月29日

服用上方后患者感到身体舒适，乏力改善，口干，口苦，睡眠差，腹痛，二便通畅，苔薄，脉细。拟原法：

枸杞子10 g	菊花10 g	川牛膝15 g	丹参20 g	炒黄连5 g
党参20 g	麦冬15 g	女贞子15 g	生白术20 g	当归10 g
炒枳壳10 g	焦栀子10 g	茯苓15 g	薏苡仁20 g	酸枣仁15 g
三叶青6 g	冬凌草20 g	山慈菇6 g	猫爪草15 g	合欢皮10 g
乌药10 g	鲜铁皮石斛12 g			

×14剂，水煎服，日一剂，温分服。

随诊情况

随后根据病情随症加减。咽喉不适、声嘶加炒僵蚕、野荞麦；耳鸣加石菖蒲；夜尿频多加桑螵蛸；咯痰不畅加桔梗、紫菀；咳嗽加浙贝、款冬花；腹痛加乌药；咯血加仙鹤草；少寐加炒酸枣仁；腰酸加川续断；头昏加墨旱莲；纳呆加法内金；火升面赤加知母、黄柏。

疗效观察

患者一直坚持服用中药，半年复查一次，病情稳定，未见复发征象。本病例患者坚持服用中药，至今已存活近8年，疗效较为确切。

典型医案(四)

姓名：徐某　**性别**：男　**年龄**：45岁

初诊：2017年10月23日

主诉：确诊鼻咽癌多发转移两月余。

现病史：2个月前患者因鼻塞于当地医院就诊，鼻咽部CT示鼻咽部占位，考虑鼻咽癌伴左颈淋巴结转移。淋巴结穿刺病理示(颈)淋巴组织转移性低分化鳞癌。行紫杉醇＋卡铂联合替雷利珠单抗治疗2个周期。为求中医药治疗，于2017年10月23日来我处就诊。

初诊时见患者神清，神疲乏力，口干，偶咳，有时胸闷气短，痰黏，睡眠可，胃纳一般，二便通畅。

既往史：否认高血压、糖尿病、冠心病、肾病、脑病等重大疾病史。否认重大手术、外伤史。

个人史：否认有肝炎及肺结核等传染病史，否认嗜烟酒史，否认食物、药物过敏史。

家庭史:否认遗传性及传染性病史。

体检:体温36.8℃,脉搏84次/分,呼吸22次/分,血压120/70 mmHg。神清,精神差,双眼等大等圆,对光反应灵敏,心率84次/分,心律齐,双肺呼吸音清,腹软,双肾叩击痛阴性,神经系统未见异常。舌红苔白腻,脉细。

辨证分析:神疲乏力、口干为气阴两伤,偶咳、胸闷气短、痰黏为肺脾肾虚,舌红苔白腻、脉细为阴伤。故辨证为气阴两伤、肺脾肾虚。

中医诊断:虚劳(气阴两伤、肺脾肾虚)。

西医诊断:鼻咽癌。

治则:标本兼顾,扶正祛邪。

治法:益肺养阴,补肺滋肾。

处方:

太子参20 g	麦冬15 g	藿香10 g	佩兰10 g	炒白术20 g
制厚朴10 g	炒枳壳10 g	炙鸡内金10 g	茯苓15 g	猪苓15 g
乌梅5 g	猫爪草15 g	焦栀子10 g	天花粉10 g	薏苡仁20 g
三叶青6 g	冬凌草20 g	山慈菇6 g	金荞麦20 g	川牛膝15 g
玄参15 g				

×14剂,水煎服,日一剂,温分服。

二诊:2017年6月29日

服用上方后患者感到身体舒适,乏力、口干改善,偶咳,胸闷,头昏,耳鸣,二便通畅,苔薄白,脉细。复查B超示左颈淋巴结较前增大。拟原法:

南沙参15 g	麦冬15 g	党参20 g	天花粉10 g	乌梅5 g
炒枳壳10 g	当归10 g	炒白术20 g	焦栀子10 g	肉苁蓉10 g
茯苓15 g	薏苡仁20 g	猫爪草15 g	知母10 g	半枝莲20 g
夏枯草10 g	酒黄精15 g	酸枣仁15 g	三叶青6 g	冬凌草20 g
山慈菇6 g				

×14剂,水煎服,日一剂,温分服。

随诊情况

随后根据病情随症加减。咽喉不适、声嘶加炒僵蚕、野荞麦;耳鸣加石菖蒲;夜尿频多加桑螵蛸;咯痰不畅加桔梗、紫菀;咳嗽加浙贝、款冬花;腹痛加乌药;咯血加仙鹤草;少寐加炒酸枣仁;腰酸加川续断;头昏加墨旱莲;纳呆加法内金;火升面赤加知母、黄柏;淋巴结肿大加猫爪草、夏枯草。

疗效观察

患者一直坚持服用中药,半年复查一次,病情稳定,未见复发征象。本病例患者坚持服用中药,至今已存活近8年,疗效较为确切。

(医案整理:赵晨充)

第二章 原发性支气管肺癌

一、概述

原发性支气管肺癌(简称"肺癌")是最常见的肺部原发性恶性肿瘤,绝大多数起源于支气管黏膜上皮,亦有源于腺或肺泡上皮者。以咳嗽、咯血、胸痛、胸闷气急等为主要临床表现,可伴有消瘦、疲乏、声音嘶哑、胸水、上腔静脉综合征等。肺癌是发病率和死亡率增长最快的恶性肿瘤,对人类健康和生命威胁极大。肺癌的发病率和死亡率均已居男性各种肿瘤的首位,女性发病率第二位及死亡率第一位。据卫生部2013年公布的肿瘤登记年报资料显示:2010年我国肺癌发病率为58.81/10万,死亡率为48.76/10万。肺癌患者的男女之比为(3~5):1,但近年来女性肺癌的发病率也明显增加;发病年龄大多在40岁以上。目前,肺癌已知的致病因素有吸烟,电离辐射,空气污染,氡、石棉、镍、砷等致癌物质暴露史和其他职业因素,慢性肺部疾病,结核继发肺部瘢痕,个体基因的遗传易感性等。其中,吸烟是肺癌的主要危险因素,在所有肺癌死亡病例中,85%可归因于吸烟。临床上最常见的肺癌主要分为两大类:非小细胞肺癌和小细胞肺癌。非小细胞肺癌又分为三种主要组织学类型:鳞状细胞癌、腺癌和大细胞癌。鳞状细胞癌约占40%,腺癌占30%~35%,大细胞癌约占15%,小细胞癌约占15%。目前,对肺癌主要采取以外科手术为主的多学科综合治疗。肺癌的首选治疗方法是外科手术治疗,它是唯一可能将肺癌治愈的方法。然而,肺癌是一种全身性疾病,单纯手术治疗往往并不能完全解决问题,必须与化疗、放疗及其他治疗联合应用,进行多学科综合治疗。遗憾的是,80%的肺癌患者在明确诊断时已失去手术机会,仅有约20%的患者可手术治疗。目前,手术的远期(5年)生存率最好仅为30%~40%,效果不能令人满意。肺癌的治疗方案应根据肺癌的TNM分期、病理学类型、肺癌的生物学行为、分子生物学行为、"个体化"分子分期患者的心肺功能和全身情况及其他有关因素等,进行认真详细的综合分析后确定"个体化"的治疗方案。一般来讲,Ⅰ期、Ⅱ期和大部分ⅢA期非小细胞肺癌以完全性切除手术治疗为主;而部分ⅠA期和ⅠB期非小细胞肺癌则应先施行术前新辅助化疗加外科手术治疗和术后辅助治疗,大部分ⅢB期和全部Ⅳ期非小细胞肺癌则以化疗、放疗或分子靶向药物治疗的非手术治疗为主。小细胞肺癌常在较早阶段就已发生远处转移,手术很难治愈,除部分Ⅰ期病例可以采用外科手术加术后化疗外,原则上应采用化疗→手术→化疗、化疗→放疗手术→化疗或化疗→放疗→化疗,以及附加预防性全脑照射等积极的综合治疗,已使疗效比过去有明显提高。

在中医古代文献中据其症状和体征,肺癌归属于肺积、息贲、咳嗽、喘息、胸痛、劳嗽、痰饮等病证的范畴。《素问·玉机真脏论》曰:"大骨枯槁,大肉陷下,胸中气满,喘息不便,内痛引肩项,身热脱肉破䐃……"描述肺癌晚期之表现。《济生方》载:"息贲之状,在右胁下,覆大如杯,喘息奔溢,是为肺积;诊其脉浮而毛,其色白,其病气逆,背痛少气,喜忘,目瞑,肤寒,皮中时痛,或如虱缘,或如针刺。"张景岳曰:"劳嗽,声哑,声不能出或息气促者,此肺脏败也,必死。"这些对劳嗽症状的描述,大抵与晚期纵隔淋巴结转移压迫喉返神经而致声哑相似。中医认为本病因虚致实、虚实夹杂,全身属虚,局部属实。虚以阴虚、气阴两虚多见,实以气滞、血瘀、痰凝、毒聚为主,病位在肺,与脾、肾关系密切。

二、中医病因病机

肺为气之主,肺癌的发生与正气虚损(内因)和邪毒入侵(外因)关系密切。饮食失调、劳倦过度、情志不畅等导致的正气不足,六淫之邪乘虚袭肺,导致肺气宣降失司,气机不利,血行受阻,津液内停,日久化痰、化瘀、生毒,胶结于肺而成肿瘤。

1.外邪袭肺

肺为娇脏,易受邪毒侵袭,致使肺气肃降失司;郁滞不宣、脉络不畅,气血瘀滞、毒瘀互结,久而形成肿块。

2.饮食劳倦

饮食不节,或劳伤心脾,脾失健运,胃失和降,水湿痰浊内聚,肺失宣降,痰凝气滞,导致气血瘀阻,毒聚邪留,郁结胸中,渐成肿块。

3.情志失调

七情不遂,导致气机紊乱,脏腑功能失调,津液输布失常,脉络瘀滞,积久成毒。

4.脏腑虚损

肺气不足,或劳伤肺肾,或久病消耗,耗气伤津,初损脾肺,久则及肾,无力御邪,易受外邪侵袭,或受邪后无力驱邪外出,导致毒邪流连,不易好转。

三、张昌禧治疗经验

1.治则治法

本病常见气阴两虚、痰瘀毒互结证。故常治以益气养阴、利湿祛瘀、解毒散结。

2.基本方

生黄芪	制女贞子	党参/太子参	麦冬	南沙参	炒枳壳
法内金	猪苓	茯苓	生薏苡仁	炒白术	鲜铁皮石斛
三叶青	冬凌草	山慈菇	肺形草	苦杏仁	

3.随症加减

咳痰不畅,可加桔梗、紫菀、葶苈子、羊乳、海浮石、天竺黄。

口干,可加天花粉、乌梅、芦根、西洋参。

少寐,可加炒酸枣仁、远志、百合、炒黄连、生龙牡、郁金、合欢皮、丹参、五味子。

咽喉不适、声嘶,可加蝉蜕、炒僵蚕、野荞麦、玄参、杭白菊、枸杞子、川牛膝。

纳呆,可加炒二芽、淮山药、焦山楂、炒扁豆、北沙参。

便溏,去女贞子,可加煨草果、五味子、高良姜、石榴皮、神曲、甘草。

排便不畅,去黄芪,可加玄参、焦栀子、火麻仁、柏子仁、瓜蒌仁、知母、虎杖、制大黄。

神疲乏力,可加生晒参、绞股蓝、红景天、制黄精、川牛膝。

咳嗽剧烈,可加生百部、款冬花、浙贝、枇杷叶、罗汉果、蝉蜕。

咯血,可加仙鹤草、侧柏炭、藕节、白及、大蓟、小蓟。

咳嗽牵引胁痛,可加黛蛤散。

胸腔积液,可加葶苈子、白芥子、桑白皮。

胸痛,可加瓜蒌皮、丹参、薤白、赤芍、炒白芍、制延胡索、制乳香、徐长卿。

胸闷气闭,可加白前、地龙、丝瓜络、瓜蒌皮、降香。

低热不退,可加青蒿、地骨皮、丹皮、鳖甲、知母、银柴胡。

化疗后白细胞减少,可加当归、鸡血藤、补骨脂、骨碎补、熟地黄、制首乌、枸杞子、桑椹子。

脘胀,可加佛手、八月札、陈皮、制香附、木香。

湿重苔腻,去黄芪、铁皮石斛,可加藿香、佩兰、制厚朴、砂仁、木香、草果、豆蔻。

自汗,可重用黄芪,加浮小麦、糯稻根、五味子、炒白芍、煅牡蛎、麻黄根、乌梅。

盗汗,可加黄连、黄芩、地骨皮、丹皮、知母、甘草、生地黄,酌情选加敛汗药。

火丹面赤,可加知母、黄柏、制龟甲、生地黄、川牛膝。

下肢水肿,可加冬瓜皮、泽泻、桂枝、防己、椒目、桑白皮、石韦、车前子。

淋巴结肿大,可加猫爪草、夏枯草、玄参、生牡蛎、浙贝、藤梨根。

脑转移,可加蛇六谷、海浮石、川芎、天麻、生牡蛎。

骨转移,可加补骨脂、淫羊藿、骨碎补、制狗脊、巴戟天。

肝转移,可加石上柏、半枝莲、半边莲、水红花子、三棱、泽兰。

随症选用常用抗癌药,如野荞麦、石见穿、半枝莲、天花粉、猫人参、藤梨根、三叶青、冬凌草、山慈菇、猫爪草、石斛、鱼腥草、绞股蓝、土茯苓、七叶一枝花、香茶菜、石上柏、龙葵、天龙、干蟾、蜂房、白英。

四、预防调护经验

积极治疗肺部慢性疾病,强调戒烟,包括避免吸入二手烟。改善特定物质如双乙醚、多环芳香烃、铬、镍、有机砷等致癌物质暴露的作业环境,加强防护。畅达情志,调节饮食,积极锻炼身体,增强防病抗病能力,定期开展肺癌预防性检查,做到早发现、早诊断、早治疗。临床日常预防调护指导,建议常服铁皮石斛益气养阴,建议慢跑、打太极拳、练八段锦等,注重调息。

五、典型医案

典型医案(一)

姓名:徐某某　性别:男　年龄:60岁

初诊:2017年6月15日

主诉:确诊右肺鳞癌3个月。

现病史:3个月前患者确诊右肺鳞癌,未手术,已化疗2个疗程,末次化疗距今2

周,咳嗽明显,干咳,无咯血,口干,乏力,睡眠不佳,无潮热,无胸痛,于2017年6月15日来我处就诊。

初诊时见患者神清,神疲乏力,咳嗽,以干咳为主,无咯血,口干,乏力,睡眠不佳,胃纳一般,二便通畅。

既往史:甲状腺癌术后,长期口服左甲状腺素钠片,否认高血压、糖尿病、冠心病、肾病、脑病等重大疾病史。否认重大手术、外伤史。

个人史:否认有肝炎及肺结核等传染病史,吸烟30余年,每日吸烟20支,否认嗜酒史,否认食物、药物过敏史。

家庭史:否认遗传性及传染性病史。

体检:体温36.2℃,脉搏83次/分,呼吸20次/分,血压122/72 mmHg。神清,精神差,心率83次/分,心律齐,双肺呼吸音清,腹软,腹痛阴性,双肾叩击痛阴性,神经系统未见异常,舌红苔薄,脉小。

辨证分析:神疲乏力、口干为气阴两伤,反复咳嗽绵延为肺脾肾虚,舌红苔薄、脉小为阴伤。故辨证为气阴两伤、肺脾肾虚。

中医诊断:肺积(气阴两伤、肺脾肾虚)。

西医诊断:右肺鳞癌。

治则:标本兼顾,扶正祛邪。

治法:益肺养阴,健脾滋肾。

处方:

黄芪20 g	女贞子15 g	南沙参15 g	麦冬15 g	党参20 g
薏苡仁20 g	丹参20 g	炒白术20 g	炒枳壳10 g	茯苓15 g
羊乳20 g	猫爪草15 g	浙贝母10 g	酸枣仁15 g	三叶青6 g
冬凌草20 g	山慈菇6 g	酒黄精15 g	蜜冬花10 g	天龙3条
甘松10 g				

×14剂,水煎服,日一剂,温分服。

二诊:2017年8月1日

服用上方后患者乏力好转,口干,咳痰不爽,无胸闷,二便通畅,苔薄,脉细。拟原法:

南沙参15 g	麦冬15 g	党参20 g	丹参20 g	薏苡仁20 g
炒白术20 g	炒枳壳10 g	桔梗10 g	茯苓15 g	猫爪草15 g
浙贝母15 g	酸枣仁15 g	三叶青6 g	冬凌草20 g	山慈菇6 g

酒黄精15 g　　蜜冬花10 g　　蜜紫菀10 g　　醋五味子5 g　甘松10 g

天龙3条

×14剂,水煎服,日一剂,温分服。

随诊情况

随后根据病情随症加减。咳嗽加浙贝、款冬花;咯痰不畅加桔梗、紫菀;少寐加炒酸枣仁;胸闷加瓜蒌皮;腰酸加川续断;头昏加墨旱莲;纳呆加法内金;郁闷加郁金、香附。

疗效观察

患者一直坚持服用中药,半年复查一次,病情稳定,未见复发征象。至今已存活近8年。本病例患者除3次化疗外,坚持服用中药,疗效较为确切。

典型医案(二)

姓名:倪某某　性别:男　年龄:67岁

初诊:2015年3月20日

主诉:肺癌术后6个月,化疗4个周期。

现病史:6个月前患者因反复干咳,无咯血,行肺CT发现右肺占位,予手术切除,病理诊断为肺鳞癌,行4次化疗,具体化疗方案不详,之后在当地间断服用中药2个月,于2015年3月20日前来就诊。

初诊时见患者精神软,神疲乏力,口干,偶咳,痰黏,有时胸闷气短,腰酸,睡眠差,胃纳一般,二便通畅,舌淡苔薄,脉细。

既往史:否认高血压、糖尿病、冠心病、肾病、脑病等重大疾病史。否认重大外伤史。

个人史:否认有肝炎及肺结核等传染病史,吸烟40余年,每日吸烟20支,否认嗜酒史,否认食物、药物过敏史。

家庭史:否认遗传性及传染性病史。

体检:体温36.2℃,脉搏69次/分,呼吸20次/分,血压128/72 mmHg。神清,精神差,心率69次/分,心律齐,双肺呼吸音清,腹软,腹痛阴性,双肾叩击痛阴性,神经系统未见异常。舌淡苔薄,脉细。

辨证分析:神疲乏力、口干为气阴两伤,反复咳嗽、咳痰、腰酸为肺脾肾虚,舌淡、脉细为气阴两伤。故辨证为气阴两伤、肺脾肾虚。

中医诊断:肺积(气阴两伤、肺脾肾虚)。

西医诊断:肺鳞癌。

治则:标本兼顾,扶正祛邪。

治法:益肺养阴,健脾滋肾。

处方:

黄芪20 g	女贞子15 g	南沙参15 g	党参20 g	丹参20 g
茯苓15 g	炒白术20 g	浙贝母15 g	薏苡仁20 g	麦冬15 g
炒枳壳10 g	天花粉10 g	酸枣仁15 g	猫爪草15 g	甘松10 g
淫羊藿10 g	巴戟天10 g	酒黄精15 g	三叶青6 g	冬凌草20 g
山慈菇6 g				

×14剂,水煎服,日一剂,温分服。

二诊:2015年5月9日

服用上方后患者咳嗽、咳痰好转,睡眠好转,仍感口干、腰酸、脚麻,二便通畅,苔薄,脉细。拟原法:

黄芪20 g	女贞子15 g	南沙参15 g	党参20 g	茯苓15 g
炒白术20 g	薏苡仁20 g	麦冬15 g	炒枳壳10 g	天花粉10 g
猫爪草15 g	甘松10 g	淫羊藿10 g	巴戟天15 g	续断15 g
杜仲15 g	酒黄精15 g	三叶青6 g	冬凌草20 g	山慈菇6 g
炒鸡内金10 g				

×14剂,水煎服,日一剂,温分服。

随诊情况

随后根据病情随症加减。咳嗽加浙贝、款冬花;咯痰不畅加桔梗、紫菀;胸闷加瓜蒌皮;腰酸加川续断;脚麻加淫羊藿、巴戟天;少寐加炒酸枣仁;头昏加墨旱莲;纳呆加法内金;郁闷加郁金、香附。

疗效观察

患者一直坚持服用中药,半年复查一次,病情稳定,未见复发征象。至今已存活近10年,疗效较为确切。

典型医案(三)

姓名:赵某某 **性别**:女 **年龄**:60岁

初诊:2017年5月24日

主诉:肺腺癌化疗后1个月,咳嗽口干。

　　现病史:1个月前患者出现反复咳嗽,以干咳为主,无咯血,无潮热,无胸痛,肺CT示左肺占位,气管镜病理确诊为左肺腺癌,予化疗1个疗程,未手术及放疗,目前感咳嗽、口干明显,于2017年5月24日来我处就诊。

　　初诊时见患者神清,干咳,少痰,时有胸闷气急,口干,神疲乏力,睡眠可,胃纳一般,二便通畅。

　　既往史:否认高血压、糖尿病、冠心病、肾病、脑病等重大疾病史。否认重大手术、外伤史。

　　个人史:否认有肝炎及肺结核等传染病史,否认烟酒史,否认食物、药物过敏史。

　　家庭史:否认遗传性及传染性病史。

　　体检:体温36.2℃,脉搏83次/分,呼吸21次/分,血压128/74 mmHg。神清,精神差,心率83次/分,心律齐,双肺呼吸音清,腹软,腹痛阴性,双肾叩击痛阴性,神经系统未见异常。舌红苔薄,脉软。

　　辨证分析:咳嗽、口干、神疲乏力为气阴两伤,舌红脉软为阴伤。故辨证为气阴两伤。

　　中医诊断:肺积(气阴两伤)。

　　西医诊断:肺腺癌。

　　治则:标本兼顾,扶正祛邪。

　　治法:益气养阴,宣肺止咳。

　　处方:

黄芪20 g	女贞子15 g	太子参20 g	南沙参15 g	麦冬15 g
天花粉10 g	金荞麦20 g	枳壳10 g	当归10 g	鸡血藤20 g
猪苓15 g	茯苓15 g	薏苡仁20 g	猫爪草15 g	制黄精15 g
鲜铁皮石斛12 g	三叶青6 g	冬凌草20 g	山慈菇6 g	天龙3条
肺形草20 g				

　　　　　　　　　　　　　　　　　　　　×14剂,水煎服,日一剂,温分服。

　　二诊:2017年6月29日

　　服用上方后患者感口干、乏力好转,偶咳,胸闷,头昏,耳鸣,二便通畅,苔薄,脉细。拟原法:

黄芪20 g	女贞子15 g	太子参20 g	南沙参15 g	麦冬15 g
金荞麦20 g	枳壳10 g	猪苓15 g	茯苓15 g	薏苡仁20 g

猫爪草15g	浙贝母15g	当归10g	鸡血藤20g	肺形草20g
鲜铁皮石斛12g	三叶青6g	冬凌草20g	山慈菇6g	天龙3条

×14剂,水煎服,日一剂,温分服。

随诊情况

随后根据病情随症加减。口干加天花粉、乌梅、芦根、西洋参;少寐加酸枣仁、远志、百合;咽喉不适、声嘶加蝉蜕、炒僵蚕、野荞麦、玄参、菊花、枸杞子;咯血加仙鹤草、侧柏炭;咯痰不畅加桔梗、紫菀;腰酸加川续断;纳呆加法内金;郁闷加郁金、香附。

疗效观察

患者一直坚持服用中药,半年复查一次,病情稳定,未见复发征象。至今已存活近8年,疗效较为确切。

典型医案(四)

姓名:钱某某　性别:女　年龄:73岁

初诊:2018年7月2日

主诉:确诊肺腺癌3个月,咳嗽、胸闷1周。

现病史:3个月前患者体检时发现右肺占位(2cm×3cm)伴胸膜纵隔淋巴结肿大,气管镜病理确诊为右肺腺癌,化疗1个疗程,具体化疗方案不详,未手术及放疗,复查时发现声带转移,有声音嘶哑症状,近1周感咳嗽、胸闷明显,于2018年7月2日来我处就诊。

初诊时见患者神清,声音嘶哑,咳嗽、咳痰,痰白质黏不易咳出,胸闷,活动后加重,休息可缓解,神疲乏力,无口干,睡眠差,胃纳可,二便通畅。

既往史:高血压10年,药物控制良好,否认糖尿病、冠心病、肾病、脑病等重大疾病史。否认重大手术、外伤史。

个人史:否认有肝炎及肺结核等传染病史,否认嗜烟酒史,否认食物、药物过敏史。

家庭史:否认遗传性及传染性病史。

体检:体温36.1℃,脉搏67次/分,呼吸20次/分,血压148/92mmHg。神清,精神差,心率67次/分,心律齐,双肺呼吸音清,腹软,腹痛阴性,双肾叩击痛阴性,神经系统未见异常。舌淡苔薄,脉细。

辨证分析:咳嗽、痰黏、胸闷、乏力为气津两伤,舌淡苔薄为气津两伤。故辨证为气津两伤。

中医诊断:肺积(气津两伤)。

西医诊断:肺腺癌。

治则:标本兼顾,扶正祛邪。

治法:益气养阴,宣肺止咳。

处方:

黄芪20 g	女贞子15 g	南沙参15 g	麦冬15 g	炒党参20 g
香附10 g	炒白术20 g	炒枳壳10 g	茯苓15 g	薏苡仁20 g
猫爪草15 g	浙贝母10 g	蜜冬花10 g	夏枯草10 g	半枝莲20 g
红景天10 g	炒僵蚕10 g	三叶青6 g	冬凌草20 g	山慈菇6 g
天龙3条				

×14剂,水煎服,日一剂,温分服。

二诊:2018年8月29日

服用上方后患者声音嘶哑好转,乏力好转,胸闷,干咳,声嘶,二便通畅,苔薄,脉细。拟原法:

黄芪20 g	女贞子15 g	南沙参15 g	麦冬15 g	党参20 g
天花粉10 g	瓜蒌皮10 g	炒白术20 g	炒枳壳10 g	茯苓15 g
薏苡仁20 g	猫爪草15 g	浙贝母10 g	蜜冬花10 g	半枝莲20 g
蝉蜕5 g	酒黄精15 g	三叶青6 g	冬凌草20 g	山慈菇6 g
天龙3条				

×14剂,水煎服,日一剂,温分服。

随诊情况

随后根据病情随症加减。咽喉不适、声嘶加蝉蜕、炒僵蚕、野荞麦、玄参、菊花、枸杞子;胸闷加瓜蒌皮;咯痰不畅加桔梗、紫菀;咳嗽加浙贝、款冬花;少寐加炒酸枣仁;腰酸加川续断;纳呆加法内金;郁闷加郁金、香附;腹胀加佛手、八月札、木香。

疗效观察

患者一直坚持服用中药,半年复查一次,声音嘶哑好转,近期复查肺占位较前缩小,目前病情平稳。本病例患者除化疗外,坚持服用中药,未予其他西药治疗,疗效较为确切。

典型医案(五)

姓名:胡某某　性别:男　年龄:66 岁

初诊:2017 年 9 月 22 日

主诉:确诊小细胞肺癌 2 个月。

现病史:2 个月前患者出现反复咳嗽,干咳为主,无咯血,无潮热,无胸痛,予止咳化痰等治疗,效果不佳,行肺 CT、气管镜等检查,病理确诊为左肺小细胞癌,未手术,予依托泊苷＋卡铂化疗 1 个周期,感乏力、流涎、口疮,于 2017 年 9 月 22 日来我处就诊。

初诊时见患者神清,神疲乏力,流涎,口疮,口不干,有时胸闷气短,偶咳,痰黏,睡眠可,胃纳一般,二便通畅。

既往史:否认高血压、糖尿病、冠心病、肾病、脑病等重大疾病史。否认重大手术、外伤史。

个人史:否认肝炎及肺结核等传染病史,吸烟 30 余年,每日吸烟 20 支,否认嗜酒史,否认食物、药物过敏史。

家庭史:否认遗传性及传染性病史。

体检:体温 36.9℃,脉搏 88 次/分,呼吸 20 次/分,血压 124/74 mmHg。神清,精神差,心率 88 次/分,心律齐,双肺呼吸音清,腹软,腹压痛阴性,双肾叩击痛阴性,神经系统未见异常。舌红苔薄,脉软。

辨证分析:神疲乏力、流涎、口疮为气阴两伤,胸闷气短、反复偶咳绵延为肺脾肾虚,舌红、脉软为阴伤。故辨证为气阴两伤、肺脾肾虚。

中医诊断:肺积(气阴两伤、肺脾肾虚)。

西医诊断:肺小细胞癌。

治则:标本兼顾,扶正祛邪。

治法:益肺养阴,健脾滋肾。

处方:

黄芪 20 g	女贞子 15 g	盐益智仁 15 g	党参 20 g	麦冬 15 g
南沙参 15 g	丹参 20 g	炒白术 20 g	炒枳壳 10 g	茯苓 15 g
薏苡仁 20 g	猫爪草 15 g	浙贝母 10 g	夏枯草 10 g	半枝莲 20 g
天花粉 10 g	酒黄精 15 g	三叶青 6 g	冬凌草 20 g	山慈菇 6 g
天龙 3 条				

×14剂,水煎服,日一剂,温分服。

二诊:2017年10月20日

服用上方后患者感到身体舒适,咳嗽好转,口干,口苦,纳呆,腹胀,少寐,二便通畅,苔薄,脉细。拟原法:

黄芪20g	女贞子15g	南沙参15g	麦冬15g	党参20g
炒白术20g	炒枳壳10g	佛手10g	酒白芍20g	炒鸡内金10g
炒黄连5g	茯苓15g	薏苡仁20g	猫爪草15g	浙贝母10g
首乌藤30g	夏枯草10g	三叶青6g	冬凌草20g	山慈菇6g
天龙3条				

×14剂,水煎服,日一剂,温分服。

随诊情况

随后根据病情随症加减。咽喉不适、声嘶加蝉蜕、炒僵蚕、野荞麦、玄参、菊花、枸杞子;胸闷加瓜蒌皮;咯痰不畅加桔梗、紫菀;咳嗽加浙贝、款冬花;少寐加首乌藤、炒酸枣仁;腰酸加川续断;纳呆加法内金;郁闷加郁金、香附;腹胀加佛手、八月札、木香。

疗效观察

患者一直坚持服用中药,半年复查一次,病情稳定,未见复发征象。至今已存活7年多,疗效较为确切。

典型医案(六)

姓名:叶某某　**性别:**女　**年龄:**84岁

初诊:2015年1月30日

主诉:肺腺癌术后3个月,乏力、胸闷1周。

现病史:3个月前患者出现反复咳嗽,以干咳为主,无咯血,伴胸闷,无潮热,行肺CT、气管镜等检查,病理确诊为浸润性肺腺癌,手术治疗,未行放、化疗,近1周感乏力、口干、胸闷、少寐,于2015年1月30日来我处就诊。

初诊时见患者神清,神疲乏力,口干,偶咳,痰黏,时有胸闷气短,少寐,胃纳一般,二便通畅。

既往史:否认高血压、糖尿病、冠心病、肾病、脑病等重大疾病史。否认重大手术、外伤史。

个人史：否认肝炎及肺结核等传染病史，否认嗜烟酒史，否认食物、药物过敏史。

家庭史：否认遗传性及传染性病史。

体检：体温36.3℃，脉搏83次/分，呼吸20次/分，血压124/72 mmHg。神清，精神差，心率83次/分，心律齐，双肺呼吸音清，腹软，腹压痛阴性，双肾叩击痛阴性，神经系统未见异常。舌红苔薄，脉细。

辨证分析：神疲乏力、口干为气阴两伤，胸闷、少寐为肺脾肾虚，舌红苔薄、脉细为阴伤。故辨证为气阴两伤、肺脾肾虚。

中医诊断：肺积（气阴两伤、肺脾肾虚）。

西医诊断：肺腺癌。

治则：标本兼顾，扶正祛邪。

治法：益肺养阴，健脾滋肾。

处方：

南沙参15 g	麦冬15 g	党参20 g	黄芪20 g	女贞子15 g
丹参20 g	炒白术20 g	炒枳壳10 g	猪苓15 g	茯苓15 g
薏苡仁20 g	猫爪草15 g	天花粉10 g	半枝莲20 g	酒黄精15 g
桔梗10 g	三叶青6 g	冬凌草20 g	山慈菇6 g	酸枣仁15 g
猫人参30 g	香茶菜20 g			

×14剂，水煎服，日一剂，温分服。

二诊：2015年3月3日

服用上方后患者感到身体舒适，口干好转，头昏，少寐，胸闷，二便通畅，苔薄，脉细。拟原法：

枸杞子10 g	菊花10 g	川牛膝15 g	丹参20 g	天麻9 g
党参20 g	麦冬15 g	炒白术20 g	炒枳壳10 g	茯苓15 g
薏苡仁20 g	酸枣仁15 g	猫爪草15 g	瓜蒌皮10 g	郁金10 g
三叶青6 g	冬凌草20 g	山慈菇6 g	炒鸡内金10 g	酒黄精15 g
盐杜仲15 g	天龙3条			

×14剂，水煎服，日一剂，温分服。

随诊情况

随后根据病情随症加减。咽喉不适、声嘶加蝉蜕、炒僵蚕、野荞麦、玄参、菊花、枸杞子；胸闷加瓜蒌皮；咯痰不畅加桔梗、紫菀；咳嗽加浙贝、款冬花；少寐加炒酸枣仁;腰酸加川续断;纳呆加法内金;郁闷加郁金、香附;腹胀加佛手、八月札、木香。

疗效观察

患者一直坚持服用中药,半年复查一次,病情稳定,未见复发征象。至今已存活近10年,疗效较为确切。

典型医案(七)

姓名:胡某某　性别:女　年龄:64岁

初诊:2021年4月30日

主诉:肺腺癌术后15个月。

现病史:15个月前患者因反复咳嗽、胸闷,于当地医院就诊,肺CT示肺部占位,行手术切除,病理诊断为右上肺浸润性腺癌($T_2N_1M_0$ⅡB期),化疗3个周期。患者1周前复查肺CT发现左肺占位(55 mm×53 mm)较前增大,感咳嗽、胸闷、纳呆,于2021年4月30日来我处就诊。

初诊时见患者神清,神疲乏力,咳嗽,痰黏,胸闷气短,纳呆,睡眠可,二便通畅。

既往史:慢性支气管炎,否认高血压、糖尿病、冠心病、肾病、脑病等重大疾病史。否认外伤史。

个人史:否认肝炎及肺结核等传染病史,否认嗜烟酒史,否认食物、药物过敏史。

家庭史:否认遗传性及传染性病史。

体检:体温36.5℃,脉搏81次/分,呼吸21次/分,血压114/72 mmHg。神清,精神差,心率81次/分,心律齐,双肺呼吸音清,腹软,腹压痛阴性,双肾叩击痛阴性,神经系统未见异常。舌红苔薄,脉细。

辨证分析:神疲乏力、胸闷气短为气阴两伤,术后化疗后反复咳嗽、咳痰为肺脾肾虚,舌红、脉细为阴伤。故辨证为气阴两伤、肺脾肾虚。

中医诊断:肺积(气阴两伤、肺脾肾虚)。

西医诊断:肺腺癌。

治则:标本兼顾,扶正祛邪。

治法:益肺养阴,健脾滋肾。

处方:

黄芪20 g	女贞子15 g	南沙参15 g	麦冬15 g	瓜蒌皮10 g
香附10 g	高良姜10 g	炒白术20 g	炒枳壳10 g	茯苓15 g

薏苡仁20g	猫爪草15g	浙贝母10g	郁金10g	夏枯草10g
半枝莲20g	酒黄精15g	三叶青6g	冬凌草20g	山慈菇6g
天龙3条	土茯苓20g			

×14剂,水煎服,日一剂,温分服。

二诊:2021年6月30日

服用上方后患者感到身体舒适,纳可,咳嗽好转,胸闷,气闭,乏力,二便通畅,苔薄,脉细。拟原法:

黄芪20g	女贞子15g	南沙参15g	麦冬15g	紫草10g
丹参20g	炒白术20g	炒枳壳10g	党参20g	茯苓15g
薏苡仁20g	猫爪草15g	浙贝母15g	红景天10g	蜜冬花10g
夏枯草10g	半枝莲20g	三叶青6g	冬凌草20g	山慈菇6g
天龙3条				

×14剂,水煎服,日一剂,温分服。

随诊情况

随后根据病情随症加减。咽喉不适、声嘶加蝉蜕、炒僵蚕、野荞麦、玄参、菊花、枸杞子;胸闷加瓜蒌皮;咯痰不畅加桔梗、紫菀;咳嗽加浙贝、款冬花;少寐加炒酸枣仁;腰酸加川续断;纳呆加法内金;郁闷加郁金、香附;腹胀加佛手、八月札、木香。

疗效观察

患者一直坚持服用中药,半年复查一次,病情稳定,未见复发征象。至今已存活近4年,疗效较为确切。

（医案整理:赵晨充）

第三章　食管癌

一、概述

食管癌是从下咽到食管与胃结合部的食管上皮来源的恶性肿瘤,占所有恶性肿瘤的2%。少部分患者几乎没有感觉到任何异常与不适,一些有特征性的症状包括:吞咽时胸骨后出现灼烧感或针刺样轻微疼痛,食物通过时缓慢或有滞留感,有轻度哽噎感,少见的症状有食管存有异物感、胸骨后闷胀和咽部干燥发紧等。患者可有上述一种或几种轻微症状。中晚期食管癌的临床表现最典型的症状是进行性吞咽困难。2012年中国肿瘤登记年报结果显示食管癌发病率为16.7/10万,居各类恶性肿瘤第5位;死亡21.1万例,死亡率为13.4/10万,居第4位。食管癌是我国特色高发恶性肿瘤。我国食管癌高发地区主要有山西、河南和河北交界的太行山区,四川北部地区,湖北和安徽交界的大别山区,福建南部和广东东北部地区及新疆伊犁哈萨克自治州。食管癌的发病与吸烟、饮酒、亚硝胺、真菌、食管的局部损伤、饮食习惯、遗传等因素有关。食管癌分为早期食管癌和中晚期食管癌,早期食管癌由于没有明显症状,常常查体时偶尔发现,因此,临床上以中晚期食管癌多见。早期食管癌大体临床病理分型为隐伏型、糜烂型、斑块型、乳头型。中晚期食管癌大体临床病理分型为髓质型、蕈伞型、溃疡型、缩窄型及腔内型。组织病理学分型中,我国食管癌以鳞状细胞癌为主,占95%以上,鳞状细胞癌是我国最常见的病理类型。食管腺癌在我国少见,发病率较低。黏液表皮样癌极少见,腺棘癌由腺癌样成分和分化较好的鳞状上皮成分组成,临床预后一般较好。腺鳞癌由腺癌成分与鳞癌成分组成。食管小细胞癌的癌细胞体积小,圆形,胞质少,易出现血液和淋巴结转移。偶见其他的食管恶性肿瘤如恶性黑色素瘤、平滑肌肉瘤、淋巴瘤等,所占比例很少。目前以手术为主的综合治疗(术前放疗＋手术、术前放化疗＋手术、术前化疗＋手术;手术＋术后辅助放疗、手术＋术后辅助化疗)是治疗食管癌的最主要方式。影响食管癌外科治疗远期效果的因素主要有食管癌的TNM分期、切除性质(姑息还是根治)等。依据目前的基础研究成果,未来可能需要依据患者的分子病理分期来推出患者的预后和放化疗的敏感性。

食管癌在中医文献中,多属"噎膈""噎塞""关格"等范畴。《黄帝内经》有"三阳结谓之隔""饮食不下,鬲咽不通,食则呕""膈中,食饮入而还出,后沃沫"的描述。《千金方》载:"食噎者,食无多少,惟胸中苦寒常痛,不得喘息。"《济生方》提到:"其为病也,令人胸膈痞闷,呕逆噎塞,妨碍饮食,胸痛彻背,肋下支满,或心中喜忘,咽噎气不舒。"《类证治裁》描述:"噎者咽下梗塞,水饮可行,食物难入""临食辍箸,嗌阻沫升。"《医贯》曰:"噎膈者,饥欲得食,但噎塞迎逆于咽喉膈胸之间,在胃口之上,未曾入胃既带痰涎而出。"这些均描述了食管癌典型的临床表现。本病病位在膈、食管,与肝、脾、胃关系密切。膈证属于中医四大难证之一,说明其治疗困难,预后极差。

二、中医病因病机

"邪之所凑,其气必虚。"食管癌的发生与正气虚损和食毒、情志关系密切。噎膈的成因,古人认为其与正气虚弱密切相关,《丹溪心法》曰:"噎膈、反胃虽各不同,病出一体,多由气血虚弱而成。"而《景岳全书·噎膈》指出:"少年少见此证,而惟中衰耗伤者多有之。"吴鞠通言:"大凡噎症,由于半百之年,阴衰阳结。"这些均指出年高、体弱与发病的关系。

1.七情郁结,肝胃不和

《诸病源候论》曰:"忧思则气结;气结则不宣流,使噎,噎者,塞不通也。"《医宗必读·反胃噎塞》曰:"忧思悲恚则脾胃受伤,津液渐耗,郁气生痰,痰塞不通,气则上而不下,妨碍道路,饮食难进,噎塞所由成也。"《医统》曰:"膈噎始因酒色过度,继以七情所伤。"这些都说明七情不遂,气机失调,形成气结。

2.气滞血瘀,痰湿凝结

《明医指掌》曰:"膈病多起于忧郁,忧郁则气结于胸臆而生痰,久则痰结成块,胶于上焦,道路窄狭,不能宽畅,饮则可入,食则难入,而病已成矣。"《临证指南医案·噎膈反胃》曰"噎膈之症,必有瘀血、顽痰、逆气,阻隔胃气。"古代文献中有人将膈证分为气膈、血膈、痰膈、火膈、食膈5种,说明气滞血瘀,痰湿凝结,形成肿块。

3.饮食不节

《医门法律》曰:"过饮滚酒,多成膈证,人皆知之。"《济生方》谓:"饮酒有节度,七情不伤,阴阳平衡,气顺痰下,噎膈之疾无由作。"好热饮特别是喜喝热酒的人易生膈证,说明饮食不节是重要病因之一。

4.气血亏损,禀赋不足

人的气血亏损和年老肾虚作为内因与食管癌的发病有关。《景岳全书》载朱丹溪曰:"噎膈反胃各虽不同,病出一体,多由气血虚弱而成。"《医贯》曰:"惟年高者有之,少无噎膈反胃者。"《景岳全书》曰:"噎膈一证,必以忧愁、思虑、积劳、积郁或酒色过度,伤阴而成……伤阴则阴血枯涸,气不行则噎膈病于上,精血枯涸则燥结病于下。"说明人体的禀赋不足、脏腑虚弱、气血亏损或年高之人精枯阴伤,都能诱发噎膈。

三、张昌禧治疗经验

1.治则治法

本病常见气阴两虚、痰火内结、痰湿郁阻证。故常治以益气养阴、消痰散结、清火降逆、化湿解郁。

2.基本方

方一:益气养阴、清热化痰散结,用于气阴两虚、痰火内结证。患者常表现为神疲乏力、消瘦、纳呆、口干、食管梗阻、反胃、苔薄腻、脉细。

生黄芪	制女贞子	北沙参	杭麦冬	炒白术	天花粉
茯苓	生薏苡仁	姜竹茹	砂仁	猫爪草	黄药子
三叶青	冬凌草	山慈菇	法内金	干蟾	

方二:降气消痰、散结化湿解郁,用于痰湿郁阻、胃气上逆证。患者常表现为胸膈痞闷、纳呆、呕恶、食之不下、噎膈、胃气上逆、苔腻、脉细。

旋覆花	代赭石	炒黄连	芦根	夏枯草	炒苍术
黄药子	浙贝	茯苓	生薏苡仁	法内金	姜半夏
威灵仙	猫爪草	三叶青	冬凌草	山慈菇	天龙
干蟾					

3.随症加减

呃逆,可加旋覆花、代赭石、降香、丁香、柿蒂、瓜蒌皮、刀豆子。

食管梗阻、进食不畅,可加蒲公英、连翘、威灵仙、姜半夏、黄药子、浙贝、急性子、天龙、代赭石、丹参、瓜蒌。

疼痛明显,可加制延胡索、炒白芍、制乳香、五灵脂。

恶心呕吐,可加旋覆花、代赭石、炒黄连、姜半夏、砂仁、姜竹茹、降香、胆南星。

纳呆,可加陈皮、木香、法内金、山楂、炒二芽、神曲、茯苓、山药。

口干,可加北沙参、麦冬、石斛、天花粉、芦根、生石膏。

胸膈痞闷,可加郁金、制香附、全瓜蒌、小青皮、炒橘核、川楝子。

神昏乏力,可加生黄芪、党参、太子参、炒白术、制黄精、绞股蓝、红景天、炙甘草、半枝莲、仙鹤草。

瘀血明显,可加丹参、当归、赤芍、水红花子、王不留行、生蒲黄。

痰湿重,可加陈皮、姜半夏、炒枳壳、浙贝、猪苓、土茯苓、海藻、昆布。

热毒壅盛,口干,舌红,口苦,可加炒黄连、山豆根、玄参、焦栀子、麦冬、蒲公英。

脘腹胀满,可加佛手、炒白芍、木香、八月札、玫瑰花、炒枳壳、香橼。

便溏,可加制香附、高良姜、陈萸肉、乌梅、五味子、煨诃子。

少寐,可加丹参、炒酸枣仁、炒黄连、甘松、五味子、百合、淮小麦。

多汗,可加防风、糯稻根、炒白芍、五味子、浮小麦、煅牡蛎、五倍子、麻黄根。

肾阳虚,夜间多尿,可加巴戟天、五味子、淫羊藿、山茱萸、缩泉丸、金樱子、芡实。

咽干咳嗽,可加南沙参、麦冬、天花粉、玉竹、桑叶、浙贝、玄参、生甘草、射干。

放射性食管炎,灼伤胃阴,可加炒黄连、天花粉、生地黄、石斛、玄参、麦冬、炒枳壳、沙参、连翘。

食管出血,可加炒黄连、姜竹茹、焦栀子、仙鹤草、龙胆草、丹皮、地榆炭、白及、三七。

随症选用常用抗癌药,如黄药子、冬凌草、炒苍术、猪苓、茯苓、半枝莲、丹参、山豆根、急性子、莪术、生薏苡仁、石上柏、水红花子、天南星、土茯苓、威灵仙、天龙、干蟾、蜈蚣、斑蝥。

四、预防调护经验

食管癌的预防,需要对高危人群(生活于食管癌高发区,年龄在40岁以上,有肿瘤家族史,或有食管癌的癌前疾病或癌前病变者)进行适当筛选,这样就有可能及时发现一部分早期食管癌患者,可以提高食管癌的总体治疗率,并能减少晚期食管癌的病例数。应避免抽烟和重度饮酒,防霉,去除亚硝胺,改变不良饮食生活习惯。饮食宜清淡,禁食辛辣食物,如酒、辣椒、胡椒、羊肉等。保持心情舒畅,避免精神紧张及过分焦虑。临床日常预防调护指导,建议避免饮食物的过热、过寒刺激,对于存在胃食管反流者,少食酸、甘,忌夜宵。常用中药茶以北沙参、蒲公英为主。

五、典型医案

典型医案(一)

姓名:季某某　性别:男　年龄:63岁

初诊:2019年12月27日

主诉:食管癌放疗后3个月。

现病史:3个月前患者感左锁骨淋巴结区肿大,可触及数枚蚕豆状肿物,质硬光滑,按之无痛,予当地医院就诊,确诊为食管癌,予放疗3个周期,未手术、化疗,目前感食管梗阻,吞咽困难,胃纳差,于2019年12月27日来我处就诊。

初诊时见患者神清,神疲乏力,吞咽困难,口干,胃纳差,呃逆,胸闷气短,睡眠可,二便通畅。

既往史:否认高血压、糖尿病、冠心病、肾病、脑病等重大疾病史。否认重大手术、外伤史。

个人史:否认有肝炎及肺结核等传染病史,吸烟30余年,每日吸烟20支,否认嗜酒史,否认食物、药物过敏史。

家庭史:否认遗传性及传染性病史。

体检:体温36.4℃,脉搏82次/分,呼吸21次/分,血压114/72 mmHg。神清,精神差,双眼等大等圆,对光反应灵敏,心率82次/分,心律齐,双肺呼吸音清,腹软,腹部压痛阴性,双肾叩击痛阴性,神经系统未见异常。舌红苔薄,脉软。

辨证分析:神疲乏力、口干为气阴两伤,吞咽困难、纳差、呃逆、胸闷气短为脾胃亏虚、痰饮积聚,舌红苔薄、脉软为阴伤。故辨证为气阴两伤、脾胃亏虚。

中医诊断:噎膈(气阴两伤、脾胃亏虚)。

西医诊断:食管癌。

治则:标本兼顾,扶正祛邪。

治法:益气健脾,通络散结。

处方：

黄芪20 g	女贞子15 g	炒苍术20 g	炒白术20 g	土茯苓20 g
党参20 g	麦冬15 g	炒枳壳10 g	猪苓15 g	茯苓15 g
薏苡仁20 g	猫爪草15 g	夏枯草10 g	黄药子10 g	代赭石^{先煎}20 g
旋覆花10 g	炒鸡内金10 g	炒白扁豆20 g	三叶青6 g	海浮石^{先煎}20 g
冬凌草20 g	山慈菇6 g	天龙3条		

×14剂,水煎服,日一剂,温分服。

服用上方后患者感到身体舒适,神疲乏力、口干好转,吞咽困难,纳差,呃逆,睡眠可,二便通畅,苔薄,脉细。拟原法：

黄芪20 g	女贞子15 g	党参20 g	麦冬15 g	炒苍术20 g
炒白术20 g	炒枳壳10 g	炒鸡内金10 g	猪苓15 g	茯苓15 g
薏苡仁20 g	土茯苓20 g	猫爪草15 g	旋覆花10 g	香茶菜20 g
代赭石^{先煎}20 g	黄药子10 g	半枝莲20 g	丹参20 g	三叶青6 g
冬凌草20 g	山慈菇6 g	天龙3条		

×14剂,水煎服,日一剂,温分服。

随诊情况

随后根据病情随症加减。咽喉不适、声嘶加蝉蜕、炒僵蚕、野荞麦;腹胀加佛手、木香;纳呆加法内金;郁闷加郁金、香附;胸闷加瓜蒌皮;少寐加炒酸枣仁;腰酸加川续断;头昏加墨旱莲;口干加天花粉、芦根。

疗效观察

患者一直坚持服用中药,半年复查一次,病情稳定,淋巴结肿物已消散,未见复发征象,至今已存活5年多。本病例患者除3次放疗外,坚持服用中药,未予其他西药治疗,疗效较为确切。

典型医案(二)

姓名:徐某某　性别:男　年龄:64岁

初诊:2019年8月7日

主诉:食管鳞癌术后1年。

现病史:1年前患者因声音嘶哑行喉镜探查咽部肿物,予手术切除,病理确诊为鳞状细胞癌,行2次放疗,之后在当地间断服用中药治疗,于2019年8月7日来我处就诊。

初诊时见患者神清,神疲乏力,口干,少寐,胃纳一般,二便通畅。

既往史:否认高血压、糖尿病、冠心病、肾病、脑病等重大疾病史。否认重大手术、外伤史。

个人史:否认有肝炎及肺结核等传染病史,吸烟20余年,每日吸烟10支,否认嗜酒史,否认食物、药物过敏史。

家庭史:否认遗传性及传染性病史。

体检:体温36.2℃,脉搏67次/分,呼吸20次/分,血压132/72 mmHg。神清,精神差,心率67次/分,心律齐,双肺呼吸音清,腹软,腹部压痛阴性,双肾叩击痛阴性,神经系统未见异常。舌红苔薄,脉软。

辨证分析:神疲乏力、口干为气阴两伤,纳差、少寐为脾肾两虚,舌红苔薄脉软为阴伤。故辨证为气阴两伤、脾肾两虚。

中医诊断:噎膈(气阴两伤、肺脾肾虚)。

西医诊断:食管癌术后。

治则:标本兼顾,扶正祛邪。

治法:益气养阴,脾肾两虚。

处方:

黄芪20 g	女贞子15 g	北沙参15 g	麦冬15 g	党参20 g
丹参20 g	炒白术20 g	炒枳壳10 g	茯苓15 g	薏苡仁20 g
夏枯草10 g	黄药子10 g	旋覆花10 g	炒苍术20 g	铁皮石斛3 g
三叶青6 g	冬凌草20 g	山慈菇6 g	牛蒡子10 g	合欢皮10 g
天龙3条				

×14剂,水煎服,日一剂,温分服。

二诊:2019年9月15日

服用上方后患者感到身体舒适,口干,少寐,乏力,纳呆,二便通畅,苔薄,脉细。

拟原法:

黄芪20 g	女贞子15 g	沙苑子15 g	党参20 g	麦冬15 g
丹参20 g	炒白术20 g	炒枳壳10 g	炒鸡内金10 g	炒苍术20 g
夏枯草10 g	茯苓15 g	薏苡仁20 g	黄药子10 g	酸枣仁15 g
猫爪草15 g	三叶青6 g	冬凌草20 g	山慈菇6 g	天龙3条
生山楂10 g				

×14剂,水煎服,日一剂,温分服。

随诊情况

随后根据病情随症加减。咽喉不适、声嘶加蝉蜕、炒僵蚕、野荞麦;腹胀加佛手、木香;纳呆加法内金;郁闷加郁金、香附;胸闷加瓜蒌皮;少寐加炒酸枣仁;腰酸加川续断;头昏加墨旱莲;口干加天花粉、芦根。

疗效观察

患者一直坚持服用中药,半年复查一次,病情稳定,未见复发征象。至今已存活5年多,疗效较为确切。

典型医案(三)

姓名:赵某某　性别:男　年龄:70岁

初诊:2013年1月18日

主诉:食管癌伴肺、胃转移4个月。

现病史:4个月前患者出现反复咽部异物感,声嘶,纳差,之后行肺CT、喉镜等检查,病理确诊为鳞状细胞癌,伴肺、胃转移,未手术,行2次放疗、2次化疗,具体方案不详,目前纳呆、吞咽困难,于2013年1月18日来我处就诊。

初诊时见患者神清,神疲乏力,吞咽困难,纳呆,口干,腰酸,二便通畅。

既往史:否认高血压、糖尿病、冠心病、肾病、脑病等重大疾病史。否认重大手术、外伤史。

个人史:否认有肝炎及肺结核等传染病史,吸烟40余年,每日吸烟10支,饮酒30年,每日饮2两白酒,否认食物、药物过敏史。

家庭史:否认遗传性及传染性病史。

体检:体温36.1℃,脉搏81次/分,呼吸20次/分,血压110/56 mmHg。神清,精神差,双眼等大等圆,对光反应灵敏,心率81次/分,心律齐,双肺呼吸音清,腹部压痛阴性,双肾叩击痛阴性,神经系统未见异常。舌红苔薄,脉细。

辨证分析:神疲乏力、口干为气阴两伤,吞咽困难、纳呆、腰酸为脾肾两虚,舌红、脉细为阴伤。故辨证为气阴两伤、脾肾两虚。

中医诊断:噎膈(气阴两伤、脾肾两虚)。

西医诊断:食管癌(肺转移、胃转移)。

治则:标本兼顾,扶正祛邪。

治法:益气养阴,健脾滋肾。

处方:

藿香10g	佩兰10g	薏苡仁20g	炒白术20g	炒枳壳10g
急性子10g	猪苓15g	茯苓15g	枸杞子10g	菊花10g
党参20g	鲜铁皮石斛12g	麦冬15g	木香5g	半枝莲20g
巴戟天15g	三叶青6g	山慈菇6g		

×14剂,水煎服,日一剂,温分服。

二诊: 2013年3月22日

服用上方后患者感到身体舒适,吞咽困难改善,乏力、口干改善,腹胀,二便通畅,苔薄,脉细。拟原法:

藿香10g	佩兰10g	薏苡仁20g	炒白术20g	木香5g
炒枳壳10g	猪苓15g	茯苓15g	旋覆花10g	砂仁3g
三叶青6g	半枝莲20g	香茶菜15g	炒党参20g	山慈菇6g
鲜铁皮石斛12g	枸杞子10g	菊花10g		

×14剂,水煎服,日一剂,温分服。

随诊情况

随后根据病情随症加减。咽喉不适、声嘶加蝉蜕、炒僵蚕、野荞麦;腹胀加佛手、木香;纳呆加法内金;郁闷加郁金、香附;胸闷加瓜蒌皮;少寐加炒酸枣仁;腰酸加川续断;头昏加墨旱莲;口干加天花粉、芦根;湿重苔腻加藿香、佩兰、砂仁。

疗效观察

患者一直坚持服用中药,半年复查一次,病情稳定,未见复发征象。至今已存活近12年,疗效较为确切。

典型医案(四)

姓名: 熊某某　　**性别:** 男　　**年龄:** 55岁

初诊: 2018年12月28日

主诉: 食管癌1年,乏力、便溏1周。

现病史: 1年前患者无明显诱因出现吞咽异物感,纳差,于当地医院就诊,确诊为食管癌,予放疗6个周期,未手术、化疗。1周前感乏力、便溏,于2018年12月28日来我处就诊。

初诊时见患者神清,神疲乏力,轻度食管梗阻,便溏,口干,腰酸,胃纳一般,二便通畅。

既往史:否认高血压、糖尿病、冠心病、肾病、脑病等重大疾病史。否认重大手术、外伤史。

个人史:否认有肝炎及肺结核等传染病史,否认嗜烟酒史,否认食物、药物过敏史。

家庭史:否认遗传性及传染性病史。

体检:体温36.2℃,脉搏81次/分,呼吸19次/分,血压114/58 mmHg。神清,精神差,心率81次/分,心律齐,双肺呼吸音清,腹软,腹部压痛阴性,双肾叩击痛阴性,神经系统未见异常。舌红苔薄,脉细。

辨证分析:神疲乏力、口干为气阴两伤,食管梗阻、便溏、腰酸为脾肾两虚,舌红脉小为阴伤。故辨证为气阴两伤、脾肾两虚。

中医诊断:噎膈(气阴两伤、脾肾两虚)。

西医诊断:食管癌。

治则:标本兼顾,扶正祛邪。

治法:益气养阴,健脾滋肾。

处方:

知母10 g	盐黄柏10 g	川牛膝10 g	炒鸡内金10 g	党参20 g
麦冬15 g	炒白术20 g	炒枳壳10 g	薏苡仁20 g	茯苓15 g
猫爪草15 g	黄药子10 g	旋覆花10 g	三叶青6 g	冬凌草20 g
山慈菇6 g	山茱萸10 g	乌梅5 g	酒黄精15 g	土茯苓20 g
天龙3条				

×14剂,水煎服,日一剂,温分服。

二诊:2019年1月16日

服用上方后患者感到身体舒适,吞咽困难、乏力改善,仍有便溏,夜间盗汗,腰酸,二便通畅,苔薄,脉细。拟原法:

黄芪20 g	糯稻根20 g	土茯苓20 g	党参20 g	麦冬15 g
炒黄连5 g	炒白术20 g	炒枳壳10 g	茯苓15 g	薏苡仁20 g
猫爪草15 g	黄药子10 g	旋覆花10 g	代赭石20 g	夏枯草10 g
半枝莲20 g	天花粉10 g	三叶青6 g	冬凌草20 g	山慈菇6 g
天龙3条				

×14剂,水煎服,日一剂,温分服。

随诊情况

随后根据病情随症加减。急性子、黄药子可用于食管肿瘤;咽喉不适、声嘶加蝉蜕、炒僵蚕、野荞麦;腹胀加佛手、木香;纳呆加法内金;郁闷加郁金、香附;胸闷加瓜蒌皮;少寐加炒酸枣仁;腰酸加川续断;头昏加墨旱莲;口干加天花粉、芦根;湿重苔腻加藿香、佩兰、砂仁。

疗效观察

患者一直坚持服用中药,半年复查一次,病情稳定,未见复发征象。至今已存活6年,疗效较为确切。

(医案整理:赵晨充)

第四章　胃癌

一、概述

胃癌是发生于胃黏膜上皮细胞的恶性肿瘤。可分为早期胃癌和进展期胃癌，其发病部位包括贲门、胃体、幽门。早期胃癌是指癌组织浸润深度局限于胃黏膜层内或黏膜下层的胃癌，不论癌的大小及淋巴结转移；进展期胃癌是指癌组织浸润到黏膜下层以下的胃癌。胃癌的临床表现为食欲不振、胃酸缺乏、贫血和上腹部肿块等。胃癌在全球范围内是常见的恶性肿瘤，死亡率居恶性肿瘤的第三位，日本是胃癌发病率最高的国家，中国是世界上胃癌发病和死亡病例数最多的国家。我国目前胃癌每年发病40万例，死亡30万例，居恶性肿瘤的第三位。胃癌的病因至今尚未完全阐明，多数学者把胃癌的病因分成外源性因素和内源性因素两种。外源性因素主要包括饮食因素、感染因素、环境因素。饮食因素包含饮食行为（生气吃饭、三餐不规律、喜吃烫食、进食快等）、腌制食品、熏制食品、高盐饮食等。感染因素主要为幽门螺杆菌感染。环境因素主要与水质有关，特别是与钙盐有关。其他包括吸烟和饮酒的不良嗜好也是胃癌很强的危险因素。内源性因素主要包括遗传因素、机体免疫功能和疾病因素。90％以上的胃癌是腺癌，其中又可以细分为乳头状腺癌、管状腺癌、低分化腺癌、黏液腺癌、印戒细胞癌。少见类型包括腺鳞癌、鳞癌、肝样腺癌、神经内分泌癌等。Lauren将胃癌分为肠型和弥漫型，该分型目前在世界上广泛应用。早期胃癌可以通过标准根治手术治愈。患者经标准根治手术，5年生存率超过90％。进展期胃癌是一种全身性疾病。手术是一种局部治疗手段，综合治疗可以提高进展期胃癌患者的生存质量。胃癌近年来最重要的治疗进展是新辅助治疗的应用。胃癌的手术后辅助化疗，与单纯手术比较，可以提高患者的5年生存率。微创外科是外科的趋势和发展方向。在胃癌的诊治方面，其代表是腹腔镜和机器人手术。腹腔镜技术目前主要被推荐用于早期胃癌的治疗，其在进展期胃癌的应用正在进行临床研究。进展期胃癌几乎不可治愈。化疗对部分患者有姑息治疗效果。只有少数几个单药对晚期胃癌有肯定的疗效。这些药物包括氟尿嘧啶、丝裂霉素、依托泊苷和顺铂，有效率为10％～20％。目前已经上市的分子靶向药物中,贝伐单抗(抗VEGF抗体)、西妥昔单抗(抗EGFR抗体)、帕尼单抗(抗EGFR抗体)、拉帕替尼(以HER-2与EGFR为靶点)在用于晚期胃癌治疗的Ⅲ期临床研究中,均显示出阴性结果。

在中医的历代文献中没有胃癌的病名,类似记载有"胃脘痛""噎膈""反胃""翻胃""积聚""伏梁""心下病"等名称。《素问·通评虚实论》曰:"隔塞闭绝,上下不通。"《素问·腹中论》曰:"病有少腹盛,上下左右皆有根……病名曰伏梁。"《素问·邪气脏腑病形》曰:"胃病者,腹䐜胀,胃脘当心而痛……膈咽不通,食欲不下。"《难经》曰:"心之积,名曰伏梁,起脐上,大如臂,上至心下久不愈。"《金匮要略·呕吐哕下利病脉证治》曰:"朝食暮吐,暮食朝吐,宿谷不化,名曰反胃。"这些记载与胃癌临床某些阶段的症状非常相似。本病病位在胃脘,多是因虚致病,本虚标实,虚实夹杂。初期以标实为主,多呈气滞、血瘀、痰湿、邪热;后期以本虚为主,出现气血亏虚、津液枯槁、脏器衰竭。

二、中医病因病机

《素问·阴阳别论》曰:"三阳结谓之隔。"《丹溪心法·翻胃》曰:"翻胃大约有四,血虚、气虚、有热、有痰兼病。"《景岳全书·明集》曰:"治反胃之法,当辨其新久,及所致之因,或以酷饮无度,伤于酒湿;或以纵食生冷,败其真阳;或因七情忧郁,竭其中气,总之,无非内伤之甚,致损胃气而然。故凡治此者,必宜以扶助正气,健脾养胃为主。"多数医家认为胃癌的病因有内外之分,内因主要有情志不遂,忧思恼怒,久病失治、误治,脏腑功能失调;外因主要是指饮食失节或感受外邪。其病因病机可归纳为以下几个方面。

1.外感六淫

《灵枢·五变》曰:"肠胃之间,寒温不节,邪气稍至,蓄积留止,大聚乃起,由寒气在内所生也,气血虚弱,风邪搏于脏腑,寒多则气涩,气涩则生积聚也。"六淫外邪,稽留不去,脏腑受损,气机阻滞,痰湿内生,瘀血留滞,变生癌肿。

2.饮食失调

《景岳全书·反胃》曰:"或以酷饮无度,伤于酒湿,或以纵食生冷,败其真阳……总之,无非内伤之甚,致损胃气而然。"嗜好烟酒辛辣,或饥饱失当,或恣食肥甘厚腻,损伤脾胃,脾失健运,胃失和降,导致正气亏虚,聚湿生痰,留滞中焦,日久血络瘀滞,形成积聚。

3.情志失调

《类证治裁·郁证》曰:"七情内起之郁,始而伤气,继必及血。"情志不遂,肝气郁结,横逆犯胃,致使中焦失运,久则气滞血瘀,津聚成痰,久生肿块。

4.正气不足

《医宗必读·积聚》曰:"积之成者,正气不足,而后邪气踞之。"素体虚弱,脾虚胃寒,或劳倦过度,久病伤脾,均可致中焦受纳运化无权,水谷留滞,客邪不去,气机不畅,终致血行瘀滞,结而成块。

三、张昌禧治疗经验

1.治则治法

本病常见胃气虚、胃阴虚、脾虚湿盛、肝郁脾虚证。故常治以益气、养阴、健脾化湿、疏肝解郁。

2.基本方

方一:益气健脾,用于胃气虚证。

生黄芪	制女贞子	党参	杭麦冬	炒白术
茯苓	生薏苡仁	佛手	三叶青	冬凌草
山慈菇	法内金	山药	绞股蓝	炙甘草

方二:养胃健脾,用于胃阴虚证。

北沙参	杭麦冬	枸杞子	白菊花	炒白术
炒枳壳	茯苓	生薏苡仁	三叶青	冬凌草
山慈菇	法内金	天花粉	党参	石斛

方三:化湿健脾,用于脾虚湿盛证。

广藿香	佩兰	生薏苡仁	炒白术	炒枳壳
木香	砂仁	茯苓	法内金	三叶青
冬凌草	山慈菇	炒党参	煨草果	佛手

方四:疏肝健脾,用于肝郁脾虚证。

郁金	制香附	丹参	党参	麦冬
炒白术	炒枳壳	佛手	炒白芍	茯苓
生薏苡仁	三叶青	冬凌草	山慈菇	法内金
木蝴蝶				

3.随症加减

口干,可加鲜铁皮石斛、天花粉、乌梅、芦根、沙参、麦冬。

脘腹胀满,可加佛手、制厚朴、木蝴蝶、木香、炒枳壳。

纳呆,可加法内金、炒二芽、炒扁豆。

反酸,可加煅瓦楞子、海螵蛸、浙贝。

肝脾不和,可加郁金、制香附、柴胡、玫瑰花、炒白芍。

泄泻,可加高良姜、煨诃子、石榴皮、山茱萸、乌梅、骨碎补、五味子。

便秘,可加当归、生栀子、知母、肉苁蓉、虎杖、大黄、火麻仁、生白术。

少寐,可加丹参、炒酸枣仁、甘松、五味子、麦冬、郁金、炒黄连、琥珀粉、合欢皮、百合、生龙牡、远志、夜交藤。

疼痛,可加炒白芍、制延胡素、豆豉、生蒲黄、五灵脂、制乳香、九香虫、刺猬皮、婆罗子、冰片(外用)。

五更泻,可加淡附片、干姜、补骨脂、吴茱萸、煨肉豆蔻、山茱萸、五味子。

便血,可加三七、白及、地榆炭、炮姜。

烧心,可加炒黄连、蒲公英、麦冬、夏枯草、石斛、枯矾。

呃逆,可加旋覆花、代赭石、丁香、柿蒂、降香。

口苦,可加炒黄连、蒲公英、苦丁茶、焦栀子、夏枯草。

胃寒,可加淡附片、干姜、红豆蔻、豆蔻、淫羊藿、制香附、高良姜。

恶心呕吐,胃热可加黄连、枇杷叶、芦根、姜竹茹;胃寒用干姜、姜半夏、高良姜;湿阻用广藿香、佩兰、砂仁、豆蔻。

少酸,可加乌梅、山楂、五味子。

流涎,可加益智仁。

嗳气,可加芙蓉叶、木蝴蝶、降香、木莲果、檀香、旋覆花。

腹胀,可加乌药、小茴香、大腹皮、槟榔、炒枳壳、木香。

腹腔积液,可加半边莲、大腹皮、葫芦壳。

水肿,可加桑白皮、冬瓜皮、炒白术、茯苓、桂枝、泽泻、猪苓、石韦。

多汗,可加糯稻根、炒白芍、煅牡蛎、五味子、浮小麦、麻黄根、生黄芪。

气虚欲脱,可加别直参、附子、干姜、五味子。

神疲乏力,可加黄芪、党参、制黄精、淫羊藿、红景天、绞股蓝、太子参、牛膝、仙鹤草。

贫血、白细胞偏低,可加生黄芪、女贞子、当归、炒白芍、鸡血藤、制首乌、补骨脂、熟地黄、鹿角胶、淫羊藿。

腰酸,可加川续断、炒杜仲、制狗脊、桑寄生、巴戟天、牛膝、淫羊藿、千年健。

矢气多,可加焦山楂、神曲、炒二芽、法内金。

腰背似火球灼人,可加柴胡、炒白芍、丹参、葛根、代赭石。

癌性低热,可加鲜石斛、炙鳖甲、丹皮、地骨皮、银柴胡、青蒿、知母、生地黄、麦冬、秦艽、黄芩。

淋巴结转移,可加猫爪草、夏枯草、玄参、生牡蛎、浙贝、海藻、昆布、黄药子、藤梨根、海浮石、猫人参。

舌背静脉瘀血,可加丹参、鸡血藤、桃仁、赤芍、地鳖虫。

肝转移,可加水红花子、半枝莲、石见穿、丹参、石上柏、天龙、醋三棱。

肝功能异常,可加香茶菜、丹参、地耳草、垂盆草、制女贞子。

脑转移,可加天麻、制南星、蛇六谷、威灵仙、川芎、炒僵蚕、蝉蜕。

胰腺转移,可加片姜黄、茵陈。

随症选用常用抗癌药,如三叶青、山慈菇、冬凌草、土茯苓、猫爪草、七叶一枝花、半枝莲、猪苓、茯苓、生薏苡仁、猫人参、藤梨根、菝葜、天龙、干蟾、菱角壳。

四、预防调护经验

胃癌的三级预防是促进健康的首要和有效手段。一级预防也称为病因预防,主要是减少危险因素的暴露程度,增强保护性因素的自我保健措施。应做到避免进食粗糙食物,少吃烟熏、油炸、烘烤的食物或不明腌制食物,多吃新鲜蔬菜和水果;改进饮食习惯和方式,吃饭要细嚼慢咽,食物不能过烫,进食要愉快,不饮烈酒,不吸烟;预防和治疗幽门螺杆菌感染。二级预防即提倡"早发现、早诊断、早治疗"。中医中药也在胃癌癌前病变的研究方面取得良好的进展。三级预防是指提高患者生存率和生存质量,促进康复。胃癌治疗的任何阶段,配合中医中药治疗是非常有必要的,能有效提高远期疗效。胃癌患者的调护需注重其情绪安抚、思想交流,鼓励进行一些可以陶冶情操的活动,如音乐、绘画、书法等。临床日常预防调护指导,建议按摩内关、足三里、中脘等。常服铁皮石斛茶、蒲公英茶等。

五、典型医案

典型医案（一）

姓名：杨某某　性别：女　年龄：66岁

初诊：2018年4月27日

主诉：胃癌术后3年。

现病史：3年前患者出现腹痛、腹胀症状，胃镜示胃部占位，予手术治疗，病理诊断为胃腺癌，术后未放、化疗，术后感纳差、眼花，于2018年4月27日来我处就诊。

初诊时见患者纳呆、眼花、咽喉不适，寐可，二便通畅。

既往史：否认高血压、糖尿病、冠心病、肾病、脑病等重大疾病史。否认重大手术、外伤史。

个人史：否认有肝炎及肺结核等传染病史，否认嗜烟酒史，否认食物、药物过敏史。

家庭史：否认遗传性及传染性病史。

体检：体温36.2℃，脉搏74次/分，呼吸20次/分，血压124/72 mmHg。神清，精神差，心率74次/分，心律齐，双肺呼吸音清，腹软，腹痛阴性，双肾叩击痛阴性，神经系统未见异常。舌淡苔薄，脉软。

辨证分析：纳呆、眼花、咽喉不适为气阴两伤，纳差、腹胀为脾虚，舌淡苔薄、脉软为气阴两伤。故辨证为气阴两伤、脾胃虚弱。

中医诊断：胃积（气阴两伤、脾胃虚弱）。

西医诊断：胃癌术后。

治则：标本兼顾，扶正祛邪。

治法：益气养阴，健脾散结。

处方：

黄芪20 g	女贞子15 g	北沙参15 g	麦冬15 g	党参20 g
牛膝15 g	木瓜10 g	炒白术20 g	炒枳壳10 g	茯苓15 g
薏苡仁20 g	猫爪草15 g	佛手10 g	酒白芍20 g	炒白扁豆20 g
炒鸡内金10 g	三叶青6 g	冬凌草20 g	山慈菇6 g	酒黄精15 g
丹参20 g	天龙3条			

×14剂,水煎服,日一剂,温分服。

二诊:2018年5月14日

服用上方后患者感到身体舒适,口干、纳呆好转,寐可,二便通畅,苔薄,脉细。

拟原法:

北沙参15g	炒白术20g	酒白芍20g	麦冬15g	炒枳壳10g
蒲公英10g	党参20g	天花粉10g	酒黄精15g	丹参20g
芦根10g	三叶青6g	土茯苓20g	茯苓15g	冬凌草20g
黄芪20g	薏苡仁20g	山慈菇6g	女贞子15g	猫爪草15g
天龙3条				

×14剂,水煎服,日一剂,温分服。

三诊:2018年6月16日

服用上方后患者食欲好转,乏力,心慌,背部皮肤瘙痒,二便通畅,苔薄,脉细。

拟原法:

蝉蜕3g	川牛膝15g	土茯苓20g	北沙参15g	麦冬15g
炒白术20g	党参20g	炒枳壳10g	茯苓15g	薏苡仁20g
猫爪草15g	牡丹皮10g	赤芍20g	钩藤15g	白鲜皮10g
甘松10g	三叶青6g	冬凌草20g	山慈菇6g	珍珠母^{先煎}20g
天龙3条				

×14剂,水煎服,日一剂,温分服。

随诊情况

随后根据病情随症加减。腹胀加佛手、预知子、木香;纳呆加法内金;胸闷加瓜蒌皮;郁闷加郁金、香附;咳嗽加浙贝、款冬花;少寐加炒酸枣仁;腰酸加川续断;湿重苔腻加藿香、佩兰、砂仁;皮肤瘙痒加白鲜皮。

疗效观察

患者一直坚持服用中药,半年复查一次,病情稳定,未见复发征象。至今已存活近7年,未予其他西药治疗,疗效较为确切。

典型医案(二)

姓名:鲁某某 性别:男 年龄:72岁

初诊:2013年4月12日

主诉:胃癌术后3个月。

现病史:3个月前患者因胃胀、口干至医院就诊,胃部占位,伴淋巴结转移,手术治疗,术后病理诊断为中分化腺癌,未放、化疗,目前感胃胀,口干,便溏,于2013年4月12日来我处就诊。

初诊时见患者神清,神疲乏力,胃胀,口干,有时胸闷气短,睡眠可,便溏,小便通畅。

既往史:既往糖尿病,药物控制血糖尚可,否认高血压、冠心病、肾病、脑病等重大疾病史。否认外伤史。

个人史:否认有肝炎及肺结核等传染病史,饮酒40余年,每日饮2两白酒,否认嗜烟史,否认食物、药物过敏史。

家庭史:否认遗传性及传染性病史。

体检:体温36.9℃,脉搏80次/分,呼吸20次/分,血压126/76 mmHg。神清,精神差,双眼等大等圆,对光反应灵敏,心率80次/分,心律齐,双肺呼吸音清,腹软,腹痛阴性,双肾叩击痛阴性,神经系统未见异常。舌淡苔薄,脉细。

辨证分析:神疲乏力、口干为气阴两伤,胃胀为脾胃气虚,舌淡苔薄、脉细为气阴两伤。故辨证为气阴两伤、脾胃气虚。

中医诊断:肺积(气阴两伤、脾胃气虚)。

西医诊断:胃癌术后。

治则:标本兼顾,扶正祛邪。

治法:益气养阴,健脾散结。

处方:

黄芪20 g	炒党参20 g	香附10 g	高良姜10 g	炒白术20 g
炒枳壳10 g	佛手10 g	酒白芍20 g	茯苓15 g	薏苡仁20 g
猫爪草15 g	土茯苓20 g	炒鸡内金10 g	夏枯草10 g	半枝莲20 g
天花粉10 g	酒黄精15 g	三叶青6 g	冬凌草20 g	山慈菇6 g
猫人参30 g				

×14剂,水煎服,日一剂,温分服。

二诊:2013年6月10日

服用上方后患者感到胃胀、乏力好转,仍有口干症状,腰酸,二便通畅,苔薄,脉细。拟原法:

黄芪20 g	女贞子15 g	北沙参15 g	麦冬15 g	丹参20 g
炒白术20 g	炒枳壳10 g	佛手10 g	酒白芍20 g	茯苓15 g

薏苡仁20g	猫爪草15g	土茯苓20g	炒鸡内金10g	半枝莲20g
天花粉10g	山萸肉10g	酒黄精15g	三叶青6g	冬凌草20g
猫人参30g				

×14剂,水煎服,日一剂,温分服。

随诊情况

随后根据病情随症加减。腹胀加佛手、预知子、木香;纳呆加法内金;便溏加高良姜、煨草果;胸闷加瓜蒌皮;郁闷加郁金、香附;咳嗽加浙贝、款冬花;少寐加炒酸枣仁;腰酸加川续断;湿重苔腻加藿香、佩兰、砂仁。

疗效观察

患者一直坚持服用中药,病情稳定,未见复发征象。至今已存活近12年。本病例患者坚持服用中药,未予其他西药治疗,疗效较为确切。

典型医案(三)

姓名:徐某某　**性别**:女　**年龄**:41岁

初诊:2013年2月27日

主诉:胃印戒细胞癌术后6个月,便溏,腹胀。

现病史:6个月前患者因反复便溏、胃痛于当地医院就诊,确诊为胃癌,行手术治疗,病理诊断为胃印戒细胞癌,行2次化疗,具体化疗方案不详,目前症见便溏、腹胀、消化欠佳、贫血明显,于2013年2月27日来我处就诊。

初诊时见患者神疲乏力、贫血貌,消瘦,便溏,大便色黑,消化欠佳,睡眠可,小便正常。

既往史:否认高血压、糖尿病、冠心病、肾病、脑病等重大疾病史。否认重大手术、外伤史。

个人史:否认有肝炎及肺结核等传染病史,否认嗜烟酒史,否认食物、药物过敏史。

家庭史:否认遗传性及传染性病史。

体检:体温36.2℃,脉搏82次/分,呼吸20次/分,血压136/76 mmHg。神清,精神差,双眼等大等圆,对光反应灵敏,心率82次/分,心律齐,双肺呼吸音清,腹软,腹痛阴性,双肾叩击痛阴性,神经系统未见异常。舌红苔薄,脉细。

辨证分析:神疲乏力、消瘦、舌红苔薄、脉细为气阴两伤,便溏、消化欠佳为脾胃气虚。故辨证为气阴两伤、脾胃气虚。

中医诊断:肺积(气阴两伤、脾胃气虚)。

西医诊断:胃癌术后。

治则:标本兼顾,扶正祛邪。

治法:益气养胃,健脾散结。

处方:

北沙参15 g	麦冬15 g	炒党参20 g	香附10 g	高良姜10 g
马齿苋20 g	土茯苓20 g	炒白术20 g	炒枳壳10 g	炒鸡内金10 g
酒白芍20 g	茯苓15 g	薏苡仁20 g	猫爪草15 g	佛手10 g
淫羊藿15 g	酒黄精15 g	甘松10 g	三叶青6 g	冬凌草20 g
山慈菇6 g				

×14剂,水煎服,日一剂,温分服。

二诊:2013年4月1日

服用上方后患者便溏、黑便好转,胃纳佳,贫血貌,仍有乏力症状,小便正常,苔薄,脉细。拟原法:

黄芪20 g	女贞子15 g	丹参20 g	土茯苓20 g	党参20 g
麦冬15 g	当归10 g	酒白芍20 g	鸡血藤20 g	炒白术20 g
炒枳壳10 g	茯苓15 g	薏苡仁20 g	猫爪草15 g	夏枯草10 g
酒黄精15 g	半枝莲20 g	枸杞子10 g	三叶青6 g	冬凌草20 g
山慈菇6 g				

×14剂,水煎服,日一剂,温分服。

随诊情况

随后根据病情随症加减。腹胀加佛手、预知子、木香;纳呆加法内金;便溏加高良姜、煨草果;胸闷加瓜蒌皮;郁闷加郁金、香附;咳嗽加浙贝、款冬花;少寐加炒酸枣仁;腰酸加川续断;湿重苔腻加藿香、佩兰、砂仁。

疗效观察

患者一直坚持服用中药,病情稳定,未见复发征象,至今已存活近12年,疗效较为确切。

典型医案(四)

姓名:章某某　性别:男　年龄:66岁

初诊:2016年12月16日

主诉:胃癌术后6个月,便溏、乏力1周。

现病史:6个月前患者无明显诱因出现乏力、反复便溏症状,无潮热,无黑便,胃镜探查考虑胃部肿瘤,行手术治疗,病理诊断为低分化腺癌伴淋巴转移,行3次化疗,具体化疗方案不详,之后在当地间断服用中药1个月,1周前再发乏力、便溏,于2016年12月16日来我处就诊。

初诊时见患者神疲乏力,便溏,有时胸闷气短,活动后加重,口不干,头昏,耳鸣,睡眠可,胃纳一般,小便通畅。

既往史:既往高血压病,长期口服氨氯地平片,血压控制良好,否认糖尿病、冠心病、肾病、脑病等重大疾病史。否认外伤史。

个人史:否认有肝炎及肺结核等传染病史,否认嗜烟酒史,否认食物、药物过敏史。

家庭史:否认遗传性及传染性病史。

体检:体温37.1℃,脉搏89次/分,呼吸20次/分,血压142/84 mmHg。神清,精神差,双眼等大等圆,对光反应灵敏,心率89次/分,心律齐,双肺呼吸音清,腹软,腹压痛阴性,双肾叩击痛阴性,神经系统未见异常。舌红苔薄,脉软。

辨证分析:神疲乏力、胸闷气短为气阴两伤,便溏、头昏、耳鸣为脾肾两虚,舌红、脉软为阴伤。故辨证为气阴两伤、脾肾两虚。

中医诊断:胃积(气阴两伤、脾肾两虚)。

西医诊断:①胃癌术后;②高血压病。

治则:标本兼顾,扶正祛邪。

治法:益气养阴,健脾滋肾。

处方:

郁金10 g	香附10 g	丹参20 g	土茯苓20 g	黄芪20 g
炒党参20 g	麦冬15 g	炒白术20 g	炒枳壳10 g	猪苓15 g
茯苓15 g	薏苡仁20 g	猫爪草15 g	佛手10 g	夏枯草10 g
三叶青6 g	冬凌草20 g	山慈菇6 g	山茱萸10 g	炒黄连5 g
酒黄精15 g	半枝莲20 g	天龙3条		

×14剂,水煎服,日一剂,温分服。

二诊:2017年1月27日

服用上方后患者感到身体舒适,便溏好转,胸闷、乏力改善,胃不胀,口干,自汗,头昏,耳鸣,二便通畅,苔薄,脉细。拟原法:

黄芪20 g	女贞子15 g	北沙参15 g	麦冬15 g	炒党参20 g
炒白术20 g	炒枳壳10 g	土茯苓20 g	茯苓15 g	薏苡仁20 g
猫爪草15 g	佛手10 g	酒白芍20 g	夏枯草10 g	半枝莲20 g
三叶青6 g	冬凌草20 g	炒鸡内金10 g	酒黄精15 g	醋五味子5 g
天龙3条				

×14剂,水煎服,日一剂,温分服。

随诊情况

随后根据病情随症加减。腹胀加佛手、预知子、木香;纳呆加法内金;便溏加高良姜、煨草果;郁闷加郁金、香附;咳嗽加浙贝、款冬花;少寐加炒酸枣仁;自汗加浮小麦、糯稻根、五味子;腰酸加川续断;湿重苔腻加藿香、佩兰、砂仁。

疗效观察

患者一直坚持服用中药,半年复查一次,病情稳定,未见复发征象。至今已存活8年,疗效较为确切。

典型医案(五)

姓名:毛某某　**性别**:女　**年龄**:72岁

初诊:2015年4月29日

主诉:胃癌术后1年。

现病史:1年前患者出现反复胃痛,消化不良,于当地医院就诊,发现胃部肿瘤,予手术切除,术后病理诊断为中分化腺癌,未行放、化疗,之后在当地间断服用中药治疗,胃痛、纳差症状未缓解,于2015年4月29日来我处就诊。

初诊时见患者神疲乏力,胃痛,胃纳差,腹胀,口干,有时胸闷气短,睡眠差,二便通畅。

既往史:否认高血压、糖尿病、冠心病、肾病、脑病等重大疾病史。否认外伤史。

个人史:否认有肝炎及肺结核等传染病史,否认嗜烟酒史,否认食物、药物过敏史。

家庭史:否认遗传性及传染性病史。

体检:体温36.4℃,脉搏74次/分,呼吸20次/分,血压115/64 mmHg。神清,精神差,心率74次/分,心律齐,双肺呼吸音清,腹软,腹压痛阴性,双肾叩击痛阴性,神经系统未见异常。舌红苔薄,脉软。

辨证分析:神疲乏力、口干为气阴两伤,胃痛、纳差、腹胀为脾胃亏虚,舌红苔薄,脉软为阴伤。故辨证为气阴两伤、肺脾肾虚。

中医诊断:胃积(气阴两伤、脾胃亏虚)。

西医诊断:胃癌术后。

治则:标本兼顾,扶正祛邪。

治法:益气养阴,健脾散结。

处方:

北沙参15 g	麦冬15 g	炒党参20 g	丹参20 g	黄连5 g
炒白术20 g	炒枳壳10 g	黄芪20 g	女贞子15 g	茯苓15 g
薏苡仁20 g	猫爪草15 g	肉桂5 g	天花粉10 g	三叶青6 g
冬凌草20 g	山慈菇6 g	佛手10 g	酒白芍20 g	酸枣仁15 g
甘松10 g	红景天10 g			

×14剂,水煎服,日一剂,温分服。

二诊:2015年6月1日

服用上方后患者感到身体舒适,胃痛、腹胀好转,乏力、口干好转,仍感胸闷,身热盗汗,二便通畅,苔薄,脉细。拟原法:

黄芪20 g	炒党参20 g	女贞子15 g	青蒿10 g	佩兰10 g
麦冬15 g	炒白术20 g	炒枳壳10 g	佛手10 g	茯苓15 g
薏苡仁20 g	猫爪草15 g	瓜蒌皮10 g	郁金10 g	三叶青6 g
冬凌草20 g	山慈菇6 g	炒鸡内金10 g	天龙3条	山茱萸10 g

×14剂,水煎服,日一剂,温分服。

随诊情况

随后根据病情随症加减。腹胀加佛手、预知子、木香;纳呆加法内金;便溏加高良姜、煨草果;郁闷加郁金、香附;咳嗽加浙贝、款冬花;少寐加炒酸枣仁;自汗加浮小麦、糯稻根、五味子;腰酸加川续断;湿重苔腻加藿香、佩兰、砂仁;低热加青蒿、牡丹皮、知母。

疗效观察

患者一直坚持服用中药,半年复查一次,病情稳定,未见复发征象。至今已存活近10年,疗效较为确切。

(医案整理:赵晨充)

第五章　结直肠癌

一、概述

　　结肠癌是指结肠黏膜上皮在环境或遗传等多种致癌因素作用下发生的恶性肿瘤,直肠癌是指发生于肛缘至直肠乙状结肠交界处之间的恶性肿瘤。临床以腹痛、大便带血、大便变细、腹泻等为主要表现,随病情的进展会出现转移所成的临床表现。在我国结直肠癌是常见恶性肿瘤且近年发病率持续上升。我国农村发病低于城市,大城市中其发病率已居各种恶性肿瘤的第二位。我国结直肠癌的发病年龄大约在45岁,其中30岁以下的患者占10%~15%。患者总体的5年生存率保持在30%左右。目前认为结直肠癌主要是环境因素与遗传因素综合作用的结果,其中高脂肪、高蛋白摄入和食物纤维摄入不足是重要的致病因素,过食煎炸食品也是导致结直肠癌的一个原因。据统计,在20%~30%的结直肠癌患者中,遗传因素可能起着重要作用。病理分型中,腺癌是最常见类型,主要包括管状腺癌、黏液腺癌、印戒细胞癌、未分化癌及其他较少见类型(如腺鳞癌、髓样癌、微乳头状腺癌、锯齿状腺癌、鳞状细胞癌、梭形细胞癌、筛状粉刺型腺癌),未分化癌在结直肠癌中占2%~3%,此类型明确与MSI-H相关,预后差。神经内分泌肿瘤和神经内分泌癌在结肠类癌临床中比较少见,约占结直肠恶性肿瘤的2.2%。其他间质来源的有间质瘤、平滑肌瘤、脂肪瘤、血管肉瘤、平滑肌肉瘤等,间质瘤是消化道最常见的间叶组织源性肿瘤,最多发生于胃或小肠,结直肠的胃肠间质瘤并不多见,只占全部胃肠道间质瘤的5%左右。到目前为止,结直肠癌的最有效治疗手段是手术根治性切除。外科治疗一般原则是早期癌瘤施行根治性切除,术后不必放化疗;进展期癌瘤施行根治术或扩大根治术,术后根据具体情况辅以放疗、化疗或放化疗;局部晚期癌瘤,估计难以彻底切除,术前给予放化疗(直肠癌)或化疗(结肠癌),待肿瘤缩小后行手术,术后再做辅助治疗;已有广泛转移或局部扩散的晚期癌瘤则根据具体情况施行姑息性手术或减状手术,术后再予以放疗、化疗或其他治疗。结直肠癌的化疗分为辅助化疗和晚期的姑息化疗。同时还可作为放疗增敏剂用于中低位直肠癌的新辅助放化疗。辅助化疗是结直肠癌综合治疗的一个重要组成部分,目的在于消灭根治术后可能存在的微小残留病灶。手术是直肠癌的根治性治疗手段。Ⅰ期直肠癌(TNM)根治术后局部区域复发率低于10%,5年生存率在90%以上,因此,不必行术前或术后放疗或化疗。可切除的Ⅱ~Ⅲ期直肠癌根治术后的局部区域复发率为10%~40%,即使行全直肠系膜切除术,Ⅲ期患者的局部区域复发率仍可达20%~30%,5年生存率为50%~80%。为提高局部控制率和生存率,这部分患者必须接受辅助性治疗,标准的辅助治疗原则包括术前放疗、术前同步放化疗和术后同步放化疗+术后化疗。此外,还有放射治疗技术、热疗联合化疗(热化疗)或放疗(热放疗)治疗不能切除的晚期或复发性直肠癌,以及处于探索阶段的生物治疗。尽管影响结直肠癌预后的因素很多,其中最理想的预后指标仍是 TNM分期。

在中医古籍文献中结直肠癌属于"肠覃""积聚""脏毒""锁肛痔""肠风""下痢""肠癖"等疾病范畴。说明此病与外邪入侵、营卫失调有关。《外科大成》曰:"锁肛痔,肛门内外犹如竹节锁紧,形如海蛇,里急后重便细而带扁,时流臭水。"《医宗金鉴》论述脏毒:"此病有内外阴阳之别。发于外者,由醇酒厚味,勤劳辛苦,蕴注于肛门,两旁肿突,形如桃李,大便秘结,小水短赤,甚者肛门重坠紧闭,下气不通,刺痛如锥……发于内者,兼阴虚湿热下注肛门,内结蕴肿,刺痛如锥……大便虚闭……"可以看到中医关于脏毒、锁肛痔等症状的描述与直肠癌、肛管癌的症状很相似。本病病位在肠,但与脾、胃、肝、肾的关系尤为密切,预后不良。病情早期以湿热、瘀毒邪实为主,晚期则多为正虚邪实,正虚又以脾肾阳虚、气血两虚、肝肾阴虚多见。

二、中医病因病机

《灵枢·水胀》曰:"肠覃何如?岐伯曰:寒气客于肠外与卫气相搏,气不得荣,因有所系癖而内著,恶气乃起,息肉乃生。"结直肠癌的发生以正气虚损为内因,以邪毒入侵为外因,两者相互影响。外感湿热或脾胃损伤导致水湿内生,郁久化热,是发病的重要原因;而湿热久羁,流连肠道,阻滞气机,热渐成毒,损伤脉络,致使气滞、湿热、毒聚、血瘀,留滞肠道,壅蓄不散,大肠传导失司,日久则积生于内,发为癌瘤。

1.外感湿热

久居湿地,外感湿邪,导致水湿困脾,脾失健运,则内外之水湿日久不去,留滞肠道,壅蓄不散,引发本病。

2.饮食不节

恣食厚味、酒酪,或过食生冷,或暴饮暴食,损伤脾胃,滋生水湿,水湿不去,化热而下迫大肠,与肠中之糟粕交阻搏击,日久成毒,毒聚肠络,发为本病。

3.情志所伤

肝气郁结,肝木太过克伐脾土,脾失健运,水湿内生,郁而热,湿热合邪,下迫大肠,诱生本病。

4.正气亏虚

先天不足或年高体虚之人,脾虚肾亏。脾肾虚损,导致水湿内停,日久引发本病。

三、张昌禧治疗经验

1.治则治法

本病常见脾虚寒湿证、脾虚湿热证、肝郁脾虚证、脾肾阳虚证。故常治以健脾益气、化湿、疏肝解郁、温补脾肾。

2.基本方

方一:益气健脾,祛湿散寒,用于脾虚寒湿证。患者常表现为纳呆、消瘦、畏寒、乏力、便溏、排便次数多,苔白,脉沉细。

生黄芪	炒党参	炒白术	制香附	高良姜	佩兰
茯苓	生薏苡仁	法内金	制厚朴	猫爪草	炒枳壳
乌梅	三叶青	冬凌草	山慈菇	炒扁豆	陈萸肉
天龙					

方二:养阴健脾,清热利湿,用于脾虚湿热证。患者常表现为纳呆、口干、口苦、湿热泻下、肛门灼热、排便次数多而量少或排便不畅,苔黄腻,脉滑数。

炒党参	杭麦冬	天花粉	炒黄连	白头翁	苦参
茯苓	生薏苡仁	猫爪草	法内金	炒白芍	炒枳壳
三叶青	冬凌草	山慈菇	秦皮	天龙	

方三:行气疏肝,益气健脾,用于肝郁脾虚证。患者常表现为腹痛而泻,泻后痛减,纳呆乏力,焦虑少寐,苔薄白,脉弦细。

陈皮	防风	炒白芍	炒白术	郁金	制香附
木香	炒党参	麦冬	茯苓	生薏苡仁	仙鹤草
法内金	八月札	三叶青	冬凌草	山慈菇	天龙
丹参	甘松				

方四:温补脾肾,用于脾肾阳虚证。患者常表现为畏寒肢冷、五更泄泻、纳呆、腰酸、夜间多尿、完谷不化,舌淡苔白,脉沉细。

炒党参	炒白术	陈萸肉	吴茱萸	煨草果	五味子
淡附片	干姜	法内金	淫羊藿	茯苓	生薏苡仁
巴戟天	三叶青	冬凌草	山慈菇	骨碎补	天龙

3.随症加减

便溏,可加制香附、高良姜、煨草果、仙鹤草、五味子、石榴皮、乌梅、山茱萸。

大便泡沫状,可加防风。

黏液便,可加白头翁、炒黄连、败酱草、秦皮。

便血,可加地榆、仙鹤草、茜草炭、血余炭。

排便不畅,可加当归、焦栀子、虎杖、木香、火麻仁、瓜蒌子。

纳呆,可加法内金、炒二芽、生山楂、炒扁豆。

五更泄泻,可加煨诃子、五味子、吴茱萸、煨草果、陈萸肉、干姜。

口干,可加天花粉、芦根、乌梅、西洋参、麦冬、石斛。

乏力,可加黄芪、党参、太子参、炒白术、制黄精。

湿重苔腻,可加广藿香、佩兰、制厚朴、煨草果、生薏苡仁、炒苍术。

腰酸,可加制狗脊、桑寄生、川续断、炒杜仲、巴戟天。

畏寒肢冷,可加淡附片、干姜、淫羊藿、鹿角片。

夜尿多,可加金樱子、芡实、乌药、五味子、陈萸肉。

心烦少寐,可加郁金、制香附、丹参、百合、合欢皮、炒酸枣仁、甘松、淮小麦、萱草花。

肝转移,可加香茶菜、水红花子、半枝莲、干蟾、丹参。

肺转移,可加羊乳、野荞麦、海浮石、炒蜂房、广地龙。

淋巴结转移,可加猫爪草、夏枯草、浙贝、半夏、制南星、黄药子、海藻、生牡蛎。

化疗后白细胞减少,可加生黄芪、制女贞子、当归、墨旱莲、鸡血藤。

随症选用常用抗癌药,如土茯苓、猫爪草、三叶青、山慈菇、冬凌草、生薏苡仁、猫人参、七叶一枝花、炒苍术、半枝莲、败酱草、猪苓、茯苓、天龙、干蟾、斑蝥、石见穿。

四、预防调护经验

绝大多数散发性的结直肠癌与环境因素特别是饮食因素密切相关,因此,饮食调护可以降低结直肠癌的发病率。建议多摄入蔬菜、水果、纤维素,补充维生素。由于一些肠道疾病很容易诱发癌症,如各种息肉、溃疡性结肠炎、慢性痢疾等。家族性多发性肠息肉、溃疡性结肠炎、慢性血吸虫病患者及有结直肠癌家族史的人应定期检查,警惕结直肠癌的信号及早期症状,如大便习惯改变、大便带血或黑便、大便形状变扁变细等。此外,临床日常预防调护指导,建议日常辨证取穴,针刺或艾灸。常服铁皮石斛茶、蒲公英茶等。

五、典型医案

典型医案(一)

姓名:李某某　性别:女　年龄:84岁

初诊:2017年6月15日

主诉:直肠癌术后12年,口干、乏力1月余。

现病史:12年前患者确诊直肠癌,手术切除后行化疗3个周期,具体化疗方案不详,术后于当地医院间断行中药治疗,1个月前感口干、乏力、眼干明显,当地医院血常规检查示白细胞、血小板减少,于2017年6月15日来我处就诊。

初诊时见患者神清,神疲乏力,口干,乏力,眼干,时有胸闷气短,睡眠可,胃纳一般,二便通畅。

既往史:骨质疏松病史,否认高血压、糖尿病、冠心病、肾病、脑病等重大疾病史。否认重大外伤史。

个人史:否认有肝炎及肺结核等传染病史,否认嗜烟酒史,否认食物、药物过敏史。

家庭史:否认遗传性及传染性病史。

体检:体温36.2℃,脉搏73次/分,呼吸20次/分,血压113/62 mmHg。神清,精神软,心率73次/分,心律齐,双肺呼吸音清,腹压痛阴性,双肾叩击痛阴性,神经系统未见异常。舌红苔薄,脉小。

辨证分析:神疲乏力、口干、眼干为气阴两伤,舌红脉小为阴伤。故辨证为气阴两伤。

中医诊断:肠积(气阴两伤)。

西医诊断:直肠癌术后。

治则:标本兼顾,扶正祛邪。

治法:益气养阴,健脾滋肾。

处方:

黄芪20 g	女贞子15 g	北沙参15 g	麦冬15 g	党参20 g
丹参20 g	炒白术20 g	盐续断15 g	炒枳壳10 g	土茯苓20 g
佛手10 g	茯苓15 g	薏苡仁20 g	猫爪草15 g	酸枣仁15 g
夏枯草10 g	酒黄精15 g	泽泻15 g	三叶青6 g	冬凌草20 g
猫人参30 g				

×14剂,水煎服,日一剂,温分服。

二诊:2017年7月5日

服用上方后患者感到身体舒适,乏力、口干改善,大便稍秘结,小便通畅,苔薄,脉细。拟原法:

黄芪20 g	猪苓15 g	茯苓15 g	党参20 g	麦冬15 g
丹参20 g	土茯苓20 g	女贞子15 g	炒白术20 g	炒枳壳10 g
当归10 g	肉苁蓉10 g	酒白芍20 g	薏苡仁20 g	猫爪草15 g
夏枯草10 g	菊花10 g	酒黄精15 g	三叶青6 g	冬凌草20 g
山慈菇6 g	木香5 g			

×14剂,水煎服,日一剂,温分服。

随诊情况

随后根据病情随症加减。大便秘结加当归、肉苁蓉;腹胀加木香;胸闷加瓜蒌皮;腰酸加川续断;头昏加墨旱莲;纳呆加法内金;郁闷加郁金、香附。

疗效观察

患者一直坚持服用中药,半年复查一次,病情稳定,未见复发征象。至今已存活7年多。本病例患者除3次化疗外,坚持服用中药,未予其他西药治疗,疗效较为确切。

典型医案(二)

姓名:杨某某　性别:男　年龄:69岁

初诊:2017年12月22日

主诉:直肠癌术后5年,便秘1年余。

现病史:5年前患者确诊为直肠癌,行手术治疗,术后化疗8次,具体方案不详,未放疗,1年前出现便秘症状,感腹胀,口干,于2017年12月22日来我处就诊。

初诊时见患者神清,诉大便秘结,食后腹胀,口干,偶感胸闷,腰酸,睡眠可,小便通畅。

既往史:否认高血压、糖尿病、冠心病、肾病、脑病等重大疾病史。否认重大外伤史。

个人史:否认有肝炎及肺结核等传染病史,否认嗜烟酒史,否认食物、药物过敏史。

家庭史:否认遗传性及传染性病史。

体检:体温36.2℃,脉搏82次/分,呼吸21次/分,血压106/68 mmHg。神清,精神可,心率82次/分,心律齐,双肺呼吸音清,腹软,腹部压痛阴性,双肾叩击痛阴性,神经系统未见异常。舌红苔薄,脉细。

辨证分析:大便秘结、口干为气阴两伤,腹胀、腰酸、舌红、脉细为脾肾阴性。故辨证为气阴两伤、脾肾阴虚。

中医诊断:肠积(气阴两伤、脾肾阴虚)。

西医诊断:直肠癌。

治则:标本兼顾,扶正祛邪。

治法:益气养阴,健脾滋肾。

处方:

黄芪20 g	党参20 g	女贞子15 g	麦冬15 g	北沙参15 g
丹参20 g	土茯苓20 g	炒白术20 g	炒枳壳10 g	茯苓15 g
薏苡仁20 g	盐续断15 g	猫爪草15 g	山茱萸10 g	半枝莲20 g
酒黄精15 g	炒鸡内金10 g	蒲公英10 g	三叶青6 g	冬凌草20 g
山慈菇6 g				

×14剂,水煎服,日一剂,温分服。

二诊:2018年1月16日

服用上方后患者感到身体舒适,大便通畅,乏力、口干改善,仍感食后腹胀,苔薄,脉细。拟原法:

北沙参15 g	炒党参20 g	麦冬15 g	山茱萸10 g	丹参20 g
土茯苓20 g	盐续断15 g	炒白术20 g	炒枳壳10 g	茯苓15 g
薏苡仁20 g	猫爪草15 g	蒲公英10 g	半枝莲20 g	酒黄精15 g
香附10 g	甘松10 g	醋五味子5 g	三叶青6 g	冬凌草20 g
山慈菇6 g				

×14剂,水煎服,日一剂,温分服。

随诊情况

随后根据病情随症加减。腹胀加香附、甘松;便秘加当归、肉苁蓉;胸闷加瓜蒌皮;少寐加炒酸枣仁;腰酸加川续断;纳呆加法内金。

疗效观察

患者一直坚持服用中药7年,定期复查,病情稳定,未见复发征象。本病例患者坚持服用中药,未予其他西药治疗,疗效较为确切。

典型医案(三)

姓名:章某某　**性别**:男　**年龄**:80岁

初诊:2018年11月9日

主诉:结肠癌术后13年,头晕少寐,小便涩痛1月余。

现病史:13年前患者确诊结肠癌,手术切除,病理诊断为浸润性腺癌,术后行FOLFOX方案化疗6个周期,1个月前感头晕、少寐、小便涩痛,在当地间断服用中药1个月未见好转,于2018年11月9日来我处就诊。

初诊时见患者神清,神疲乏力,头晕,少寐,小便涩痛,胃纳一般,二便通畅,舌红苔黄、脉细。

既往史:否认高血压、糖尿病、冠心病、肾病、脑病等重大疾病史。否认重大外伤史。

个人史:否认有肝炎及肺结核等传染病史,吸烟60余年,每日吸烟10支,已戒烟10年,否认酗酒史,否认食物、药物过敏史。

家庭史:否认遗传性及传染性病史。

体检:体温36.5℃,脉搏76次/分,呼吸20次/分,血压142/78 mmHg。神清,精神差,双眼等大等圆,对光反应灵敏,心率76次/分,心律齐,双肺呼吸音清,腹软压痛阴性,双肾叩击痛阴性,神经系统未见异常。舌红苔黄,脉细。

辨证分析: 神疲乏力、头晕、少寐为气阴两伤,小便涩痛为下焦湿热,舌红脉细为阴伤。故辨证为气阴两伤、湿热下注。

中医诊断: 肠积(气阴两伤、湿热下注)。

西医诊断: 结肠癌。

治则: 标本兼顾,扶正祛邪。

治法: 益气养阴,清热利湿。

处方:

北沙参15 g	麦冬15 g	党参20 g	川牛膝15 g	车前草20 g
丹参20 g	土茯苓20 g	炒白术20 g	炒枳壳10 g	墨旱莲20 g
酸枣仁15 g	茯苓15 g	薏苡仁20 g	猫爪草15 g	夏枯草10 g
天麻10 g	半枝莲20 g	瞿麦20 g	三叶青6 g	冬凌草20 g
山慈菇6 g				

×14剂,水煎服,日一剂,温分服。

二诊: 2018年12月21日

服用上方后患者感乏力改善,头晕、少寐好转,二便通畅,苔薄、脉细。拟原法:

黄芪20 g	女贞子15 g	南沙参15 g	麦冬15 g	丹参20 g
党参20 g	土茯苓20 g	知母10 g	盐黄柏10 g	川牛膝15 g
炒白术20 g	炒枳壳10 g	茯苓15 g	薏苡仁20 g	猫爪草15 g
白毛藤20 g	半枝莲20 g	酒黄精15 g	三叶青6 g	冬凌草20 g
山慈菇6 g				

×14剂,水煎服,日一剂,温分服。

随诊情况

随后根据病情随症加减。腹胀加香附、甘松;便秘加当归、肉苁蓉;胸闷加瓜蒌皮;少寐加炒酸枣仁;腰酸加川续断;纳呆加法内金;头昏加墨旱莲;纳呆加法内金;郁闷加郁金、香附。

疗效观察

患者一直坚持服用中药,半年复查一次,病情稳定,未见复发征象。至今已存活6年多,疗效较为确切。

典型医案(四)

姓名:郑某某　性别:男　年龄:61岁

初诊:2019年1月11日

主诉:直肠癌伴肝、肺转移1年。

现病史:1年前患者出现反复乏力、腹痛,于当地医院肠镜活检,病理确诊为浸润性腺癌,未行手术,行3次化疗,具体化疗方案不详,之后在当地间断服用中药治疗,近期复查CEA轻度增高,于2019年1月11日来我处就诊。

初诊时见患者神清,神疲乏力,口干,腹胀,头昏,耳鸣,睡眠可,胃纳一般,二便通畅。

既往史:否认高血压、糖尿病、冠心病、肾病、脑病等重大疾病史。否认重大手术、外伤史。

个人史:否认有肝炎及肺结核等传染病史,否认嗜烟酒史,否认食物、药物过敏史。

家庭史:否认遗传性及传染性病史。

体检:体温36.5℃,脉搏76次/分,呼吸20次/分,血压104/65 mmHg。神清,精神差,心率76次/分,心律齐,双肺呼吸音清,腹软,腹压痛阴性,双肾叩击痛阴性,神经系统未见异常。舌红苔薄,脉软。

辨证分析:神疲乏力、口干为气阴两伤,腹胀、耳鸣、头晕为脾肾两虚,舌红苔薄、脉软为阴伤。故辨证为气阴两伤、脾肾两虚。

中医诊断:肠积(气阴两伤、肺脾肾虚)。

西医诊断:直肠癌术后。

治则:标本兼顾,扶正祛邪。

治法:益气养阴,健脾滋肾。

处方:

黄芪20 g	女贞子15 g	北沙参15 g	麦冬15 g	土茯苓20 g
党参20 g	丹参20 g	炒僵蚕15 g	炒苍术20 g	炒白术20 g
猪苓15 g	茯苓15 g	薏苡仁20 g	猫爪草15 g	水红花子15 g
半枝莲20 g	酒黄精15 g	香茶菜20 g	重楼6 g	夏枯草10 g
冬凌草20 g				

×14剂,水煎服,日一剂,温分服。

二诊：2019年3月10日

服用上方后患者感乏力、口干好转，腹胀，便溏，苔薄，脉细。拟原法：

黄芪20 g	炒枳壳10 g	三叶青6 g	女贞子15 g	猪苓15 g
茯苓15 g	冬凌草20 g	党参20 g	猫爪草15 g	高良姜10 g
北沙参15 g	香茶菜20 g	炒鸡内金10 g	丹参20 g	山茱萸10 g
水红花子15 g	炒白术20 g	半枝莲20 g	天龙3条	薏苡仁20 g
山慈菇6 g	麦冬15 g			

×14剂，水煎服，日一剂，温分服。

随诊情况

随后根据病情随症加减。腹胀加香附、甘松；便溏加煨草果、高良姜；便秘加当归、肉苁蓉；胸闷加瓜蒌皮；少寐加炒酸枣仁；腰酸加川续断；纳呆加法内金；头昏加墨旱莲；纳呆加法内金；郁闷加郁金、香附。

疗效观察

患者一直坚持服用中药，半年复查一次，病情稳定，未见复发征象。至今已存活近6年，疗效较为确切。

典型医案（五）

姓名：汪某某　　**性别**：男　　**年龄**：88岁

初诊：2016年11月4日

主诉：结肠癌术后2年，肝转移。

现病史：2年前患者出现反复腹痛、腹泻，于当地医院就诊，确诊为结肠癌，行手术治疗，病理诊断为浸润性腺癌，行3次化疗，具体化疗方案不详，复查发现肝转移、肺内结节，CEA较前升高，于2016年11月4日来我处就诊。

初诊时见患者神清，神疲乏力，腹泻，胃纳差，口不干，偶咳，有时胸闷气短，睡眠可，二便通畅。

既往史：否认高血压、糖尿病、冠心病、肾病、脑病等重大疾病史。否认外伤史。

个人史：否认有肝炎及肺结核等传染病史，否认嗜烟酒史，否认食物、药物过敏史。

家庭史：否认遗传性及传染性病史。

体检：体温36.5℃，脉搏81次/分，呼吸21次/分，血压118/74 mmHg。神清，精神差，双眼等大等圆，对光反应灵敏，心率81次/分，心律齐，双肺呼吸音清，腹软，腹压痛阴性,双肾叩击痛阴性,神经系统未见异常。舌红苔薄,脉细。

辨证分析:神疲乏力为气阴两伤,腹泻、纳差、胸闷气短为肺脾两虚,舌红脉细为阴伤。故辨证为气阴两伤、肺脾两虚。

中医诊断:肠积(气阴两伤、肺脾两虚)。

西医诊断:直肠癌术后,肝转移。

治则:标本兼顾,扶正祛邪。

治法:益气养阴,健脾散结。

处方:

黄芪20 g	女贞子15 g	麦冬15 g	丹参20 g	党参20 g
土茯苓20 g	炒白术20 g	炒枳壳10 g	香茶菜20 g	水红花子15 g
茯苓15 g	薏苡仁20 g	猫爪草15 g	半枝莲20 g	夏枯草10 g
浙贝母15 g	三叶青6 g	冬凌草20 g	山慈菇6 g	天龙3条

×14剂,水煎服,日一剂,温分服。

二诊:2016年12月20日

服用上方后患者感到身体舒适,乏力改善,腹泻、纳差好转,二便通畅,苔薄,脉细。拟原法:

黄芪20 g	女贞子15 g	丹参20 g	土茯苓20 g	党参20 g
麦冬15 g	炒白术20 g	炒枳壳10 g	炒黄连5 g	香茶菜20 g
茯苓15 g	海浮石^{先煎}20 g	薏苡仁20 g	猫爪草15 g	浙贝母15 g
夏枯草10 g	半枝莲20 g	三叶青6 g	冬凌草20 g	山慈菇6 g
天龙3条				

×14剂,水煎服,日一剂,温分服。

随诊情况

随后根据病情随症加减。腹胀加香附、甘松;便秘加当归、肉苁蓉;胸闷加瓜蒌皮;少寐加炒酸枣仁;腰酸加川续断;纳呆加法内金;头昏加墨旱莲;郁闷加郁金、香附;肺结节加海浮石、生鸡内金。

疗效观察

患者一直坚持服用中药,半年复查一次,病情稳定,未见复发征象。至今已存活8年多,疗效较为确切。

(医案整理:赵晨充)

119

第六章　原发性肝癌

一、概述

原发性肝癌指发生于肝细胞或肝内胆管细胞的恶性肿瘤,是临床上最常见的恶性肿瘤之一。以食欲减退、肝区疼痛、黄疸、腹水、发热等为常见临床表现。2011年全球最新统计,肝癌发病率在常见癌症中排名第5,而病死率则排第2位。我国是肝癌高发国家之一,发病人数约占全球发病人数的55%。根据2010年中国肿瘤登记年报全国肿瘤登记地区居民恶性肿瘤死亡率分析,肝癌死亡率在所有恶性肿瘤中排第2位。肝癌的产生大多认为是多因素、多步骤的复杂过程,流行病学和实验研究显示,乙型和丙型肝炎病毒感染、黄曲霉素、饮水污染、酒精滥用、肝硬化及亚硝胺类物质等都与肝癌发病有关。在我国,乙型肝炎病毒的感染是肝癌的主要致癌因素,黄曲霉素和饮水污染则可能是最重要的促癌因素。肝细胞癌占原发性肝癌的90%以上,是最常见的一种病理类型;肝内胆管癌较少见,一般占原发性肝癌的5%左右;混合型肝癌也比较少见,在一个肝肿瘤结节内,同时存在肝细胞癌和肝内胆管癌两种成分,两者混杂分布,界限不清;肝纤维板层癌为肝细胞癌的一种特殊和少见的组织学亚型。原发性肝癌的常见治疗方法包括手术、介入、局部治疗、放疗和生物治疗等,根据肿瘤病变的分期,可采取其中的一种或同时采用几种不同治疗方法进行综合治疗。系统治疗主要适用于:①已经发生肝外转移的晚期患者;②虽为局部病变但不适合手术切除、射频或微波消融和TACE治疗者,以及局部治疗失败进展者;③弥漫型肝癌患者;④合并门静脉主干癌栓和(或)下腔静脉者。分子靶向治疗、奥沙利铂(OXA)等新一代的化疗药物相继问世和应用,使得消化道肿瘤的化疗进步明显,预后显著改善。

本病属于中医文献中"胁痛""积聚""癥瘕""癖黄""鼓胀""肥气""痞气""肝积"等疾病范畴。《肘后备急方·治卒心腹坚方》记载"治卒暴癥,腹中有物如石,痛如刺,昼夜啼呼,不治之百",并指出"凡癥坚之起,多以渐生,如有卒觉,使牢大,自难治也。腹中有结积,便害饮食,转羸瘦"《难经·五十六难》曰:"肝之积,名曰肥气。在左胁下,如覆杯,有头足,久不愈,令人发咳逆,疟,连岁不已。"《黄帝内经·灵枢·水胀》载:"鼓胀何如? 岐伯曰:腹胀,身皆大,大与肤胀等也。色苍黄,腹筋起,此其候也。"本病病位在肝,与胆、脾、胃、心、小肠的关系密切,与情志不舒密切相关,预后不良。病情早期以气滞、血瘀、湿、毒为主,晚期正虚邪恋,正虚以肝肾阴虚、气血两虚多见。

二、中医病因病机

中医认为,肝癌的发生与感受湿热邪毒、长期饮食不节、嗜酒和七情内伤等因素引起机体阴阳失衡有关。但肿瘤的发生常常是由机体防御功能不足所致,如《医宗必读·积聚》指出:"积之成也,正气不足,而后邪气踞之。"说明正气虚损,邪气乘袭,蕴结于肝,肝气郁结,气机受阻,血行不畅,痰瘀相结,形成痞块,乃至肝癌。

1.气滞血瘀

情志不畅,肝气郁结,或感受外邪,气滞不畅,"气为血帅""气行则血行",气滞日久,必致血瘀,渐结肿块。

2.湿热蕴结

饮食不节,嗜酒过度,损伤脾胃,或肝气横逆,损及脾胃,或脾胃虚弱、运化不健,水湿停聚郁而化热,湿热蕴结于肝胆,日久渐积而成肿块。

3.肝肾阴虚

情志失调,肝郁化火,湿热相合,损伤络脉,津液外溢,蓄于腹中,或阴液灼竭,肝阴不足,久则及肾,气化不利,水湿内停,聚于腹内,发为鼓胀,久之成瘤。

4.正气虚衰

中医经典理论指出,"正气存内,邪不可干""邪之所凑,其气必虚"。说明正气虚衰,瘤邪乘虚而入是致癌瘤发生的病理中心环节。正气虚弱,加之外受邪毒,或进食发霉食品、污染之水,致肝脾受损,进而气滞血瘀,蕴积日久,而成积块。

三、张昌禧治疗经验

1.治则治法

本病常见气阴两虚、肝郁气滞、肝胃不和、肝火炽盛证。故常治以益气养阴散结、疏肝和胃散结、清肝解毒散结。

2.基本方

方一:益气养阴散结,用于气阴两虚证。患者常表现为神疲乏力、口干、腹胀、肝大,苔白脉弦细。

生黄芪	制女贞子	丹参	炒党参	炒白术	杭麦冬
炒枳壳	茯苓	生薏苡仁	猫爪草	水红花子	半枝莲
炒白芍	三叶青	冬凌草	山慈菇	虎杖	香茶菜
天龙	干蟾				

方二:疏肝和胃散结,用于肝胃不和证。患者常表现为心烦焦虑、纳呆、嗳气、口苦、排便不畅,苔薄脉弦细。

温郁金	制香附	党参	麦冬	焦栀子	炒黄连
丹参	炒白术	炒枳壳	茯苓	生薏苡仁	法内金
佛手	猫爪草	三叶青	冬凌草	山慈菇	玫瑰花
半枝莲					

方三:清肝解毒散结,用于热毒明显者。患者常表现为心烦而怒、胁痛、口干、排便不畅、黄疸、口苦、肝大硬结,苔白质红脉弦滑。

丹皮	焦栀子	炒黄连	茵陈	片姜黄	水红花子
丹参	半枝莲	炒白芍	茯苓	炒枳壳	炒白术
生薏苡仁	三叶青	冬凌草	山慈菇	醋三棱	天龙
七叶一枝花					

3.随症加减

胁胀,可加郁金、制香附、川楝子、炒白芍、炒枳实。

口干,可加麦冬、天花粉、芦根、炒白芍、西洋参、石斛、生山楂、乌梅。

乏力,可加黄芪、党参、太子参、制黄精、绞股蓝。

腿酸,可加牛膝、木瓜、桑寄生、五加皮。

口苦,可加炒黄连、蒲公英、焦栀子、苦丁茶。

腹胀,可加炒枳壳、木香、砂仁、乌药、制厚朴、炒槟榔。

湿重苔腻,可加广藿香、佩兰、制厚朴、煨草果、生薏苡仁、炒苍术。

黄疸,可加茵陈、焦栀子、败酱草、凤尾草、金线莲。

腹腔积液,可加半边莲、丹参、泽泻、猪苓、蒲公英、冬瓜皮、玉米须。

疼痛,可加制延胡索、炒白芍、制乳香、生蒲黄、五灵脂、冰片(外用)。

肝脾大,可加制鳖甲、丹参、莪术、三棱、虎杖、水红花子。

排便不畅,可加当归、焦栀子、火麻仁、生地黄、生白术、虎杖。

便溏,可加陈萸肉、法内金、高良姜、乌梅、生山楂。

上消化道出血,可加白及粉、三七粉、地榆炭、仙鹤草。

头昏,可加制首乌、制女贞子、墨旱莲、川牛膝、天麻、杭白菊。

化疗引起血小板下降,可加生黄芪、制女贞子、墨旱莲、鹿角片、当归、鸡血藤。

抗HBV-DNA,可加丹参、夏枯草、土茯苓、丹皮、栀子、赤芍、金银花、败酱草、黄连、虎杖、蒲公英、仙鹤草、重楼、赤芍、秦皮。

随症选用常用抗癌药,如败酱草、石上柏、制南星、石见穿、半枝莲、半边莲、猫人参、瓜蒌、天花粉、蛇六谷、海浮石、斑蝥、干蟾、三棱、莪术、全蝎、白术、蜂房、鸡骨草、冬凌草、天龙、猪苓、水蛭、凌霄花、八月札。

四、预防调护经验

肝癌的一级预防,包括接种乙肝疫苗、预防粮食霉变、改进饮水水质及适当补硒等。肝功能的储备是肝癌患者赖以生存的根基、维持生命的前提,与预后密切相关。情志波动对肝病影响很大,情志调适对于肝癌患者尤为重要。此外,临床日常预防调护指导,建议常服佛手茶、花茶等疏肝理气。

五、典型医案

典型医案(一)

姓名:陈某某　性别:男　年龄:73岁

初诊日期:2007年4月12日

主诉:肝癌术后1年。

现病史:患者于2006年7月体检发现肝占位,考虑肝癌,予肝切除术,病理诊断为原发性肝细胞癌,术后化疗6次,具体化疗方案不详,继之服用中药,于2007年4月12日来我处就诊。

初诊时见患者头昏,耳鸣,腰酸,乏力,肝区不适,胃纳一般,少寐,心烦,口干,大便通畅,苔薄腻,脉弦细。

既往史:高血压、脑梗死病史,否认糖尿病、冠心病、肾病等重大疾病史。原发性肝细胞肝癌手术史,否认外伤史。

个人史:否认有肝炎及肺结核等传染病史,否认嗜烟酒史,否认食物、药物过敏史。

家庭史:否认遗传性及传染性病史。

体检:体温36.2℃,脉搏82次/分,呼吸21次/分,血压126/72 mmHg。神清,精神差,双眼等大等圆,对光反应灵敏,心率82次/分,心律齐,双肺呼吸音清,腹软,双肾叩击痛阴性,神经系统未见异常。舌红苔薄腻,脉弦细。

辨证分析:头昏、耳鸣、腰酸、乏力为肝肾亏损;肝区不适、少寐、心烦、口干、苔薄腻、脉弦细为气虚肝郁。故辨证为肝肾亏损、气虚肝郁。

中医诊断:肝积(肝肾亏损、气虚肝郁)。

西医诊断:①肝癌;②高血压;③脑梗死。

治则:标本兼顾,扶正祛邪。

治法:疏肝益气,滋肾宁心。

处方:

制首乌15 g	制女贞子15 g	黄芪20 g	党参20 g	丹参20 g
麦冬15 g	香茶菜20 g	炒白术20 g	炒枳壳10 g	酸枣仁15 g
茯苓15 g	薏苡仁20 g	墨旱莲20 g	猫爪草15 g	炒白芍20 g
半枝莲20 g	川续断15 g	盐杜仲15 g	五味子5 g	三叶青6 g
冬凌草20 g	山慈菇6 g			

×14剂,水煎服,日一剂,温分服。

二诊:2007年4月26日

服用上方后患者乏力改善,胃纳一般,头昏,腰酸,少寐,耳鸣,夜尿多,苔黄腻,脉弦细。拟原法:

黄芪20 g	制女贞子15 g	墨旱莲20 g	天麻10 g	党参20 g
麦冬15 g	丹参20 g	香茶菜20 g	仙鹤草20 g	炒白术20 g
炒枳壳10 g	猫爪草15 g	酒白芍20 g	半枝莲20 g	盐杜仲15 g
夏枯草10 g	冬凌草20 g	山慈菇6 g	茯苓15 g	薏苡仁20 g

×14剂,水煎服,日一剂,温分服。

三诊:2007年5月10日

服用上方后患者乏力、睡眠改善,头昏好转,腰酸,耳鸣,夜尿多,步履不稳。苔薄腻,脉弦细。拟原法:

制首乌15 g	制女贞子15 g	墨旱莲20 g	川牛膝15 g	党参20 g
麦冬15 g	石决明^{先煎}20 g	生白芍20 g	炒白术20 g	炒枳壳10 g
荆芥15 g	薏苡仁20 g	山茱萸10 g	酸枣仁15 g	丹参20 g
郁金10 g	半枝莲20 g	三叶青6 g	山慈菇6 g	冬凌草20 g

×14剂,水煎服,日一剂,温分服。

随诊情况

随后根据病情随症加减。乏力加绞股蓝、制黄精;口干加天花粉;心烦加郁金、制香附;排便不畅加当归、焦栀子;护肝加虎杖、垂盆草;肝区不适加川楝子、柴胡;尿微量蛋白增高加匍伏堇、金银花、桑螵蛸;血压高加黄连、杜仲。

疗效观察

患者一直坚持服用中药,未予其他西药抗肿瘤治疗,病情稳定,未见复发征象。至今已存活近18年,疗效较为确切。

典型医案(二)

姓名:金某某　性别:男　年龄:43岁

初诊:2015年3月12日

主诉:确诊肝癌3年余,术后2个月。

现病史:患者于2012年5月体检时发现AFP明显升高(120 ng/ml),经某肿瘤医院确诊为原发性肝癌,并行介入治疗,治疗后病情稳定。2015年1月复查肝癌复发,即行肝切除术,未化疗,并内服中药调理,于2015年3月12日来我处就诊。

初诊时见患者神疲乏力,纳呆,肝区不适,口干,睡眠一般,大便通畅,舌苔薄,脉细。

既往史:有乙肝病史,近日复查乙肝病毒DNA检测,否认高血压、糖尿病、冠心病、肾病、脑病等重大疾病史。肝切除术,否认外伤史。

个人史:否认肺结核等传染病史,否认嗜烟酒史,否认食物、药物过敏史。

家庭史:否认遗传性疾病病史。

体检:体温36.9℃,脉搏85次/分,呼吸20次/分,血压125/70 mmHg。神清,精神差,双眼等大等圆,对光反应灵敏,心率85次/分,心律齐,双肺呼吸音清,腹软,双肾叩击痛阴性,神经系统未见异常。舌苔薄,脉细。

辨证分析:纳呆、肝区不适为肝郁气滞;神疲乏力、口干、舌苔薄、脉细为气阴两虚,故辨证为肝郁气滞、气阴两虚。

中医诊断:肝积(肝郁气滞、气阴两虚)。

西医诊断:原发性肝癌术后。

治则:标本兼顾,扶正祛邪。

治法:益气养阴,健脾散结。

处方:

黄芪20 g	制女贞子15 g	党参20 g	麦冬15 g	丹参20 g
土茯苓20 g	香茶菜20 g	炒白术20 g	炒枳壳10 g	茯苓15 g
薏苡仁20 g	猫爪草10 g	夏枯草10 g	半枝莲20 g	醋三棱10 g
虎杖15 g	三叶青6 g	冬凌草20 g	山慈菇6 g	酒白芍20 g
法内金10 g				

×7剂,水煎服,日一剂,温分服。

二诊:2015年3月26日

患者服药后感乏力改善,胃纳可,口干,肝区不适,少寐,口苦,大便通畅,苔薄腻,脉细。拟原法:

生黄芪20 g	女贞子15 g	丹参20 g	土茯苓20 g	党参20 g
麦冬15 g	炒白术20 g	炒枳壳10 g	酒白芍20 g	香茶菜20 g
茯苓15 g	薏苡仁20 g	猫爪草15 g	炒黄连5 g	半枝莲20 g
三叶青6 g	冬凌草20 g	山慈菇6 g	夏枯草10 g	醋三棱10 g
酸枣仁15 g	水红花子15 g			

×14剂,水煎服,日一剂,温分服。

三诊:2015年4月28日

患者近期体检未发现异常,目前无明显不适,睡眠饮食可,苔薄脉软,拟原法:

生黄芪20 g	制女贞子15 g	党参20 g	麦冬15 g	丹参20 g
土茯苓20 g	香茶菜20 g	炒白术20 g	炒枳壳10 g	水红花子15 g
茯苓15 g	薏苡仁20 g	猫爪草10 g	半枝莲20 g	酒白芍20 g
制黄精15 g	三叶青6 g	冬凌草20 g	山慈菇6 g	山茱萸10 g
炙甘草10 g				

×14剂,水煎服,日一剂,温分服。

随症加减

随后根据病情随症加减。乏力加制黄精、绞股蓝;肝区不适加郁金、制香附;抗病毒加蒲公英、虎杖;护肝加香茶菜、水红花子;口干加天花粉、芦根;口苦加炒黄连;排便不畅加当归、焦栀子;夜尿多加巴戟天、山茱萸;腹胀加大腹皮;抗肿瘤加醋三棱、夏枯草、半枝莲、天龙。

疗效观察

患者坚持服用中药治疗,病情稳定,AFP正常,乙肝DNA复制转阴,至今已存活近10年,疗效较为确切。

典型医案(三)

姓名:俞某某　性别:男　年龄:84岁

初诊:2013年1月16日

主诉:确诊肝癌6个月。

现病史:患者于6个月前体检发现肝占位,考虑肝癌,予肝切除术,病理诊断为原发性肝细胞癌,术后化疗3次,继之服用中药,于2013年1月16日来我处就诊。

初诊时见患者神疲乏力,口干,纳呆、腹胀,头昏,耳鸣,睡眠可,二便通畅,舌苔薄,脉细。

既往史:否认高血压、糖尿病、冠心病、肾病、脑病等重大疾病史。否认其他重大手术、外伤史。

个人史:否认肝炎及肺结核等传染病史,否认嗜烟酒史,否认食物、药物过敏史。

家庭史:否认遗传性及传染性病史。

体检:体温36.2℃,脉搏68次/分,呼吸21次/分,血压124/72 mmHg。神清,精神差,双眼等大等圆,对光反应灵敏,心率68次/分,心律齐,双肺呼吸音清,腹软,双肾叩击痛阴性,神经系统未见异常。舌红苔薄,脉小。

辨证分析:纳呆、腹胀为肝郁气滞;神疲乏力、口干、头昏、耳鸣、舌苔薄、脉细为气阴两虚。故辨证为肝郁气滞、气阴两虚。

中医诊断:肝积(肝郁气滞、气阴两虚)。

西医诊断:原发性肝癌术后。

治则:标本兼顾,扶正祛邪。

治法:益气养阴,健脾散结。

处方:

| 枸杞子10 g | 菊花10 g | 猪苓15 g | 茯苓15 | 北沙参15 g |
| 薏苡仁20 g | 半枝莲20 g | 当归10 g | 酸枣仁15 g | 远志5 g |

丹参20g　　　三叶青6g　　　　炒白术20g　　郁金10g　　山慈菇6g

香茶菜15g　　鲜铁皮石斛12g

二诊:2013年2月6日

服用上方后患者感到身体舒适,乏力、口干改善,胸闷,头昏,耳鸣,复查肝功能转氨酶较前升高,二便通畅,苔薄,脉细。拟原法:

黄芪20g	炒枳壳10g	党参20g	麦冬15g	猪苓15g
茯苓15g	半枝莲20g	炒白术20g	酸枣仁15g	枸杞子10g
菊花10g	三叶青10g	百合20g	丹参20g	山慈菇10g
薏苡仁20g	香茶菜15g	鲜铁皮石斛12g		

随诊情况

随后根据病情随症加减。乏力加制黄精、绞股蓝;肝区不适加郁金、制香附;护肝加香茶菜、水红花子;口干加天花粉、芦根;口苦加炒黄连;排便不畅加当归、焦栀子;夜尿多加巴戟天、山茱萸;腹胀加大腹皮;抗肿瘤加醋三棱、夏枯草、半枝莲、天龙。

疗效观察

患者一直坚持服用中药,半年复查一次,病情稳定,未见复发征象。至今已存活近12年。本病例患者除3次化疗外,坚持服用中药,未予其他西药治疗,疗效较为确切。

典型医案(四)

姓名:叶某某　　**性别**:男　　**年龄**:53岁

初诊:2019年12月20日

主诉:确诊肝癌2个月。

现病史:患者于2019年10月因腹痛于当地医院就诊,腹部增强CT示肝区占位,考虑肝癌,予肝切除术,病理诊断为原发性肝细胞癌,术后化疗1次,于2019年12月20日来我处就诊。

初诊时见患者肝区不适,胃纳一般,乏力,口干,少寐、心烦,腰酸,大便通畅,苔薄腻,脉弦细。

既往史:否认高血压、糖尿病、冠心病、肾病、脑病等重大疾病史。否认其他重大手术、外伤史。

个人史:否认有肝炎及肺结核等传染病史,否认嗜烟酒史,否认食物、药物过敏史。

家庭史:否认遗传性及传染性病史。

体检:体温36.5℃,脉搏81次/分,呼吸20次/分,血压138/78 mmHg,神清,精神差,双眼等大等圆,对光反应灵敏,心率81次/分,心律齐,双肺呼吸音清,腹软,双肾叩击痛阴性,神经系统未见异常。苔薄腻,脉弦细。

辨证分析:肝区不适、胃纳差为气虚肝郁;乏力、口干、少寐、心烦、腰酸、苔薄腻、脉弦细为肝肾亏损。故辨证为肝肾亏损、气虚肝郁。

中医诊断:肝积(肝肾亏损、气虚肝郁)。

西医诊断:肝癌。

治则:标本兼顾,扶正祛邪。

治法:疏肝益气,滋肾柔肝。

处方:

黄芪20 g	女贞子15 g	丹参20 g	姜黄10 g	茵陈20 g
党参20 g	麦冬15 g	炒白术20 g	炒枳壳10 g	猪苓15 g
茯苓15 g	薏苡仁20 g	半枝莲20 g	三叶青6 g	冬凌草20 g
水红花子15 g	山慈菇10 g	天龙3条	香茶菜20 g	制黄精15 g
虎杖15 g				

×14剂,水煎服,日一剂,温分服。

二诊:2020年1月10日

服用上方后患者感到身体舒适,乏力,口干改善,肝区不适,偶有疼痛,二便通畅,苔薄,脉细。拟原法:

黄芪20 g	女贞子15 g	党参20 g	麦冬15 g	炒白术20 g
丹参20 g	炒枳壳10 g	姜黄10 g	茵陈20 g	猪苓15 g
茯苓15 g	薏苡仁20 g	半枝莲20 g	三叶青6 g	冬凌草20 g
水红花子15	山慈菇10 g	天龙3条	香茶菜20 g	虎杖15 g
土茯苓20 g	猫爪草15 g			

×14剂,水煎服,日一剂,温分服。

随诊情况

随后根据病情随症加减。乏力加制黄精、绞股蓝;疼痛加姜黄、延胡索;肝区不适加郁金、制香附;抗病毒加蒲公英、虎杖;护肝加香茶菜、水红花子;口干加天花粉、芦根;口苦加炒黄连;排便不畅加当归、焦栀子;夜尿多加巴戟天、山茱萸;腹胀加大腹皮;抗肿瘤加醋三棱、夏枯草、半枝莲、天龙。

疗效观察

患者一直坚持服用中药,半年复查一次,病情稳定,未见复发征象。至今已存活5年,疗效较为确切。

(医案整理:王未寒)

第七章　胰腺癌

一、概述

胰腺癌是消化道常见的恶性肿瘤之一,早期症状不明显,多数有厌食和体重减轻,腹痛是胰体尾癌最早出现的症状,胰头癌黄疸出现较早。晚期可出现腹部肿块、发热、消瘦、疼痛等症状。在恶性肿瘤导致的死亡中,胰腺癌在男性中居第4位,在女性中居第5位。尽管对胰腺癌的研究不断加深,但胰腺癌患者生存期并没有得到显著延长,5年生存率为1%~5%,74%的患者在诊断后1年内死亡。胰腺癌是由多因素的反复作用所致。胰腺癌发病最一致的危险因素是吸烟,高蛋白饮食可能与胰腺癌的发病有关,其他可能的致病因素有职业暴露、疾病史、遗传因素和个体易感性。可能的易感因素包括:饮食因素,如摄入过多能量、糖类食物、胆固醇、肉类、烧烤食品、干货、亚硝胺类、精制糖等;职业因素,如从事药品化学、煤气、金属、铝矿、皮革染色、纺织、屠宰、面粉、运输、碳氢卤化物、水加氯等相关产业工作;疾病因素,如慢性糖尿病、胰腺炎、多发性内分泌肿瘤、恶性贫血等。有待证明的易感因素如脂肪、咖啡等,从事木材、氯甲烷、氧化烯等相关工作,或消化性溃疡切除术后、胆囊炎术后。胰腺导管腺癌占胰腺恶性肿瘤的80%~90%,我们通常所说的胰腺癌均指导管腺癌。发生部位以胰头部多见,其次是胰体尾部,全胰癌比较少见。未分化癌属于分化不良性癌,鳞腺癌约占胰腺恶性肿瘤的2%,多位于胰尾部。纯粹的鳞癌较少见,多见由鳞癌和腺癌混合组成的鳞腺癌。大嗜酸颗粒细胞性癌类型比较黏液表皮样癌或印戒细胞癌偶可见到,胰腺腺泡细胞癌占胰腺癌的1%~2%。目前,手术切除仍是胰腺癌治疗的主要方法,完全切除肿瘤(R0切除)是胰腺癌治疗的目标。大的医疗中心术后死亡率可低于5%。但是手术治疗效果不甚理想,术后患者中位生存时间为15~19个月,5年生存率约为20%。即使行胰腺癌根治性切除,仍有部分患者出现复发转移。

胰腺癌属于中医的"癥瘕""积聚""黄疸""伏梁"等范畴。最早见于《难经》:"心之积,名曰伏梁,起脐上,大如臂,上至心下。久不愈,令人病烦心……脾之积,名曰痞气,在胃脘,覆大如盘。久不愈,令人四肢不收,发黄疸,饮食不为肌肤。"《杂病源流犀烛》中论曰："皆由心经气血两虚,以致邪留不去也,治宜活血凉血,散热通结,宜伏梁丸。"本病病位在脾,涉及肝胆,以脏腑气血亏虚为本,以气滞、血瘀、痰凝、毒聚为标的一种本虚标实的疾病,预后极差。

二、中医病因病机

胰腺癌的发生与脾胃关系较大。平素情志抑郁,肝气不舒,脏腑失于调和,气机阻滞,脉络不通,痰浊内生,气血痰浊积聚而成;或酒食不节,饥饱失宜,损伤中焦脾胃,致痰浊凝聚,气滞痰阻,日久痰浊气血互结,遂成本病;或起居失宜,寒温失调,使脏腑气血失和,复因调摄不当,致气机失常,诸邪与气血互相搏结,积而成形;或由他病迁延,转移而来,诸如黄疸、砂石、虫阻等,经久不愈,致正虚邪留,气血邪毒,结为积块。

1.外感湿邪

脾主运化,喜燥恶湿。外感湿邪,日久伤脾,脾失运化,湿邪内聚,结而成瘤。

2.内伤七情

肝主疏泄条达,脾主运化水湿。忧思伤脾,恼怒伤肝。肝气不疏,脾失健运,则气血运行失调,水液代谢紊乱,日久痰瘀互结,与毒相搏,结聚成瘤。

3.饮食不节

酒食过度,暴饮暴食,损伤脾胃,聚湿成痰,影响气血运行,痰瘀互结,日久不散,积聚成瘤。

三、张昌禧治疗经验

1.治则治法

本病常见气阴两虚证。故常治以益气健脾、养阴散结。

2.基本方

生黄芪	制女贞子	片姜黄	茵陈	党参	杭麦冬
天花粉	炒白术	炒枳壳	生薏苡仁	炒白芍	猪苓
茯苓	猫爪草	三叶青	冬凌草	山慈菇	土茯苓
天龙	七叶一枝花	海浮石	法内金		

3.随症加减

黄疸,多为阴黄,可加茵陈、片姜黄、炒白术、附子、猪苓。

腹痛,可加生蒲黄、五灵脂、制延胡索、制乳香、炒白芍,外用冰片酒精涂剂。

纳呆,可加法内金、焦山楂、炒二芽、炒扁豆、山药、白术。

乏力,可加生黄芪、西洋参、党参、太子参、制黄精、淫羊藿、绞股蓝。

呃逆,可加旋覆花、代赭石、丁香、柿蒂、制香附。

口干,可加乌梅、芦根、天花粉、西洋参、石斛。

脘胀,可加温郁金、制香附、佛手片、木蝴蝶。

腹胀,可加炒枳壳、木香、乌药、砂仁。

排便不畅,可加当归、知母、焦栀子、肉苁蓉、大黄、火麻仁、瓜蒌仁。

便溏,可加焦山楂、炒白术、高良姜、乌梅、石榴皮、陈萸肉、煨诃子。

化疗后白细胞下降,可加生黄芪、制女贞子、当归、鸡血藤、炒白芍、鹿角片、淫羊藿。

腹腔转移,可加夏枯草、半枝莲、七叶一枝花、天龙、干蟾、海浮石。

肝功能损害,可加香茶菜、地耳草、水红花子、半枝莲、丹参。

腰酸,可加巴戟天、炒杜仲、制狗脊、川续断、淫羊藿。

血糖高,可加天花粉、枸杞子、杭白菊、杭麦冬、山药、天冬、石斛、五味子。

少寐,可加甘松、丹参、郁金、炒酸枣仁、五味子、合欢皮、百合、淮小麦。

湿重苔腻,可加制厚朴、生薏苡仁、茯苓、砂仁、煨草果、炒苍术。

腹水,可加半边莲、桑白皮、泽泻、猪苓、茯苓、葫芦壳、桔梗。

头昏、耳鸣,可加枸杞子、白菊花、川牛膝、制首乌、制女贞子、旱莲草、丹参、石菖蒲、葛根。

随症选用常用抗癌药,如猪苓、茯苓、片姜黄、土茯苓、猫爪草、猫人参、三叶青、冬凌草、山慈菇、白英、龙葵、夏枯草、乌梅、海浮石。

四、预防调护经验

胰腺癌的恶性程度高、进展快、病情严重,预防重于调护。建议戒烟酒,少饮咖啡,少吃或不吃咸鱼、咸菜、熏肉、腊味等含亚硝胺的食物;多吃新鲜蔬菜,清淡饮食,控制高脂肪、高动物蛋白的摄入;少吃多餐。积极治疗慢性胰腺炎、糖尿病及慢性胆囊疾病,定期复查。定期体检,尽量做到"早发现,早诊断,早治疗"。劳逸结合,增强自身免疫力。此外,临床日常预防调护指导,建议常服铁皮石斛茶、佛手茶、蒲公英茶、花茶等,疏肝理气,清胃解毒。

五、典型医案

典型医案(一)

姓名:杨某某　性别:男　年龄:58岁

初诊日期:2019年5月11日

主诉:确诊胰腺癌1年余。

现病史:患者于2017年10月体检时发现胰腺占位,CEA、CA19-9增高,于2018年1月手术,术后病理诊断为神经内分泌肿瘤(G_2)首先考虑,未放、化疗,间断服用中药,于2019年5月11日来我院门诊。

初诊:纳呆,乏力,左上腹不适,腹胀,口干,排便不畅,睡眠一般,有时腰酸,苔薄腻,脉弦细。

既往史:既往有脑梗死、高血压、胆囊结石病史。否认重大手术、外伤史。

个人史:否认有肝炎及肺结核等传染病史,否认嗜烟酒史,否认食物、药物过敏史。

家庭史:否认遗传性及传染性病史。

体检:体温36.3℃,脉搏82次/分,呼吸22次/分,血压124/72 mmHg。神清,精神差,双眼等大等圆,对光反应灵敏,心率82次/分,心律齐,双肺呼吸音清,腹痛阴性,双肾叩击痛阴性,神经系统未见异常。苔薄腻,脉弦细。

辨证分析:乏力、口干、腰酸为气阴两虚,纳呆、左腹胀、排便不畅为脾虚气滞。故辨证为气阴两虚、脾虚所滞。

中医诊断:积聚(气阴两虚、脾虚气滞)。

西医诊断:①胰腺癌;②脑梗死;③高血压;④胆囊结石。

治则:标本兼顾,扶正祛邪。

治法:益气养阴,健脾行气。

处方:

生黄芪20 g	制女贞子15 g	党参20 g	麦冬15 g	北沙参15 g
丹参20 g	土茯苓20 g	炒白术20 g	炒枳壳10 g	茵陈20 g
当归10 g	焦栀子10 g	芡实15 g	薏苡仁20 g	猫爪草15 g
片姜黄10 g	半枝莲20 g	酸枣仁15 g	川续断15 g	三叶青6 g

冬凌草20g　　山慈菇6g　　天龙3条

　　　　　　　　　　　　×14剂,水煎服,日一剂,温分服。

二诊: 2019年5月25日

服用上方后患者感到乏力改善,胃纳好转,大便基本通畅,口干腹胀,少寐,苔薄腻脉细,拟原法:

生黄芪20g　　制女贞子15g　　北沙参15g　　麦冬15g　　党参20g
丹参20g　　天花粉10g　　土茯苓20g　　片姜黄10g　　茵陈20g
焦栀子10g　　炒白术20g　　炒枳壳10g　　茯苓15g　　薏苡仁20g
酸枣仁15g　　木香5g　　三叶青6g　　冬凌草20g　　山慈菇6g
川续断15g　　天龙3条　　蒲公英10g

　　　　　　　　　　　　×14剂,水煎服,日一剂,温分服。

三诊: 2023年4月28日

主诉: 胰腺癌术后5年余,乏力改善,胃纳可,腹不胀痛,复查未见复发征象,肿瘤指标正常,苔薄,脉细,拟原法:

生黄芪20g　　制女贞子15g　　北沙参15g　　麦冬15g　　党参20g
片姜黄10g　　焦栀子10g　　茵陈20g　　炒白术20g　　炒枳壳10g
茯苓15g　　薏苡仁20g　　猫爪草15g　　酸枣仁15g　　夏枯草10g
蒲公英10g　　半枝莲20g　　制黄精15g　　三叶青6g　　冬凌草20g
山慈菇6g

　　　　　　　　　　　　×14剂,水煎服,日一剂,温分服。

随诊情况

随后根据病情随症加减。纳呆加炒二芽、淮山药;便溏加煨草果、高良姜;胸闷加瓜蒌皮;咯痰不畅加桔梗、紫菀;咳嗽加浙贝、款冬花;少寐加酸枣仁;腰酸加川续断;头昏加墨旱莲;纳呆加法内金;郁闷加郁金、香附。

疗效观察

患者从2019年5月至今一直坚持服用中药,复查病情稳定,肿瘤指标正常,至今已存活近6年,疗效较为确切。

典型医案(二)

姓名: 郑某某　**性别:** 女　**年龄:** 57岁

初诊: 2022年8月26日

主诉:确诊胰腺癌1月余。

病史:1个月前患者因感腹部不适,行腹部MRI检查示胰腺占位,于当地医院行胰腺穿刺,病理诊断为腺癌。行3次化疗,具体方案不详,未手术,之后在当地间断服用中药,于2017年6月15日来我处就诊。

初诊:口干,纳呆,乏力,腹胀,排便不畅,睡眠可,腰酸,苔薄腻脉弦细。

既往史:既往糖尿病、高血压病史,否认冠心病、肾病、脑病等重大疾病史。否认重大手术、外伤史。

个人史:否认有肝炎及肺结核等传染病史,否认嗜烟酒史,否认食物、药物过敏史。

家庭史:否认遗传性及传染性病史。

体检:体温36.5℃,脉搏81次/分,呼吸21次/分,血压120/70 mmHg,神清,精神差,双眼等大等圆,对光反应灵敏,心率81次/分,心律齐,双肺呼吸音清,腹痛阴性,双肾叩击痛阴性,神经系统未见异常。苔薄腻,脉弦细。

辨证分析:乏力、口干、腰酸为气阴两虚,纳呆、腹胀、排便不畅为脾虚气滞。故辨证为气阴两伤、脾虚气滞。

中医诊断:积聚(气阴两虚、脾虚气滞)。

西医诊断:①胰腺癌;②高血压;③糖尿病。

治则:标本兼顾,扶正祛邪。

治法:疏肝益气,健脾和胃。

处方:

郁金10 g	香附10 g	党参20 g	麦冬15 g	北沙参15 g
丹参20 g	土茯苓20 g	茵陈20 g	片姜黄10 g	香茶菜20 g
炒白术20 g	炒枳壳10 g	佛手10 g	酒白芍20 g	延胡索10 g
夏枯草10 g	半枝莲20 g	三叶青6 g	冬凌草20 g	山慈菇6 g
天龙3条				

×14剂,水煎服,日一剂,温分服。

二诊:2022年9月23日

服用上方后患者感神疲乏力,夜寐欠佳,纳呆,排便不畅,大便不成形,拟原法:

黄芪20 g	女贞子15 g	北沙参15 g	麦冬15 g	炒党参20 g
丹参20 g	土茯苓20 g	炒白术20 g	炒枳壳10 g	佛手10 g
白芍20 g	茯苓15 g	薏苡仁20 g	猫爪草15 g	炒鸡内金10 g

| 延胡索15 g | 三叶青6 g | 冬凌草20 g | 山慈菇6 g | 天龙3条 |
| 酸枣仁15 g | | | | |

×14剂,水煎服,日一剂,温分服。

三诊: 2023年5月5日

服用上方后患者感乏力好转,伴肝转移,胃出血,排便不畅,夜寐安,拟原法:

广藿香10 g	佩兰10 g	炒白术20 g	薏苡仁20 g	炒鸡内金10 g
片姜黄10 g	茵陈20 g	焦栀子10 g	党参20 g	麦冬15 g
炒苍术20 g	败酱草20 g	茯苓15 g	炒枳壳10 g	半枝莲20 g
酒白芍20 g	夏枯草10 g	酒萸肉10 g	生鸡内金10 g	三叶青6 g
冬凌草20 g	山慈菇6 g			

×14剂,水煎服,日一剂,温分服。

随诊情况

随后根据病情随症加减。纳呆加炒二芽、淮山药;便溏加煨草果、高良姜;胸闷加瓜蒌皮;咯痰不畅加桔梗、紫菀;咳嗽加浙贝、款冬花;少寐加酸枣仁;腰酸加川续断;头昏加墨旱莲;纳呆加法内金;郁闷加郁金、香附。

疗效观察

患者一直坚持服用中药,半年复查一次,病情稳定,未见复发征象。至今已存活2年多,疗效较为确切。

典型医案(三)

姓名:申某某　性别:女　年龄:60岁

初诊: 2023年3月3日

主诉: 确诊胰腺癌3个月。

病史: 2022年12月10日患者于当地医院确诊胰腺癌,手术治疗,病理提示中低分化腺癌,伴癌栓神经侵犯,化疗3次。目前处于化疗康复期,白细胞偏低,于2023年3月3日来我处就诊。

初诊时见患者神清,神疲乏力,面色苍白,口干,排便不畅,耳鸣,睡眠可,胃纳一般,二便通畅。

既往史: 否认高血压、糖尿病、冠心病、肾病、脑病等重大疾病史。否认重大手术、外伤史。

个人史: 否认有肝炎及肺结核等传染病史,否认嗜烟酒史,否认食物、药物过敏史。

家庭史:否认遗传性及传染性病史。

体检:体温36.3℃,脉搏65次/分,呼吸20次/分,血压124/72 mmHg,神清,精神差,双眼等大等圆,对光反应灵敏,心率65次/分,心律齐,双肺呼吸音清,腹痛阴性,双肾叩击痛阴性,神经系统未见异常。苔薄,脉细。

辨证分析:神疲乏力、口干为气阴两虚,面色苍白、排便不畅、耳鸣为脾肾不足。故辨证为气阴两虚、脾肾不足。

中医诊断:积聚(气阴两虚、脾肾不足)。

西医诊断:胰腺癌。

治则:标本兼顾,扶正祛邪。

治法:益气健脾,养阴润燥。

处方:

黄芪20 g	女贞子10 g	北沙参15 g	麦冬15 g	党参20 g
丹参20 g	土茯苓20 g	片姜黄10 g	茵陈20 g	焦栀子10 g
当归10 g	知母10 g	生白术20 g	炒枳壳10 g	茯苓15 g
薏苡仁20 g	炒鸡内金10 g	三叶青6 g	冬凌草20 g	山慈菇6 g
天龙3条				

×14剂,水煎服,日一剂,温分服。

二诊:2023年4月14日

服用上方后患者感神疲乏力,气虚,大便不成形,排便不畅,拟原法:

黄芪20 g	女贞子15 g	党参20 g	丹参20 g	麦冬15 g
片姜黄10 g	茵陈20 g	焦栀子10 g	土茯苓20 g	天花粉10 g
炒白术20 g	炒枳壳10 g	茯苓15 g	薏苡仁20 g	猫爪草15 g
酒黄精15 g	半枝莲20 g	炒鸡内金10 g	三叶青6 g	冬凌草20 g
山慈菇6 g	天龙3条			

×14剂,水煎服,日一剂,温分服。

三诊:2023年6月9日

服用上方后患者感乏力好转,排便不畅,口干,纳果,夜寐欠佳,大便成形,拟原法:

火麻仁15 g	女贞子15 g	麦冬15 g	北沙参15 g	党参20 g
片姜黄10 g	茵陈20 g	半枝莲20 g	焦栀子10 g	当归10 g

生白术 20 g	炒枳壳 10 g	炒鸡内金 10 g	茯苓 15 g	薏苡仁 20 g
猫爪草 15 g	酸枣仁 15 g	肉苁蓉 15 g	三叶青 6 g	冬凌草 20 g
山慈菇 6 g	天龙 3 条			

×14剂,水煎服,日一剂,温分服。

随诊情况

随后根据病情随症加减。乏力加生黄芪、制黄精;纳呆加法内金、生山楂;腹胀加木香、砂仁;湿重苔腻加藿香、佩兰;腹痛加酒白芍;利胆加茵陈、焦栀子;少寐加郁金、酸枣仁、五味子;腰酸加川续断、炒杜仲;排便不畅加当归、知母、肉苁蓉;夜间多尿加山茱萸、芡实;抗肿瘤加蒲公英、天龙、夏枯草、片姜黄等。

疗效观察

患者一直坚持服用中药,病情稳定,未见复发征象,疗效较为确切。

(医案整理:章雄英)

第八章　甲状腺癌

一、概述

　　甲状腺癌是颈部最常见的恶性肿瘤,在过去20年里,甲状腺癌在全球范围内已成为发病率增长最快的实体肿瘤。大多数甲状腺癌没有任何症状,仅偶然触及大小、质地不同的结节,部分患者则在常规查体中由影像学检查发现。晚期甲状腺癌由于结节较大或侵犯周围器官可产生相应的呼吸困难、吞咽困难、声音嘶哑等症状。甲状腺癌的病因目前并不明确,但已发现一些因素与甲状腺癌的发病有关。射线照射是目前甲状腺癌唯一明确的致癌原因,并且已作为甲状腺癌治疗需参考的高危因素之一。部分甲状腺癌具有明显的遗传倾向,最典型的是甲状腺髓样癌,约有25%的患者呈现家族聚集的特点。碘摄取目前已表明与甲状腺的一些良性疾病的发生相关,但其与甲状腺癌的关系仍需进一步研究。传统上把甲状腺癌分为4种病理类型:乳头状癌、滤泡癌、髓样癌和未分化癌,另一种亚型嗜酸细胞性腺癌常被归入甲状腺滤泡癌中。乳头状癌是其中最常见的类型,约占80%;滤泡癌约占10%,淋巴结转移较少而血行转移常见;髓样癌占4%～8%,发病率女性略高;未分化癌占1%～5%,并非单一病理类型,包括大细胞癌、小细胞癌、鳞状细胞癌、巨细胞癌、腺样囊性癌等多种恶性程度很高的病理类型。不同病理类型的甲状腺癌预后有很大差异,乳头状癌、滤泡癌、髓样癌、未分化癌的10年生存率分别为93%、85%、75%和14%。分化型甲状腺癌最主要的治疗手段是手术治疗。放射性^{131}I最初在分化型甲状腺癌治疗中的作用主要是用于杀灭远处转移肿瘤或局部少量残存的肿瘤细胞,即"清灶"治疗。髓样癌病灶不摄碘,放射碘治疗无效。术后的促甲状腺素抑制治疗是分化型甲状腺癌治疗的重要组成部分,但究竟须将TSH抑制到何种水平目前仍无统一结论,目前多数学者形成共识:并非所有病例均须将TSH抑制到0.1以下,对多数不具备危险因素、复发概率很低的患者,手术超过1年且病情稳定,只需将TSH保持在正常值低限附近即可。甲状腺未分化癌预后极差,5年生存率不足15%,多数情况下患者一经诊断则失去手术根治机会。一旦遇到预计可手术切除的患者,尽量手术切除加术后放疗应是最佳治疗手段。甲状腺未分化癌对化疗不敏感,一些靶向药物如血管生成抑制剂、TNP-470络氨酸激酶抑制剂等被证明对其有抑制作用。

本病中医首见于《诸病源候论·瘿候》。在中医著作中,又称为"瘿""瘿气""瘿瘤""瘿囊""影袋"等。《诸病源候论·瘿候》指出瘿病的病因主要是情志内伤及水土因素,谓:"瘿者由忧恚气结所生,亦曰饮沙水,沙随气入于脉,搏颈下而成之。""诸山水黑土中,山泉流者,不可久居,常食令人作瘿病,动气增患。"《三因极一病证方论·瘿瘤证治》主要根据瘿病局部证候的不同,提出了瘿病的另外一种分类法,"坚硬不可移者,名曰石瘿;皮色不变,即名肉瘿;筋脉露结者,名筋瘿;赤脉交络者,名血瘿;随忧愁消长者,名气瘿",并谓"五瘿皆不可妄决破,决破则脓血崩溃,多致夭枉"。《儒门事亲·瘿》谓"海带、海藻、昆布三味,皆海中之物,但得二味,投之于水瓮中,常食亦可消矣",以之作为防治瘿病的方法。《外台秘要·瘿病方》曰:"小品瘿病者始作与樱核相似,其瘿病喜当颈下,当中央不偏两旁也。"《杂病源流犀烛·瘿瘤》说:"瘿瘤者,气血凝滞、年数深远、渐长渐大之症。何谓瘿,其皮宽,有似樱桃,故名瘿,亦名瘿气,又名影袋。"本病多由情志内伤、饮食及水土失宜等因素引起,以气滞痰凝、壅结颈前为基本病机,日久引起血脉瘀阻,以致气、痰、瘀三者合而为患。本病病位在颈前,与肝、心关系密切,以肝、心两脏的阴虚火旺病机更为突出。瘿病初起多实,病久则由实致虚,尤以阴虚、气虚为主,以致成为虚实夹杂之证。

二、中医病因病机

本病的病因主要是情志内伤、饮食及水土失宜,但也与体质因素有密切关系。

1.情志内伤

由于长期忿郁恼怒或忧思郁虑,使气机郁滞、肝气失于条达。津液的正常循行及输布均有赖气的统帅。气机郁滞,则津液易于凝聚成痰。气滞痰凝,壅结颈前,则形成瘿病。其消长常与情志有关。痰气凝滞日久,使气血的运行也受到障碍而产生血行瘀滞,则可致瘿肿较硬或有结节。

2.饮食及水土失宜

饮食失调,或居住在高山地区,水土失宜,一则影响脾胃的功能,使脾失健运,不能运化水湿,聚而生痰;二则影响气血的正常运行,痰气瘀结颈前则发为瘿病。在古代,瘿病的分类名称中即有泥瘿、土瘿之名。

3.体质因素

妇女的经、孕、产、乳等生理特点与肝经气血有密切关系,遇情志、饮食等致病因素,常引起气郁痰结、气滞血瘀及肝郁化火等病理变化,故女性易患瘿病。另外,素体阴虚之人,痰气郁结后易于化火,更加伤阴,易使病情缠绵。

三、张昌禧治疗经验

1.治则治法

本病常见肝郁气滞、肝火痰结、气阴两虚证。故常治以疏肝、清热、散结、益气、养阴。

2.基本方

方一:疏肝解郁,理气止痛,用于肝郁气滞证。患者常表现为心烦郁闷、胸闷气闭、头痛目眩、口苦咽干,甲状腺肿块坚硬,推之不移,苔薄,脉弦数。

温郁金	制香附	丹参	党参	炒白术	杭麦冬
炒枳壳	夏枯草	茯苓	生薏苡仁	猫爪草	黄药子
三叶青	冬凌草	山慈菇	柴胡	昆布	半枝莲
天龙					

方二:清肝解郁,软坚散结,用于肝火痰结证。患者常表现为心烦易怒、口干而苦、大便秘结、头痛、肿块灼热作痛、吞咽困难,伴有咳嗽痰黄,苔黄,脉滑数。

温郁金	制香附	山豆根	龙胆草	黄芩	玄参
茯苓	生薏苡仁	夏枯草	浙贝	三叶青	冬凌草
山慈菇	党参	麦冬	黄药子	半枝莲	海藻

方三:益气,养阴,散结,用于气阴两虚证。患者常表现为神疲乏力、口干、心慌、排便不畅、潮热,苔薄,脉细。

生黄芪	制女贞子	党参	麦冬	石斛	天花粉
炒白术	炒枳壳	夏枯草	茯苓	生薏苡仁	猫爪草
制黄精	三叶青	冬凌草	山慈菇	当归	焦栀子

3.随症加减

口干、舌红少津,可加生地黄、麦冬、玉竹、芦根、天花粉、南沙参。

心烦郁闷,可加柴胡、郁金、香附、薄荷、焦栀子、瓜蒌皮。

排便不畅,可加当归、焦栀子、知母、虎杖、火麻仁、制大黄。

便溏,可加高良姜、乌梅、陈萸肉、生山楂、煨诃子。

少寐,可加炒酸枣仁、丹参、炒黄连、生龙牡、珍珠母、五味子、甘松、茯苓。

心慌,可加五味子、生龙牡、炒酸枣仁。

胸闷,可加郁金、瓜蒌皮、百合、玫瑰花。

月经量少,可加当归、鸡血藤、茜草、月季花、淫羊藿。

淋巴结肿大,可加夏枯草、猫爪草、黄药子、浙贝、生牡蛎、猫人参、天龙。

咽痒不适,可加黄芩、炒枳壳、麦冬、玄参、白菊花、绿梅花、柴胡。

纳呆,可加法内金、生山楂、炒二芽、炒白术、炒扁豆。

水肿,可加淡附片、茯苓皮、炒白术、桂枝、泽泻、桑白皮、猪苓、白茅根。

腰酸,可加川续断、炒杜仲、制狗脊、巴戟天、千年健。

头昏,可加枸杞子、川牛膝、菊花、墨旱莲、制首乌、制女贞子。

喉返神经损伤、声嘶,可加蝉蜕、川牛膝、炒僵蚕、西青果、煨诃子。

随症选用常用抗癌药,如夏枯草、黄药子、浙贝、猫爪草、山豆根、三叶青、冬凌草、山慈菇、海藻、昆布、猫人参、野荞麦、天龙、炒蜂房。

四、预防调护经验

本病与情志、环境密切相关,故保持精神愉快,防止情志内伤,以及针对环境水土因素,注意饮食调摄是本病预防调护的重要方面。妇女的经、孕、产、乳等生理特点与肝经气血有密切关系,女性易患本病,故预防调护上更须关注重点人群。积极体检,做到早发现、早诊断、早治疗。此外,临床日常预防调护指导,建议日常辨证取穴,针刺或艾灸,建议常疏通肝胆经,常服铁皮石斛茶、蒲公英茶、菊花茶、玫瑰花茶、佛手茶等。

五、典型医案

典型医案(一)

姓名:金某某　性别:男　年龄:58岁

初诊:2018年10月18日

主诉:甲状腺癌切除术后4个月。

现病史:4个月前患者体检时发现甲状腺结节伴钙化灶,穿刺活检病理诊断为滤泡性腺癌,于2018年6月行甲状腺切除术,术后服用左甲状腺素钠片,于2018年10月18日来我处就诊。

初诊时见患者神疲乏力,口干,口苦,二便通畅,夜尿多,眼干,舌质红苔薄白,脉细。

既往史:既往身体健康,否认高血压、糖尿病、冠心病、肾病、脑病等重大疾病史。否认其他重大手术、外伤史。

个人史:否认有肝炎及肺结核等传染病史,否认嗜烟酒史,否认食物、药物过敏史。

家庭史:否认遗传性及传染性病史。

体检:体温36.7℃,脉搏85次/分,呼吸21次/分,血压120/85 mmHg。神清,精神差,双眼等大等圆,对光反应灵敏,心率85次/分,心律齐,双肺呼吸音清,腹痛阴性,双肾叩击痛阴性,神经系统未见异常。舌红苔薄白,脉弦细。

辨证分析:神疲乏力、少寐、口干、口苦为气阴两伤,夜尿多、眼干为肝肾亏虚。故辨证为气阴两伤、肝肾亏虚。

中医诊断:瘿瘤(气阴两伤、肝肾亏虚)。

西医诊断:甲状腺癌。

治则:标本兼顾,扶正祛邪。

治法:益气养阴,滋补肝肾。

处方:

生黄芪20 g	女贞子15 g	旱莲草15 g	麦冬15 g	丹参20 g
当归10 g	天花粉10 g	炒白术20 g	炒枳壳10 g	覆盆子10 g
生薏苡仁20 g	猫爪草15 g	夏枯草10 g	生牡蛎先煎20 g	半枝莲20 g
酸枣仁10 g	三叶青6 g	党参20 g	冬凌草20 g	山慈菇6 g
炙甘草6 g				

×14剂,水煎服,日一剂,温分服。

二诊:2017年7月28日

服用上方后患者乏力、口干、眼干基本改善,少寐,夜尿多仍有,苔薄,脉弦细。

拟原法:

生黄芪20 g	女贞子15 g	旱莲草15 g	麦冬15 g	丹参20 g
当归10 g	天花粉10 g	炒白术20 g	炒枳壳10 g	覆盆子10 g
生薏苡仁20 g	猫爪草15	夏枯草10 g	生牡蛎先煎20 g	山茱萸10 g

酸枣仁10 g   三叶青6 g   党参20 g   冬凌草20 g   山慈菇6 g
炙甘草6 g

×14剂,水煎服,日一剂,温分服。

随诊情况

随后根据病情随症加减。胸闷加瓜蒌皮、郁金,口干加芦根、乌梅,乏力加绞股蓝、红景天,排便不畅加知母、肉苁蓉,夜尿多加山茱萸、覆盆子,头昏加天麻、墨旱莲,散结加蒲公英、猫人参。

疗效观察

患者自2018年术后一直服用中药,加服左甲状腺素钠片,病情稳定,甲状腺功能、肿瘤标志物正常,未发现新发病灶,至2023年仍健在。

典型医案(二)

姓名:郑某某   性别:女   年龄:57岁

初诊:2016年7月14日

主诉:确诊甲状腺癌3个月。

现病史:3个月前患者体检时发现甲状腺结节,伴钙化灶,穿刺活检病理诊断为乳头状癌,于2016年6月行甲状腺切除术,术后服用左甲状腺素钠片,于2016年7月14日来我处就诊。

初诊时见患者神疲乏力,口干,排便不畅,少寐,有时心慌,下肢酸胀,小便通畅,苔薄白,脉弦细。

既往史:否认高血压、糖尿病、冠心病、肾病、脑病等重大疾病史。否认其他重大手术、外伤史。

个人史:否认有肝炎及肺结核等传染病史,否认嗜烟酒史,否认食物、药物过敏史。

家庭史:否认遗传性及传染性病史。

体检:体温36.5℃,脉搏78次/分,呼吸23次/分,血压125/88 mmHg。神清,精神差,双眼等大等圆,对光反应灵敏,心率78次/分,心律齐,双肺呼吸音清,腹痛阴性,双肾叩击痛阴性,神经系统未见异常。舌红苔薄白,脉弦细。

辨证分析:神疲乏力、口干、少寐为气阴两伤,排便不畅、下肢酸胀为肝肾亏虚。故辨证为气阴两伤、肝肾亏虚。

中医诊断:瘿瘤(气阴两伤、肝肾亏虚)。

西医诊断:甲状腺癌。

治则:标本兼顾,扶正祛邪。

治法:益气养阴,补益肝肾。

处方:

生黄芪20g	女贞子15g	南沙参15g	牛膝15g	丹参20g
当归10g	天花粉10g	炒白术20g	炒枳壳10g	炒黄连10g
生薏苡仁20g	猫爪草15g	夏枯草10g	生牡蛎^{先煎}20g	半枝莲20g
酸枣仁10g	三叶青6g	党参20g	冬凌草20g	山慈菇6g

×14剂,水煎服,日一剂,温分服。

二诊:2017年7月28日

服用上方后患者乏力、口干改善,大便基本通畅,少寐,有时心慌,下肢仍酸胀,苔薄,脉弦细。拟原法:

生黄芪20g	女贞子15g	南沙参15g	牛膝15g	丹参20g
当归10g	天花粉10g	炒白术20g	炒枳壳10g	炒黄连10g
生薏苡仁20g	猫爪草15g	夏枯草10g	生牡蛎^{先煎}20g	木瓜15g
酸枣仁10g	三叶青6g	党参20g	冬凌草20g	山慈菇6g

×14剂,水煎服,日一剂,温分服。

随诊情况

随后根据病情随症加减。心慌加珍珠母、五味子,胸闷加瓜蒌皮、郁金,口干加芦根、乌梅,腿酸加牛膝、木瓜,乏力加绞股蓝、红景天,排便不畅加知母、肉苁蓉,夜尿多加山茱萸、覆盆子,头昏加天麻、墨旱莲,散结加蒲公英、猫人参、黄药子。

疗效观察

患者自2016年术后至今一直服用中药,加服左甲状腺素钠片,病情稳定,甲状腺功能正常,未发现新发病灶,至2023年仍健在。

典型医案(三)

姓名:方某某　**性别**:女　**年龄**:60岁

初诊:2020年5月30日

主诉:确诊甲状腺癌2个月。

现病史:2个月前患者体检时发现甲状腺结节,伴钙化灶,穿刺活检病理诊断为滤泡性腺癌,于2020年5月行甲状腺切除术,术后服用左甲状腺素钠片,于2020

年5月30日来我处就诊。

初诊时见患者声音嘶哑严重,伴乏力,口干,有时心慌,排便不畅,咽痒、梅核气,苔薄白,脉细。

既往史:否认高血压、糖尿病、冠心病、肾病、脑病等重大疾病史。否认其他重大手术、外伤史。

个人史:否认有肝炎及肺结核等传染病史,否认嗜烟酒史,否认食物、药物过敏史。

家庭史:否认遗传性及传染性病史。

体检:体温36.8℃,脉搏78次/分,呼吸20次/分,血压118/87 mmHg。神清,精神差,双眼等大等圆,对光反应灵敏,心率78次/分,心律齐,双肺呼吸音清,腹痛阴性,双肾叩击痛阴性,神经系统未见异常。舌红苔薄白,脉弦细。

辨证分析:神疲乏力、口干、少寐为气阴两伤,声音嘶哑、咽痒为痰热互结。故辨证为气阴两伤、痰热互结。

中医诊断:瘿瘤(气阴两伤、痰热互结)。

西医诊断:甲状腺癌。

治则:标本兼顾,扶正祛邪。

治法:益气养阴,化痰利咽。

处方:

蝉蜕5 g	炒僵蚕15 g	川牛膝15 g	太子参20 g	麦冬15 g
丹参20 g	天花粉10 g	炒白术20 g	乌梅5 g	炒枳壳10 g
生薏苡仁20 g	猫爪草15 g	夏枯草10 g	生牡蛎先煎20 g	半枝莲20 g
三叶青6 g	茯苓15 g	郁金10 g	焦栀子10 g	制香附10 g
冬凌草20 g	山慈菇6 g			

×14剂,水煎服,日一剂,温分服。

二诊:2020年6月14日

服用上方后患者乏力、口干改善,大便基本通畅,声音嘶哑未减轻,咽痒、梅核气较前好转,苔薄,脉细。拟原法:

蝉蜕5 g	炒僵蚕15 g	玄参15 g	桔梗10 g	麦冬15 g
丹参20 g	天花粉10 g	炒白术20 g	太子参20 g	炒枳壳10 g
生薏苡仁20 g	猫爪草15 g	夏枯草10 g	蒲公英10 g	半枝莲20 g
三叶青6 g	茯苓15 g	郁金10 g	焦栀子10 g	冬凌草20 g

山慈菇6g　　　炙甘草10g

×14剂,水煎服,日一剂,温分服。

随诊情况

随后根据病情随症加减。心慌加珍珠母、五味子,郁闷加郁金、制香附,口干加芦根、乌梅,嘶哑加桂枝、芦根,乏力加黄精、红景天,排便不畅加焦栀子、当归,少寐加合欢皮、酸枣仁,散结加黄药子、蒲公英、生牡蛎。

疗效观察

患者自术后一直服用中药约3年,声音嘶哑完全康复,病情稳定,复查肿瘤指标、甲状腺功能正常,未发现新发病灶,目前健在。

典型医案(四)

姓名:黄某某　　**性别**:男　　**年龄**:70岁

初诊:2014年7月14日

主诉:确诊甲状腺癌3个月。

现病史:3个月前患者体检时发现甲状腺结节,伴钙化灶,穿刺活检病理诊断为乳头状癌,于2014年6月行甲状腺切除术,术后服用左甲状腺素钠片,于2014年7月14日来我处就诊。

初诊时见患者神疲乏力,口干,排便不畅,少寐,有时心慌,小腿酸胀,小便通畅,苔薄白,脉弦细。

既往史:既往有高血压病史,一直服用药物控制(具体用药不详),血压稳定,否认糖尿病、冠心病、肾病、脑病等重大疾病史。否认其他重大手术、外伤史。

个人史:否认有肝炎及肺结核等传染病史,否认嗜烟酒史,否认食物、药物过敏史。

家庭史:否认遗传性及传染性病史。

体检:体温36.5℃,脉搏80次/分,呼吸22次/分,血压125/88 mmHg。神清,精神差,双眼等大等圆,对光反应灵敏,心率80次/分,心律齐,双肺呼吸音清,腹痛阴性,双肾叩击痛阴性,神经系统未见异常。舌红苔薄白,脉弦细。

辨证分析:神疲乏力、口干、少寐、小腿酸胀为气阴两伤,排便不畅为血虚肠燥。故辨证为气阴两伤、血虚肠燥。

中医诊断:瘿瘤(气阴两伤、血虚肠燥)。

西医诊断:①甲状腺癌;②高血压病。

治则:标本兼顾,扶正祛邪。

治法:益气养阴,宁心润燥。

处方:

生黄芪20g	女贞子15g	南沙参15g	麦冬15g	丹参20g
当归10g	天花粉10g	炒白术20g	炒枳壳10g	炒黄连10g
生薏苡仁20g	猫爪草15g	夏枯草10g	生牡蛎^{先煎}20g	半枝莲20g
酸枣仁10g	三叶青6g	党参20g	冬凌草20g	山慈菇6g
			×14剂,水煎服,日一剂,温分服。	

二诊:2017年7月28日

服用上方后患者乏力、口干改善,大便基本通畅,少寐,有时心慌,夜尿多,苔薄,脉弦细。拟原法:

生黄芪20g	女贞子15g	党参20g	麦冬15g	丹参20g
焦栀子10g	茯苓15g	炒白术20g	炒枳壳10g	天花粉10g
生薏苡仁20g	猫爪草15g	夏枯草10g	生牡蛎^{先煎}20g	制黄精15g
巴戟天15g	三叶青6g	冬凌草20g	山慈菇6g	
			×14剂,水煎服,日一剂,温分服。	

随诊情况

随后根据病情随症加减。心慌加珍珠母、五味子,胸闷加瓜蒌皮、郁金,口干加芦根、乌梅,腿酸加牛膝、木瓜,乏力加绞股蓝、红景天,排便不畅加知母、肉苁蓉,夜尿多加山茱萸、覆盆子,头昏加天麻、墨旱莲,散结加蒲公英、猫人参。

疗效观察

患者自2014年术后至2020年7月一直服用中药,加服左甲状腺素钠片,病情稳定,甲状腺功能正常,未发现新发病灶,2021年由于感染新冠病毒停止服药,至2023年仍健在。

典型医案(五)

姓名:徐某某　　性别:女　　年龄:62岁

初诊:2019年8月31日

主诉:确诊甲状腺癌1个月。

现病史:1个月前患者体检时发现甲状腺结节,伴钙化灶,穿刺活检病理诊断为滤泡性腺癌,于2019年8月行甲状腺切除术,术后服用左甲状腺素钠片,于2019

年8月31日来我处就诊。

初诊时见患者咳嗽,咳黄痰,伴乏力,口干,有时心慌,排便不畅,舌质红苔薄白,脉细。

既往史:否认高血压、糖尿病、冠心病、肾病、脑病等重大疾病史。否认其他重大手术、外伤史。

个人史:否认有肝炎及肺结核等传染病史,否认嗜烟酒史,否认食物、药物过敏史。

家庭史:否认遗传性及传染性病史。

体检:体温36.8℃,脉搏82次/分,呼吸23次/分,血压122/89 mmHg。神清,精神差,双眼等大等圆,对光反应灵敏,心率82次/分,心律齐,双肺呼吸音清,腹痛阴性,双肾叩击痛阴性,神经系统未见异常。舌红苔薄白,脉弦细。

辨证分析:神疲乏力、口干、少寐为气阴两伤,咳嗽、咳黄痰为痰热互结。故辨证为气阴两伤、痰热互结。

中医诊断:瘿瘤(气阴两伤、痰热互结)。

西医诊断:甲状腺癌。

治则:标本兼顾,扶正祛邪。

治法:益气养阴,化痰散结。

处方:

姜半夏9 g	黄芪20 g	炒黄芩9 g	太子参20 g	麦冬15 g
丹参20 g	浙贝10 g	炒白术20 g	天冬15 g	炒枳壳10 g
生薏苡仁20 g	猫爪草15 g	夏枯草10 g	生牡蛎先煎20 g	半枝莲20 g
三叶青6 g	茯苓15 g	冬凌草20 g	山慈菇6 g	

×14剂,水煎服,日一剂,温分服。

二诊:2019年9月14日

服用上方后患者咳嗽、乏力、口干改善,大便基本通畅,咳痰较前好转,心慌无明显改善,苔薄,脉细。拟原法:

五味子10 g	黄芪20 g	炒黄芩9 g	太子参20 g	麦冬15 g
丹参20 g	天花粉10 g	炒白术20 g	天冬15 g	炒枳壳10 g
生薏苡仁20 g	猫爪草15 g	夏枯草10 g	生牡蛎先煎20 g	半枝莲20 g
三叶青6 g	茯苓15 g	冬凌草20 g	山慈菇6 g	

×14剂,水煎服,日一剂,温分服。

随诊情况

随后根据病情随症加减。心慌加珍珠母、龙骨、五味子,肝气不舒加郁金、制香附、佛手,口干加芦根、乌梅,乏力加黄精、红景天,排便不畅加焦栀子、当归,少寐加合欢皮、酸枣仁、制远志,散结加黄药子、蒲公英、生牡蛎。

疗效观察

患者自术后一直服用中药约3年,病情稳定,复查肿瘤指标、甲状腺功能正常,未发现新发病灶,目前健在。

（医案整理:黄立毅）

第九章　乳腺癌

一、概述

　　乳腺癌是乳腺导管上皮细胞在各种内外致癌因素的作用下失去正常特性而异常增生,以致超过自我修复限度而发生的疾病。临床以乳腺肿块为主要表现,与其他恶性肿瘤相比具有发病率高、侵袭性强但病情进展缓慢、自然生存期长等特点。2012年全球女性乳腺癌新发病例超过100万,标化发病率为43.3/10万,标化死亡率为12.9/10万。乳腺癌已成为全球妇女首发的恶性肿瘤。我国妇女乳腺癌标化发病率和死亡率分别为16.39/10万和4.51/10万,为全球最低。中国大陆乳腺癌发病率存在明显的城乡差异,高发地区主要集中在经济发达的大城市,尤其是京、津、沪。近20年来,城市妇女乳腺癌的发病率呈逐年上升趋势。年龄、家族史、遗传和内分泌因素对乳腺癌的发生有较大的影响,饮食、饮酒和外源激素的应用(避孕及激素替代疗法)对乳腺癌的发生也有影响。微观上特殊基因的突变,尤其是BRCA1和BRCA2在乳腺癌的发生发展上起着重要作用。2012年,WHO乳腺肿瘤组织学分类增加了一些新的肿瘤类型和亚型,如多型性癌、唾腺型/皮肤附件型肿瘤和纤维瘤病样化生性癌,取消了原黏液癌中的黏液性囊腺癌、柱状细胞黏液癌。另外将浸润性导管癌(非特殊类型)改为浸润性癌(非特殊类型),将大汗腺癌更名为伴有大汗腺分化的癌。导管上皮内瘤变系统已不再推荐使用。增加了非典型性血管病变,并对分叶状肿瘤的诊断细节加以明确。最重大的变化是增加了与乳腺重建术或假体植入相关的间变性淋巴瘤激酶阴性的间变性大细胞淋巴瘤。该肿瘤具有间变性大细胞淋巴瘤的组织学和免疫组织化学特点,常位于假体的纤维包膜内。对于病变局限于乳房局部及区域淋巴结的乳腺癌,手术治疗是主要的治疗手段。早期乳腺癌保乳手术后的根治性放疗,是乳房保留治疗不可或缺的部分。内分泌治疗的不良反应较少,有效病例能取得较长的缓解期,生存质量亦较高。内分泌治疗的作用较慢,因而如果肿瘤发展较快,或危害机体生命时应采用化疗。此外,内分泌治疗对皮肤、软组织、淋巴结、骨及有些肺部转移疗效较好,而对肝、脑等部位的转移效果较差。很多传统的抗肿瘤治疗已经获得了较高的肿瘤缓解率和生存率,但是它们的细胞毒性作用通常都是没有选择性的——在杀伤恶性肿瘤细胞的同时也损伤了正常细胞,所以这些药物往往副作用比较大,耐受性差。而靶向治疗则通过作用于肿瘤细胞特有的靶点特异性地杀伤肿瘤细胞,从而提高肿瘤的治愈率并减少正常细胞的细胞毒性作用。长期以来,乳腺癌治疗始终是肿瘤多学科综合治疗的典范。近年来随着分子生物学研究的深入,个体化治疗的理念逐渐成为新的研究方向。虽然目前乳腺癌分子亚型的提出使乳腺癌治疗得到细化,但距离真正意义上的个体化治疗其实还十分遥远。将来可能的发展方向是在临床上结合肿瘤的临床特征和生物学因子表达特征,以及在包括基因芯片分析的大量数据基础上建立有效的多因素数学模型对患者的预后及疗效进行个体化评估,实现个体化诊断,从而使患者得到个体化治疗。

　　乳腺癌在中医文献中属于"乳石痈""乳岩""妬乳""乳癌""乳栗""乳痞""妒乳""乳痛坚""乳毒""苟抄乳""石榴翻花发"等疾病范畴。《肘后备急方》中有"痈结肿坚如石,或如大核,色不变或作石痈不消""若发肿至坚而有根者,名曰石"。《刘涓子鬼遗方》中首次出现了"乳岩"一词,"大痈七日,小痈五日,其自有坚强色诊宁生破发背及乳岩,热手近不得者,令人之热熟,先服王不留行散"。《诸病源候论》曰:"石痈之状,微强不甚大,不赤,微痛热,热自歇,是足阳明之脉,有下于乳者……谓之乳石痈。"《圣济总录》曰:"乳痈大坚硬,赤紫色,衣不得近,痛不可忍。"这些都符合炎性乳癌的表现。《格致余论》中将乳腺癌称为"奶岩"。明清大量文献对乳腺癌进行论述,其中医病名也相对固定为"乳岩"。《普济方》中"初结如桃核,渐次浸长至如拳如椀,坚硬如石,数年不愈,将来溃破,则如开石榴之状,又反转外皮,名审花奶"描述了乳腺癌的进展过程,并指出"年四十以下,间有可治者;五十以上,有此决死",提示年轻患者预后相对较好。《外科正宗》曰:"又男子乳节与妇人微异,女损肝胃,男肝肾。"这是男子乳腺癌的描述。本病的发生与肝、脾、冲脉、任脉关系最为密切。正虚为乳腺癌致病之本,气滞、血瘀、痰湿为本病之标。

二、中医病因病机

　　乳腺癌的成因包括外因和内因两方面。正虚为乳腺癌致病之本,气滞、血瘀、痰湿为本病之标。

1.感受外邪

　　足阳明胃经经气衰弱,风寒之气外袭,邪气客于经络,导致气血运行涩滞,结成乳岩。

2.情志因素

忧怒抑郁,情志失调,肝郁气逆犯脾,脾失健运,加之嗜食肥甘厚味,则痰湿内生,气滞、血瘀、痰湿相互搏结于乳络形成乳岩。

3.肝肾亏虚

年事已高致肝肾亏虚,或房劳过度致冲任失调,气血不足,经络气血运行不畅,气滞、血瘀阻于乳络而发病。

三、张昌禧治疗经验

1.治则治法

本病常见气血亏损、气阴两虚、肝郁、痰结证。故常治以益气养血、疏肝、散结。

2.基本方

方一:以疏肝、益气、养血为主,用于术后气血亏损证。

生黄芪	温郁金	炒白术	党参	当归	杭麦冬
炒枳壳	炒白芍	茯苓	生薏苡仁	法内金	猫爪草
三叶青	冬凌草	山慈菇	绞股蓝		

方二:以疏肝、益气、养阴为主,用于放化疗后。患者常表现为白细胞下降、乏力、口干、潮热、排便不畅、舌红少苔、脉细。

温郁金	制香附	生黄芪	制女贞子	党参	麦冬
鲜铁皮石斛	茯苓	生薏苡仁	丹皮	淫羊藿	银柴胡
三叶青	山慈菇	猫爪草	焦栀子	炒枳壳	

方三:以疏肝、益气、化痰散结,用于术后康复期。患者常伴有乳腺结节和增生或淋巴结肿大、乳房胀痛、心烦乏力等证。

温郁金	制香附	炒枳壳	党参	天冬	小青皮
炒白术	炒白芍	茯苓	生薏苡仁	炒橘核	猫爪草
三叶青	山慈菇	浙贝	夏枯草		

3.随症加减

贫血、白细胞下降,可加当归、熟地黄、制女贞子、制首乌、补骨脂、鸡血藤、炒白芍。

心烦少寐,可加萱草花、焦栀子、制香附、合欢皮、丹参、麦冬、炒酸枣仁、柴胡、五味子、淮小麦。

口干,可加天花粉、石斛、乌梅、五味子、玉竹、沙参、麦冬、西洋参。

排便不畅,可加玄参、焦栀子、当归、生白术、火麻仁、知母、肉苁蓉。

胸痛,可加瓜蒌皮、丝瓜络、八月札、玫瑰花、郁金、小青皮。严重者可加制乳香、制延胡索、五灵脂。

乳腺小叶增生,可加制香附、天冬(带皮)、炒橘核、橘叶、浙贝、玄参、夏枯草、海藻、猫爪草、生牡蛎、小青皮。

神疲乏力,可加制黄精、川牛膝、红景天、绞股蓝、太子参、仙鹤草、淫羊藿。

潮热,可加青蒿、丹皮、银柴胡、知母、制鳖甲、淫羊藿、地骨皮、乌梅、炒白芍、白薇。

纳呆,可加法内金、炒二芽、炒白术、焦山楂、炒扁豆、山药、刘寄奴花、生薏苡仁。

便溏,可加芡实、山药、炒扁豆、煨诃子、马齿苋、石榴皮、高良姜、乌梅、煨草果、山茱萸。

腹胀,可加炒莱菔子、乌药、小茴香、佛手、木香、大腹皮、炒槟榔。

口苦,可加炒黄连、玄参、焦栀子、苦丁茶、蒲公英。

淋巴结肿大,可加玄参、猫爪草、三白草、浙贝、土贝母、夏枯草、猫人参、藤梨根、生牡蛎、黄药子。

自汗,可加糯稻根、五味子、浮小麦、乌梅、麻黄根、炒白芍、凤凰衣、瘪桃干、五味子、黄芪(重用)。

湿重苔腻,可加藿香、佩兰、生薏苡仁、制厚朴、煨草果、法内金。

盗汗,可加炒黄连、当归、五味子、炒白术、炒白芍、黄芩、麦冬。

头昏,可加制首乌、制女贞子、旱莲草、仙鹤草、天麻、丹参、枸杞子、白菊花。

腰酸,可加炒杜仲、川续断、巴戟天、牛膝、木瓜、骨碎补、制狗脊、千年健、山茱萸。

水肿,可加炒桑枝、泽兰、当归、赤芍、鸡血藤、苏木。

闭经,可加当归、茜草、鸡血藤。

夜间多尿,可加芡实、金樱子、蚕茧、桑螵蛸、五味子、山茱萸、菟丝子。

颜面色素沉着,可加枸杞子、八月札、玫瑰花、白芷、制香附。

肺转移,可加鱼腥草、野荞麦、南沙参、羊乳、百部、天龙、炒蜂房。

肝转移,可加丹参、香茶菜、水红花子、半枝莲。

脑转移,可加川芎、制南星、蛇六谷、天麻、炒僵蚕、海浮石、制龟甲。

骨转移,可加补骨脂、骨碎补、巴戟天、淫羊藿、龙葵、天花粉、川续断、炒杜仲。

胸腺转移,可加葶苈子、桑白皮、瓜蒌皮、白苏子。

乳房疼痛,可加瓜蒌皮、制延胡索、炒白芍、制乳香、生蒲黄、五灵脂。

乳癌溃疡出血,可加白及粉、如意金黄散。

肿瘤硬块结核,可加蒲公英、连翘、制乳香、猫爪草。

足跟作疼,可加知母、黄柏、制狗脊。

带下浊,可加苦参、白花蛇舌草、椿根皮、木槿花。

肌痉挛,可加炒白芍、木瓜、牛膝、甘草。

随症选用常用抗癌药,如天冬、猫人参、石斛、三叶青、冬凌草、山慈菇、猫爪草、猪苓、茯苓、天龙、夏枯草、海藻、瓜蒌、生牡蛎。

四、预防调护经验

有明显乳腺癌家族倾向,一级亲属绝经前患乳腺癌及乳腺癌相关基因阳性,既往有乳腺癌、乳腺导管内癌、小叶原位癌或非典型性增生的患者都属于高危人群,建议严密监测、定期体检。指导自我检查法:检查者站立在穿衣镜前,仔细观察两乳房外观有无改变,然后平卧于床上,将枕头垫于肩下,使肩部抬高,将手臂举过头,左手指并拢,平放在右乳房表面,利用指端掌面轻柔地进行乳房各部位的触摸,检查从乳房外上象限开始,沿顺时针方向依次进行,然后用右手以同样方法检查左侧乳房。该检查最好在经期后1周左右进行。乳腺癌属中医肝经疾病,保持心情舒畅、心态平衡非常重要。纠正不良生活及行为习惯,如煎炸类、烧烤类食品摄入,熬夜等。此外,临床日常预防调护指导,建议常轻拍轻敲胆经,常服铁皮石斛茶、花茶等以疏肝理气。猫爪草研末外敷也是常用于乳腺结节等的预防调护方案。

五、典型医案

典型医案(一)

姓名:俞某某   性别:女   年龄:51岁

初诊：2013年12月11日

主诉：乳腺癌术后1年余。

现病史：2012年12月患者活动时感手臂乏力，遂去当地医院就诊，检查发现右乳占位，予手术全切，病理诊断为浸润性导管癌，术后化疗3次。目前感口苦、腰酸明显，于2013年12月11日来我处就诊。

初诊时见患者偶有口干、口苦，带下，腰酸，胃隐痛，纳呆。

既往史：否认高血压、糖尿病、冠心病、肾病、脑病等重大疾病史。否认重大手术、外伤史。

个人史：否认有肝炎及肺结核等传染病史，否认嗜烟酒史，否认食物、药物过敏史。

家庭史：否认遗传性及传染性病史。

体检：体温37.4℃，脉搏81次/分，呼吸21次/分，血压135/90 mmHg。形体消瘦，精神可，心率81次/分，心律齐，双肺呼吸音清，腹痛阴性，双肾叩击痛阴性，神经系统未见异常。腋下淋巴结肿大，苔薄，脉细。

辨证分析：淋巴结肿大为痰火内结，脘痛、口干为胃阴不足，腹胀为术后后遗症，未完全康复。化疗后神疲乏力是、脉细为正气虚损。故辨证为痰火内结、脾肾两虚。

中医诊断：痰核（痰火内结、脾肾两虚）。

西医诊断：乳腺癌。

治则：标本兼顾，扶正祛邪。

治法：滋肾健脾，软坚散结。

处方：

郁金10 g	香附10 g	党参20 g	山慈菇6 g	麦冬15 g
川续断15 g	当归10 g	瓜蒌皮10 g	杜仲15 g	炒白术20 g
酸枣仁15 g	猪苓15 g	茯苓15 g	枳壳10 g	三叶青6 g
薏苡仁20 g				

×14剂，水煎服，日一剂，温分服。

二诊：2014年1月10日

服用上方后患者感到身体舒适，口干症状基本消失，纳呆好转，二便正常。拟原法：

郁金10 g	香附10 g	猪苓15 g	茯苓15 g	三叶青6 g

薏苡仁20 g	山慈菇6 g	石韦20 g	酸枣仁15 g	太子参20 g
川续断15 g	枸杞子10 g	菊花10 g	麦冬15 g	金钱草20 g
炒白术20 g	杜仲15 g	枳壳10 g	预知子10 g	

×14剂,水煎服,日一剂,温分服。

随诊情况

随后根据病情随症加减。口干加天花粉,小腹胀痛加佛手,少寐加酸枣仁,腰酸加川续断,气虚加太子参,潮热加牡丹皮,咳嗽感冒加牛蒡子、浙贝。

疗效观察

患者一直坚持服用中药,半年复查一次,病情稳定,未见复发征象。至今已存活12年多,疗效较为确切。

典型医案(二)

姓名:金某某　性别:女　年龄:78岁

初诊:2013年1月16日

主诉:确诊乳腺癌1年。

现病史:2012年患者确诊右乳腺癌,手术治疗,病理诊断为浸润性导管癌、三阴乳腺癌,化疗2个周期,目前感腰痛、潮热、入睡困难,于2013年1月16日来我处就诊。

初诊时见患者神清,神疲乏力,夜间口干,潮热,少寐,腹胀,腰痛。

既往史:否认高血压、糖尿病、冠心病、肾病、脑病等重大疾病史。否认重大手术、外伤史。

个人史:否认有肝炎及肺结核等传染病史,否认嗜烟酒史,否认食物、药物过敏史。

家庭史:否认遗传性及传染性病史。

体检:体温36.1℃,脉搏78次/分,呼吸20次/分,血压126/74 mmHg。神清,精神差,双眼等大等圆,对光反应灵敏,心率78次/分,心律齐,双肺呼吸音清,腹部柔软,腋下无淋巴结肿大。苔薄,脉细。

辨证分析:潮热、口干为阴虚,腰痛、少寐为心肾不交,腹胀为术后后遗症,未完全康复。化疗后神疲乏力、脉细为正气虚损。故辨证为气阴两虚、脾肾亏虚。

中医诊断:癥瘕(气阴两虚、脾肾亏虚)。

西医诊断:乳腺癌。

治则:标本兼顾,扶正祛邪。

治法:益气养阴,滋肾健脾。

处方:

郁金10 g	香附10 g	猪苓15 g	茯苓15 g	葛根20 g
半枝莲20 g	炒白术20 g	酸枣仁15 g	党参20 g	枳壳10 g
三叶青6 g	麦冬15 g	薏苡仁20 g	山慈菇6 g	制女贞子15 g
鲜铁皮石斛12 g				

×7剂,水煎服,日一剂,温分服。

二诊:2013年2月12日

服用上方后患者感到身体舒适,乏力、口干改善,睡眠好转,腹胀改善,苔薄,脉细。拟原法:

生地黄20 g	川牛膝15 g	麦冬15 g	焦栀子10 g	枳壳10 g
猪苓15 g	茯苓15 g	薏苡仁20 g	玄参15 g	生白术20 g
三叶青6 g	山慈菇6 g	半枝莲20 g	党参20 g	制女贞子15 g
葛根20 g	鲜铁皮石斛12 g			

×14剂,水煎服,日一剂,温分服。

三诊:2013年3月15日

患者感焦虑,仍有乏力,口干改善,睡眠好转,腹胀改善,苔薄,脉细。拟原法:

黄芪20 g	制女贞子15 g	郁金10 g	香附10 g	党参20 g
丹参20 g	土茯苓20 g	酸枣仁15 g	炒白术20 g	枳壳10 g
茯苓15 g	薏苡仁20 g	猫爪草15 g	毛冬青20 g	醋五味子5 g
夏枯草10 g	半枝莲20 g	酒黄精15 g	甘松10 g	三叶青6 g
冬凌草20 g	山慈菇6 g			

×14剂,水煎服,日一剂,温分服。

随诊情况

随后根据病情随症加减。口干加玄参,小腹胀痛加大腹皮,少寐加龙骨,腰酸加川续断,气虚加太子参,潮热加牡丹皮。

疗效观察

患者一直坚持服用中药,半年复查一次,病情稳定,未见复发征象。至今已存活12年,疗效较为确切。

典型医案(三)

姓名:方某某　性别:女　年龄:45岁

初诊:2017年4月12日

主诉:乳腺癌术后2年。

现病史:2年前患者发觉乳房有肿块,遂于当地医院就诊,病理诊断为乳腺分泌性癌,予手术切除,术后化疗8个周期,放疗25个周期,1年前发现骨转移、肝转移、脑转移。目前感胃脘不适、大便不爽,于2017年4月12日来我处就诊。

初诊时见患者偶有口干,胃隐痛,纳呆,腹胀,大便秘结,小便正常。

既往史:否认高血压、糖尿病、冠心病、肾病、脑病等重大疾病史。否认重大手术、外伤史。

个人史:否认有肝炎及肺结核等传染病史,否认嗜烟酒史,否认食物、药物过敏史。

家庭史:否认遗传性及传染性病史。

体检:体温36.8℃,脉搏73次/分,呼吸21次/分,血压139/94 mmHg。偏瘦,精神可,心率73次/分,心律齐,双肺呼吸音清,腹痛阴性,双肾叩击痛阴性,神经系统未见异常。苔薄,脉细。

辨证分析:胃脘痛、口干为胃阴不足,纳呆、腹胀为术后后遗症,未完全康复。化疗后神疲乏力、脉细为正气虚损。故辨证为气阴两虚、脾肾亏虚。

中医诊断:癥瘕(气阴两虚、脾肾亏虚)。

西医诊断:乳腺癌。

治则:标本兼顾,扶正祛邪。

治法:益气养阴,滋肾健脾。

处方:

郁金10 g	香附10 g	丹参20 g	黄芪20 g	制女贞子15 g
党参20 g	麦冬15 g	炒白术20 g	枳壳10 g	骨碎补20 g
补骨脂10 g	茯苓15 g	猪苓15 g	薏苡仁20 g	猫爪草15 g
鲜铁皮石斛12 g	三叶青6 g	冬凌草20 g	山慈菇6 g	佛手10 g
天龙3条	炒蜂房5 g			

×14剂,水煎服,日一剂,温分服。

二诊:2017年5月5日

服用上方后患者感到身体舒适,皮肤瘙痒,乏力,口不干,腰酸,睡眠欠佳。拟原法:

郁金10 g	白鲜皮10 g	丹参20 g	黄芪20 g	制女贞子15 g
党参20 g	麦冬15 g	炒白术20 g	枳壳10 g	骨碎补20 g
补骨脂10 g	茯苓15 g	猪苓15 g	薏苡仁20 g	猫爪草15 g
鲜铁皮石斛12 g	三叶青6 g	冬凌草20 g	山慈菇6 g	佛手10 g
天龙3条	炒蜂房5 g	苦参10 g		

×14剂,水煎服,日一剂,温分服。

随诊情况

随后根据病情随症加减。口干加天花粉,小腹胀痛加佛手,少寐加酸枣仁,腰酸加川续断,气虚加太子参,潮热加牡丹皮,感冒、咳嗽加牛蒡子、浙贝。

疗效观察

患者一直坚持服用中药,半年复查一次,病情稳定,未见复发征象。患者至今已存活近8年,疗效较为确切。

典型医案(四)

姓名:洪某某 **性别:**女 **年龄:**45岁

初诊:2013年9月25日

主诉:乳腺癌术后1周。

现病史:2013年9月患者感乳房处有肿块,遂到当地医院就诊,病理诊断为浸润性导管癌、高分化导管原位癌,行手术切除,目前感胃脘不适、大便不爽,于2013年9月25日来我处就诊。

初诊时见患者神清,神疲乏力,口干,胃脘不适,睡眠可,大便不爽,小便通畅。

既往史:否认高血压、糖尿病、冠心病、肾病、脑病等重大疾病史。否认重大手术、外伤史。

个人史:否认有肝炎及肺结核等传染病史,否认嗜烟酒史,否认食物、药物过敏史。

家庭史:否认遗传性及传染性病史。

体检:体温36.2℃,脉搏81次/分,呼吸20次/分,血压132/76 mmHg。神清,精神差,双眼等大等圆,对光反应灵敏,心率81次/分,心律齐,双肺呼吸音清,腹痛阴性,双肾叩击痛阴性,神经系统未见异常。舌红苔薄,脉小。

辨证分析:神疲乏力、口干为气阴两伤,胃脘不适、大便不爽为术后脾肾亏虚,舌红、脉小为阴伤。故辨证为气阴两伤、脾肾亏虚。

中医诊断:肺积(气阴两伤、脾肾亏虚)。

西医诊断:乳腺癌。

治则:标本兼顾,扶正祛邪。

治法:益气养阴,滋肾健脾。

处方:

郁金10g	香附10g	猫爪草15g	炒白术20g	枳壳10g
黄芪20g	猪苓15g	茯苓15g	薏苡仁20g	猫人参30g
三叶青6g	山慈菇6g	枸杞子10g	菊花10g	党参20g
鲜铁皮石斛12g	麦冬15g	制女贞子15g		

×14剂,水煎服,日一剂,温分服。

二诊:2013年10月8日

服用上方后患者感到身体舒适,乏力、口干改善,胃纳好转,二便通畅,苔薄、脉细。拟原法:

黄芪20g	制女贞子15g	郁金10g	香附10g	枳壳10g
猪苓15g	茯苓15g	薏苡仁20g	川牛膝15g	三叶青6g
山慈菇6g	鲜铁皮石斛12g	炒白术20g	芡实20g	党参20g
麦冬15g				

×14剂,水煎服,日一剂;温分服。

三诊:2013年11月2日

服用上方后患者感乏力改善,口干、低热、汗出明显,胃纳好转,二便通畅,苔薄、脉细。拟原法:

郁金10g	香附10g	太子参20g	麦冬15g	党参20g
炒白术20g	枳壳10g	猪苓15g	茯苓15g	薏苡仁20g
酸枣仁15g	猫爪草15g	玉竹10g	牡丹皮10g	酒白芍20g
三叶青6g	冬凌草20g	山慈菇6g	银柴胡10g	香茶菜20g
天龙3条				

×14剂,水煎服,日一剂,温分服。

随诊情况

随后根据病情随症加减。低热不退加牡丹皮、知母、银柴胡,排便不畅加玄参、焦栀子、火麻仁,胸闷加瓜蒌皮,少寐加炒酸枣仁,腰酸加川续断,头昏加墨旱莲,纳呆加法内金,郁闷加郁金、香附。

疗效观察

患者一直坚持服用中药,半年复查一次,病情稳定,未见复发征象。患者至今已存活11年多,疗效较为确切。

(医案整理:陈马兰)

第十章　卵巢癌

一、概述

卵巢癌是来自卵巢上皮、生殖细胞、性腺间质及非特异性间质的原发性恶性肿瘤,是女性生殖器常见的三大恶性肿瘤之一。卵巢位于盆腔深部,早期病变不易发现,一旦出现症状多属晚期,应高度警惕。临床以食欲不振、腹胀、腹痛、腹部肿块等为主要表现,随病情进展会出现转移所造成的症状。近20年来,由于有效化疗方案的应用,使卵巢恶性生殖细胞肿瘤的治疗效果有了明显的提高,死亡率从90％降至10％,但卵巢恶性上皮性肿瘤(卵巢癌)的治疗效果却一直未能改善,5年生存率为30％～40％,死亡率居妇科恶性肿瘤首位。卵巢癌的发病可能与生殖、月经、激素、饮食及遗传等因素相关。不育或妊娠次数少及使用促排卵药物等可使卵巢癌发生的危险性增加;绝经年龄晚可轻度增加患卵巢癌的危险;长期口服避孕药可降低卵巢癌的发病危险,相反,绝经后的激素替代疗法可能增加发病危险;高动物脂肪饮食可增加卵巢癌的患病危险;在所有发病危险因素中,遗传因素是最重要的危险因素之一,具有卵巢癌家族史的一级亲属(包括母女、姐妹)患卵巢癌的危险性较一般人群高50％,有遗传性卵巢癌综合征家族史的妇女患卵巢癌的概率高达20％。卵巢上皮癌是最常见的卵巢癌类型,占卵巢恶性肿瘤的80％～90％。卵巢上皮癌也是死亡率最高的妇科恶性肿瘤,死亡率高达70％。手术是卵巢恶性肿瘤最主要的治疗手段之一。近年来,卵巢癌的化疗发展很快,有很多新药问世,不少治疗方案正在改进,一些观点也逐步更新。但是,正规、足量、及时仍是最基本的原则。由于卵巢癌对放疗不敏感,外照射对于卵巢上皮癌的治疗价值有限,仅仅用于锁骨上和腹股沟淋巴结转移灶和部分紧靠盆壁的局限性病灶的局部治疗。免疫治疗为综合治疗之一,目前临床应用较多的是细胞因子治疗,如白介素-2、干扰素、胸腺肽等,均作为辅助治疗。近年来,肿瘤的靶向治疗成为国内外学者的关注焦点。卵巢癌的靶向治疗药物包括酪氨酸激酶抑制剂、抗血管生成剂、单克隆抗体、耐药修饰剂等,尤其是表皮生长因子受体(EGFR)抑制剂,血管内皮生长因子(VEGF)抑制剂的研究显示出很好的应用前景,随着基础医学和临床医学进一步的发展和完善,靶向治疗成为卵巢癌治疗的重要方法。卵巢生殖细胞肿瘤发病率仅次于上皮性肿瘤,多发生于年轻的妇女及幼女,青春期前的患者占60%～90%,绝经后的患者仅占4%。卵巢恶性生殖细胞肿瘤恶性程度大,死亡率高。近年来,由于找到了有效的化疗方案,卵巢恶性生殖细胞肿瘤的存活率由过去的10%提高到目前的90%。大部分患者可行保留生育功能的治疗。卵巢性索间质肿瘤占卵巢肿瘤的4.3%～6%。

卵巢癌属于中医文献的"癥瘕""积聚""肠覃"等范畴。《说文》曰:"瘕,女病也。"癥瘕,指一切腹内结块,或胀,或痛,或满,甚或出血的一类病证。文中描述了癥瘕的临床表现,与现代卵巢癌的表现相符。《医学正传》记:"其与疲独见于脐下,是为下焦之疾,故常得于妇人。大凡腹中有块,不问积聚癥瘕,俱为恶候,均可视为寻常等疾而不求医早治,若待胀满已成,胸膜鼓急,虽仓扁复生,亦莫能救其万一。"说明了本病的治疗困难。本病病位在胞宫,与肝脾肾三脏、冲任督带四脉关系密切,是一种全身属虚、局部属实的疾病,预后不佳。

二、中医病因病机

《三因极一病证方论·妇人女子众病论证治法》曰:"多因经脉失于将理,产褥不善调护,内作七情,外感六淫,阴阳劳逸,饮食生冷,遂致营卫不输,新陈干忤,随经败浊淋露凝滞,为癥为瘕。"《景岳全书》曰:"瘀血留滞作癥,唯妇人有之,其证则或由经期,或由产后,凡内伤生冷,或外受风寒,或恚怒伤肝,气逆而血留;或忧思伤脾,气虚而血滞;或积劳积弱,气弱而不行;总由血动之时,余血未净,而一有所逆,则留滞日积而渐以成癥矣。"冲任督带失调是卵巢癌发病的首要内因,由于先天禀赋不足,外邪内侵、七情饮食内伤,脏腑经络功能失调,气机紊乱,血行瘀滞,痰饮内停,有形之邪阻于冲任督带,结聚胞宫,导致本病。

1.禀赋不足,脏腑虚弱

患者先天禀赋不足,正气内虚,邪毒外侵,留而不去,阻滞气血津液的正常运行和输布,或脏腑虚弱,正气亏虚,气血津液运行输布失常,均可导致瘀血、痰饮内生,积聚胞宫生为本病。

2.饮食不节,损伤脾胃

患者平素饮食不节,脾胃受损,运化失常,痰湿内停,积聚胞中,发为本病。

3.情志内伤,肝气不舒

患者平素情志失调,肝气郁结,气滞血瘀,阻于胞中,癥瘕内生。

4.冲任督带失调

冲任督带功能失调则可导致气血的功能失调,导致气滞血瘀,积聚成块阻滞胞宫,或气血亏虚,气虚不能推动血液运行,瘀血停滞胞中,发为本病。

三、张昌禧治疗经验

1.治则治法

本病常见肾虚痰湿、气阴两虚、肝肾亏损、肝郁脾虚证。故常治以温阳益肾、祛湿化痰、益气养阴、滋补肝肾、疏肝健脾。

2.基本方

方一:温阳益肾,祛湿化痰,用于肾虚痰湿证。患者常表现为腰酸耳鸣、口干、腹胀、潮热、带下不清、苔腻脉滑细。

知母	黄柏	川牛膝	土茯苓	白英	水红花子
半枝莲	党参	麦冬	炒白术	炒枳壳	茯苓
生薏苡仁	猫爪草	川续断	椿根皮	三叶青	冬凌草
山慈菇	天龙	丹参			

方二:益气养阴,用于气阴两虚证。患者常表现为神疲乏力、口干、腰酸、少寐、排便不畅、潮热出汗、苔薄白脉弦细。

生黄芪	制女贞子	天花粉	炒白术	党参	麦冬
炒枳壳	鲜铁皮石斛	生薏苡仁	茯苓	猫爪草	炒杜仲
三叶青	山慈菇	冬凌草	焦栀子	炒白芍	糯稻根
丹皮	天龙				

方三:滋补肝肾,用于肝肾亏损证。患者常表现为头昏眼花、耳鸣腰酸、口干、心烦潮热、月经失调、苔薄少津脉细。

枸杞子	杭白菊	川牛膝	丹参	制女贞子	墨旱莲
陈萸肉	党参	茯苓	生薏苡仁	麦冬	炒白术
炒枳壳	猫爪草	制狗脊	巴戟天	三叶青	冬凌草
山慈菇	天龙	炒白芍	丹皮		

方四:疏肝健脾,用于肝郁脾虚证。患者常表现为心烦焦虑、少寐、口苦、纳呆、排便不畅或便溏、苔薄脉细。

郁金	制香附	丹参	党参	麦冬	法内金
炒白术	炒枳壳	茯苓	生薏苡仁	猫爪草	炒酸枣仁
甘松	三叶青	冬凌草	山慈菇	炒黄连	天龙

3.随症加减

腰酸,可加川续断、炒杜仲、制狗脊、桑寄生。

腿酸,可加木瓜、牛膝、五加皮、千年健。

乏力,可加黄芪、党参、太子参、制黄精、绞股蓝。

口干,可加西洋参、石斛、天花粉、芦根、乌梅、生山楂、制龟甲、生地黄。

腹胀,可加大腹皮、炒槟榔、乌药、木香、当归、制厚朴。

排便不畅,可加焦栀子、当归、知母、大黄、火麻仁、虎杖、瓜蒌、桃仁。

便溏,可加高良姜、石榴皮、煨草果、山茱萸、骨碎补、乌梅、神曲。

纳呆,可加焦山楂、炒白术、法内金、炒二芽、炒扁豆、山药。

头昏,可加制首乌、制女贞子、丹参、川牛膝、墨旱莲、覆盆子、枸杞子、菊花。

耳鸣,可加丹参、葛根、磁石、石菖蒲、远志。

腹部肿块,可加王不留行、水红花子、半枝莲、醋三棱、莪术、猫人参、天龙、干蟾。

潮热,可加生地黄、丹皮、地骨皮、淫羊藿、银柴胡、白薇、青蒿。

低热不退,可加秦艽、制鳖甲、丹皮、青蒿、银柴胡、白薇、地骨皮、生地黄。

淋巴结肿大,可加猫爪草、夏枯草、浙贝、海藻、昆布、黄药子。

肝郁心烦口苦,可加郁金、制香附、炒黄连、柴胡、佛手、玫瑰花、百合。

颜面色素沉着,可加制香附、白芷、茯苓、玫瑰花、八月札。

月经不调,可加当归、炒白芍、鸡血藤、淫羊藿、月季花。

下腹部疼痛,可加生蒲黄、五灵脂、制延胡索、赤芍、制乳香、丹参。

带下浊,可加白英、白花蛇舌草、椿根皮、海螵蛸、苦参、木槿花。

脘胀,可加佛手、炒白芍、木香、木蝴蝶。

少寐,可加郁金、香附、丹参、炒黄连、炒酸枣仁、五味子、甘松、淮小麦、萱草花。

肝转移,可加丹参、香茶菜、水红花子、半枝莲、七叶一枝花、醋三棱。

随症选用常用抗癌药,如土茯苓、猫爪草、三叶青、冬凌草、山慈菇、白英、白花蛇舌草、夏枯草、半枝莲、天龙、土鳖虫、败酱草。

四、预防调护经验

卵巢癌治疗的重点在于早期发现,定期普查尤为重要。绝经后发现子宫内膜腺瘤样增生或内膜腺癌,应注意卵巢有无肿物。盆腔炎性肿块,尤其是怀疑盆腔结核或子宫内膜异位性肿块,经治疗无效,不能排除肿瘤的可能性时应手术探查。积极保持平和的心态与良好的情绪有助于卵巢癌患者的康复。多食富含营养且易消化的食物,尤其是新鲜蔬菜、水果,保证大小便通畅。劳逸结合,量力而为。此外,临床日常预防调护指导,建议日常辨证取穴,神阙、气海、关元常用于妇科保健。建议常服铁皮石斛茶、银耳莲子芡实汤等。

五、典型医案

典型医案(一)

姓名:蒋某某　性别:女　年龄:45岁

初诊:2017年1月4日

主诉:卵巢癌术后1个月。

现病史:1个月前患者因腰痛于当地医院就诊,发现卵巢占位,予手术切除,病理诊断为高级别浆液性癌,术后化疗1个周期(具体方案不详)。目前感腰痛,上腹部疼痛,潮热,入睡困难,少寐,于2017年1月4日来我处就诊。

初诊时见患者神清,神疲乏力,夜间口干,腰痛,上腹部疼痛,潮热,少寐,腹胀,苔薄,脉细。

既往史:否认高血压、糖尿病、冠心病、肾病、脑病等重大疾病史。否认重大手术、外伤史。

个人史:否认有肝炎及肺结核等传染病史,否认嗜烟酒史,否认食物、药物过敏史。

家庭史:否认遗传性及传染性病史。

体检:体温37.1℃,脉搏69次/分,呼吸20次/分,血压126/72 mmHg。神清,精神差,双眼等大等圆,对光反应灵敏,心率69次/分,心律齐,双肺呼吸音清,腹部柔软,双侧腹股沟无淋巴结肿大。苔薄,脉细。

辨证分析:潮热、口干为气阴两虚,腰痛少寐为心肾不交,腹胀为术后后遗症,未完全康复。化疗后神疲乏力、脉细为正气虚损。故辨证为气阴两虚、脾肾亏虚。

中医诊断:癥瘕(气阴两虚、脾肾亏虚)。

西医诊断:卵巢癌。

治则:标本兼顾,扶正祛邪。

治法:益气养阴,滋肾健脾。

处方:

生黄芪20 g	三叶青10 g	炒黄连5 g	枸杞子10 g	茯苓15 g
丹参20 g	土茯苓20 g	麦冬15 g	炒鸡内金10 g	制远志5 g
炒枳壳10 g	女贞子15 g	冬凌草20 g	菊花10 g	大腹皮10 g
薏苡仁20 g	太子参20 g	酸枣仁15 g	百合20 g	乌药10 g

×7剂,水煎服,日一剂,温分服。

二诊:2017年1月11日

服用上方后患者感到身体舒适,乏力、口干改善,睡眠好转,小腹胀痛改善,苔薄,脉细。拟原法:

生黄芪20 g	三叶青6 g	炒黄连5 g	枸杞子10 g	茯苓15 g
丹参20 g	土茯苓20 g	麦冬15 g	炒鸡内金10 g	制远志5 g
炒枳壳10 g	女贞子15 g	冬凌草20 g	大腹皮10 g	薏苡仁20 g
太子参20 g	酸枣仁15 g	百合20 g	乌药10 g	

×14剂,水煎服,日一剂,温分服。

随诊情况

随后根据病情随症加减。口干加玄参,小腹胀痛加大腹皮,少寐加龙骨,腰酸加川续断,气虚加太子参,潮热加牡丹皮。

疗效观察

患者一直坚持服用中药,半年复查一次,病情稳定,未见复发征象,至今已存活8年。本病例患者除化疗1次外,坚持服用中药,外加服用中成药复方斑蝥胶囊,未予其他西药治疗,疗效较为确切。

典型医案(二)

姓名:舒某某　性别:女　年龄:52岁

初诊:2016年4月16日

主诉:卵巢癌术后3个月。

现病史:3个月前患者确诊卵巢癌,手术切除,术后病理诊断为上皮性恶性肿瘤,化疗2个周期(具体方案不详)。目前患者时有腰酸、腹胀、口干乏力、肢麻的症状,于2016年4月16日来我处就诊。

初诊时见患者消瘦,神疲乏力,皮肤干燥暗黄,说话声低,夜间口干潮热。

既往史:否认高血压、糖尿病、冠心病、肾病、脑病等重大疾病史。否认重大手术、外伤史。

个人史:否认有肝炎及肺结核等传染病史,否认嗜烟酒史,否认食物、药物过敏史。

家庭史:否认遗传性及传染性病史。

体检:体温35.9℃,脉搏79次/分,呼吸20次/分,血压136/68 mmHg。神清,精神萎靡,双眼无神,声低,心率79次/分,心律齐,双肺呼吸音清,腹部柔软,双侧腹股沟无淋巴结肿大。苔薄,脉细。

辨证分析:潮热、口干为阴虚,皮肤干燥、肢麻为血虚,声低、神疲乏力、脉细为气虚。故辨证为气血亏虚。

中医诊断:癥瘕(气血亏虚)。

西医诊断:卵巢癌。

治则:扶正固本,标本兼治。

治法:益气养血,养阴散结。

处方:

黄芪20 g	制女贞子15 g	麦冬15 g	党参20 g	丹参20 g
炒白术20 g	炒枳壳10 g	土茯苓20 g	知母10 g	炒黄柏10 g
川牛膝10 g	茯苓15 g	薏苡仁20 g	猫爪草15 g	三叶青6 g
鲜铁皮石斛12 g	冬凌草20 g	山慈菇6 g	天龙3条	骨碎补20 g
酒白芍20 g				

×7剂,水煎服,日一剂,温分服。

二诊:2016年6月12日

服用上方后患者感到潮热症状消失,乏力、口干稍有改善,仍有肢麻、腰酸的症状,苔薄,脉细。拟原法加减:

黄芪20 g	制女贞子15 g	麦冬15 g	党参20 g	丹参20 g
炒白术20 g	炒枳壳10 g	土茯苓20 g	鸡血藤15 g	郁金10 g

川牛膝10 g	茯苓15 g	薏苡仁20 g	猫爪草15 g	威灵仙10 g
三叶青6 g	冬凌草20 g	山慈菇10 g	天龙3条	骨碎补20 g
酒白芍20 g				

×14剂,水煎服,日一剂,温分服。

随诊情况

随后根据病情随症加减。肝转移加水红花子、香茶菜,胸闷加瓜蒌皮,咯痰不畅加桔梗、紫菀,咳嗽加浙贝、款冬花,少寐加炒酸枣仁,腰酸加川续断,头昏加墨旱莲,纳呆加法内金,郁闷加郁金、香附。

疗效观察

患者一直坚持服用中药,半年复查一次,病情稳定,肿瘤指标正常,未见恶化,至今已存活近9年。本病例患者除化疗2次外,坚持服用中药,外加服用中成药复方斑蝥胶囊,未予其他西药治疗,疗效较为确切。

典型医案(三)

姓名:陈某某 性别:女 年龄:25岁

初诊:2019年6月19日

主诉:卵巢癌术后2个月。

现病史:2个月前患者确诊卵巢恶性肿瘤,予化疗6个周期(具体方案不详),腰酸,腹胀,潮热,胃脘不适,排便不畅,于2017年6月19日来我处就诊。

初诊时见患者消瘦,神疲乏力,小腹疼痛,脘胀,潮热。

既往史:否认高血压、糖尿病、冠心病、肾病、脑病等重大疾病史。否认重大手术、外伤史。

个人史:否认有肝炎及肺结核等传染病史,否认嗜烟酒史,否认食物、药物过敏史。

家庭史:否认遗传性及传染性病史。

体检:体温36.5℃,脉搏87次/分,呼吸21次/分,血压105/62 mmHg。神清,肤黄,背稍弯,精神可,心率87次/分,心律齐,双肺呼吸音清,脘胀满,腹部柔软,双侧腹股沟无淋巴结肿大。苔薄,脉细。

辨证分析:腰酸、潮热为肾阴虚,排便不爽为火气旺盛,脘胀、小腹胀痛为气滞。故辨证为肝肾阴虚。

中医诊断:积聚(肝肾阴虚)。

西医诊断:卵巢癌。

治则:扶正固本,标本兼治。

治法:理气养阴,滋肾散结。

处方:

知母10 g	炒黄柏10 g	川牛膝15 g	丹参20 g	土茯苓20 g
酒白芍20 g	大血藤15 g	茯苓15 g	薏苡仁20 g	猫爪草15 g
党参20 g	麦冬15 g	女贞子15 g	大腹皮15 g	三叶青6 g
冬凌草20 g	山慈菇6 g	酸枣仁15 g	夏枯草10 g	半枝莲20 g
天龙3条				

×14剂,水煎服,日一剂,温分服。

二诊:2019年7月4日

服用上方后患者排便不爽症状消失,腰酸、潮热有所改善,苔薄,脉细。拟原法加减:

知母10 g	炒黄柏10 g	川牛膝15 g	丹参20 g	土茯苓20 g
酒白芍20 g	大血藤15 g	茯苓15 g	薏苡仁20 g	猫爪草15 g
党参20 g	麦冬15 g	女贞子15 g	佛手10 g	炒鸡内金10 g
骨碎补20 g	三叶青6 g	冬凌草20 g	山慈菇6 g	酸枣仁15 g
半枝莲20 g	天龙3条			

×14剂,水煎服,日一剂,温分服。

随诊情况

随后根据病情随症加减。乏力加山茱萸,排便不畅加焦栀子,少寐加合欢皮,腰酸加川续断,脘胀加佛手,潮热加牡丹皮,气滞加制香附。

疗效观察

患者一直坚持服用中药,半年复查一次,病情稳定,肿瘤指标正常,未见恶化,至今已存活5年多。本病例患者除化疗6次外,未予其他西药治疗,疗效较为确切。

典型医案(四)

姓名:施某某　**性别**:女　**年龄**:58岁

初诊:2014年3月16日

主诉:确诊卵巢恶性肿瘤6个月。

现病史:2013年7月患者体检时发现左侧卵巢偏大,并于2014年1月17日行手术切除治疗,病理诊断为高级别浆液性癌,术后化疗6次。目前感神疲乏力,腰酸口干,白细胞偏低,少寐,排便不畅,胃纳一般,多汗,于2014年3月16日来我处就诊。

初诊时见患者神清,神疲乏力,口干,腰酸,少寐,多汗,胃纳一般,排便不畅,小便通畅。

既往史:否认高血压、糖尿病、冠心病、肾病、脑病等重大疾病史。否认重大手术、外伤史。

个人史:否认有肝炎及肺结核等传染病史,否认嗜烟酒史,否认食物、药物过敏史。

家庭史:否认遗传性及传染性病史。

体检:体温36.6℃,脉搏74次/分,呼吸20次/分,血压128/74 mmHg。神清,精神差,双眼等大等圆,对光反应灵敏,心率74次/分,心律齐,双肺呼吸音清,腹痛阴性,双肾叩击痛阴性,神经系统未见异常。舌红苔薄,脉小。

辨证分析:神疲乏力、口干为气阴两伤,腰酸、少寐、多汗、胃纳一般为脾肾两虚,舌红脉小为阴伤。故辨证为气阴两伤、脾肾两虚。

中医诊断:积聚(气阴两伤、脾肾两虚)。

西医诊断:卵巢癌。

治则:标本兼顾,扶正祛邪。

治法:益肺养阴,健脾滋肾。

处方:

黄芪20 g	制女贞子15 g	知母10 g	炒黄柏10 g	丹参20 g
党参20 g	麦冬15 g	酒白芍20 g	土茯苓20 g	当归10 g
焦栀子10 g	炒白术20 g	炒枳壳10 g	酸枣仁15 g	川续断15 g
糯稻根20 g	猫爪草15 g	天花粉10 g	薏苡仁20 g	三叶青6 g
冬凌草20 g	山慈菇6 g			

×14剂,水煎服,日一剂,温分服。

二诊:2014年3月30日

服用上方后患者感到身体舒适,乏力改善,大便通畅,口干,腰酸,少寐,出汗减少,苔薄腻,脉细。拟原法:

生黄芪20 g	制女贞子15 g	党参20 g	麦冬15 g	丹参20 g

土茯苓20 g	当归10 g	炒白术20 g	炒枳壳10 g	知母10 g
炒黄柏10 g	茯苓15 g	薏苡仁10 g	猫爪草15 g	酸枣仁15 g
川续断15 g	酒白芍20 g	天花粉10 g	三叶青6 g	冬凌草20 g
山慈菇6 g				

×14剂,水煎服,日一剂,温分服。

三诊:2014年4月7日

服用上方后患者感到身体舒适,乏力、睡眠改善,口不干,有时腰酸少寐。体检各项指标正常,苔薄,脉细。拟原法加减:

黄芪20 g	炒党参20 g	麦冬15 g	丹参20 g	土茯苓20 g
炒白术20 g	炒枳壳10 g	茯苓15 g	薏苡仁20 g	猫爪草15 g
郁金10 g	制香附10 g	酒白芍20 g	酸枣仁15 g	生内金10 g
半枝莲20 g	预知子20 g	三叶青6 g	冬凌草20 g	山慈菇6 g
天龙3条				

×14剂,水煎服,日一剂,温分服。

随诊情况

随后根据病情随症加减。口干加芦根、乌梅,抑郁加郁金、制香附,腰酸加杜仲、巴戟天,纳呆加鸡内金、扁豆,少寐加合欢皮、生龙骨,抗肿瘤加天龙、白英、白花蛇舌草、半枝莲,清热滋肾加知母、炒黄柏,便溏加仙鹤草、马齿苋。

疗效观察

患者连续服用中药4年余,由于病情稳定,暂停服中药半年。2019年复查发现:腹膜后、锁骨上淋巴结转移,CA125进行性增高,遂再次化疗6个周期,并继续服用中药治疗至今,淋巴结肿大消失,未见新的转移病灶。本病例患者坚持服用中药,至今已存活近11年,疗效较为确切。

(医案整理:陈马兰)

第十一章 宫颈癌

一、概述

宫颈癌是发生于子宫颈阴道部及子宫颈管上皮的恶性肿瘤。早期可能没有任何临床症状,随着疾病的进展可能会出现接触性阴道出血、异常阴道流血等,随着肿瘤的增大,压迫或侵犯周围器官组织而出现相应症状。宫颈癌是最常见的妇科恶性肿瘤。我国每年新增宫颈癌病例约13.5万,占全球发病数量的1/3。宫颈癌以鳞状细胞癌为主,高发年龄为50～55岁。近40年由于宫颈细胞学筛查的普遍应用,使宫颈癌和癌前病变得以早期发现和治疗,宫颈癌的发病率和死亡率已有明显下降,但发病有年轻化的趋势。人乳头瘤病毒(HPV)的持续感染被认为是宫颈癌发病最重要的原因。人群中HPV的感染率和宫颈癌的发病率相关。其他与宫颈癌有关的流行病学危险因素包括吸烟史、经产伴侣传播疾病史及长期免疫力低下。宫颈癌的发生、发展是由量变到质变、由渐变到突变的漫长过程。在受到HPV感染再加上外来其他致癌物质刺激下,未成熟的化生鳞状上皮或增生的鳞状上皮细胞可出现间变或不典型增生,形成宫颈上皮内瘤样变(CIN)。随着CIN病变程度的逐渐加重,突破上皮下基底膜,浸润间质,则形成宫颈浸润癌。一般从CIN发展为浸润癌需10～15年,但约25%在5年内发展为浸润癌。宫颈鳞状细胞浸润癌占宫颈癌的80%～85%,宫颈腺癌占宫颈癌的15%～20%,宫颈腺鳞癌较少见,占宫颈癌的3%～5%。宫颈癌的治疗原则是以手术、放疗为主,辅以化疗的综合治疗方案。但应根据临床分期、年龄、全身情况结合技术水平及设备条件综合考虑,制订适宜的治疗方案,重视治疗的个体化及首次治疗。宫颈癌患者的预后与临床期别、病理类型和治疗方法密切相关。有淋巴结转移者预后差。宫颈腺癌放疗效果不如鳞癌,早期易有淋巴转移,预后差。晚期死亡主要原因有尿毒症、出血、感染及全身恶病质。宫颈癌治疗后50%在1年内复发,75%～80%在2年内复发,盆腔内局部复发占70%,远处复发占30%。

宫颈癌属于中医"带下""崩漏""癥瘕"范畴。《妇人规》曰:"交接出血而痛。"《备急千金要方》曰"妇人崩中漏下,赤白青黑,腐臭不可近,令人面黑无颜色,皮骨相连,月经失度,往来无常……阴中肿如有疮之状""所下之物,一曰状如膏,二曰如黑血,三曰如紫汁,四曰如赤肉,五曰如脓血"。这些症状与晚期宫颈癌的临床表现极为相似。《杂病源候犀烛》载"丹溪曰,一妇人嗜酒,常痛饮,忽糟粕出前窍,溲尿出后窍,六脉皆沉涩……三月后必死,果然",描述的是宫颈癌晚期浸润的临床表现。本病病位在胞宫,与冲任密切相关,冲任之系于肝肾,冲为血海,故与肝、脾、肾三脏密切相关。预后差。

二、中医病因病机

各种原因导致脏腑功能失常,气血失调,冲任损伤,瘀血、饮、湿毒等有形之邪相继内生,积结不解,日久渐成。本病的主要病机为肝郁气滞,或脾虚湿盛,或肾虚不固,导致脏腑功能亏损,冲任失调,督带失约。

1.外邪入侵

房事不洁,或月事正行、湿热侵袭,或湿热毒邪迁延留滞使气血运行受阻,瘀毒结聚而成本病。

2.饮食不节

饥饱失常,或过食肥甘厚味,或饮食不洁,或饮酒无度损伤脾胃,脾气受损,中阳不振,运化失司,水湿注于下焦,湿凝聚胞中而发病。

3.七情内伤

恚怒伤肝、忧思伤脾而致气机疏泄失常,血行不畅,日久生瘀,气滞血瘀而发病。

4.脏腑虚弱

素体不足或久病,或劳累过度,或早婚多产,均可导致五脏虚弱、阴阳失调、气血运行不畅或失常、冲任失约、带脉不固而发病。

三、张昌禧治疗经验

1.治则治法

本病常见气阴两虚、肝肾亏损、下焦湿热证。故常治以益气养阴、滋补肝肾、清热燥湿。

2.基本方

方一:益气养阴,解毒散结,用于气阴两虚证。常见于术后或化疗康复期,患者常表现为神疲乏力、口干、排便不畅、腰酸、苔薄质红脉细。

生黄芪	制女贞子	党参	麦冬	天花粉	石斛
炒白术	炒枳壳	茯苓	生薏苡仁	猫爪草	土茯苓
三叶青	冬凌草	山慈菇	川续断	白英	天龙

方二:滋补肝肾,解毒散结,用于肝肾亏损证。常见于术后康复期,患者常表现为头昏、耳鸣、腰酸、潮热、口干、苔薄脉细。

枸杞子	白菊花	川牛膝	丹参	墨旱莲	党参
麦冬	茯苓	生薏苡仁	土茯苓	川续断	陈萸肉
三叶青	山慈菇	冬凌草	天龙	炒白术	炒枳壳
猫爪草					

方三:清热燥湿,解毒散结,用于下焦湿热证。常见于中晚期及术后复发,患者常表现为带下色黄或浊臭、腰酸、下腹作痛、苔黄腻脉滑数。

知母	黄柏	川牛膝	丹参	土茯苓	炒白术
炒枳壳	败酱草	僵蚕	生薏苡仁	茯苓	猫爪草
三叶青	冬凌草	山慈菇	白英	炒杜仲	天龙
赤芍					

3.随症加减

带下浊,可加椿根皮、苦参、白英、白花蛇舌草、木槿花。

腰酸,可加制狗脊、桑寄生、川续断、千年健、巴戟天。

口干,可加乌梅、石斛、天花粉、生山楂、芦根。

便溏,可加陈萸肉、高良姜、乌梅、石榴皮、芡实。

纳呆,可加法内金、炒二芽、神曲、炒扁豆。

排便不畅,可加焦栀子、当归、知母、火麻仁、肉苁蓉。

湿重苔腻,可加制厚朴、煨草果、广藿香、佩兰、薏苡仁、豆蔻。

少寐,可加炒酸枣仁、丹参、合欢皮、淮小麦、远志。

头昏,可加制首乌、制女贞子、天麻、炒白芍、枸杞子、白菊花。

乏力,可加黄芪、党参、太子参、绞股蓝、红景天、制黄精。

贫血、白细胞低下,可加黄芪、制女贞子、当归、炒白芍、鸡血藤、鹿角片。

肾阳虚损,可加巴戟天、淫羊藿、陈萸肉、葫芦巴、肉苁蓉。

视物模糊,可加菟丝子、覆盆子、枸杞子、沙苑子、车前子。

潮热,可加生地黄、丹皮、地骨皮、淫羊藿、白薇、银柴胡、制鳖甲。

心烦焦虑,可加郁金、制香附、玫瑰花、合欢皮、萱草花。

腹胀,可加乌药、大腹皮、炒槟榔、小茴香、木香。

淋巴结转移,可加猫人参、藤梨根、夏枯草、猫爪草、浙贝、海浮石、生牡蛎、昆布、玄参、海藻。

随症选用常用抗癌药,如白花蛇舌草、白英、猫人参、藤梨根、三叶青、冬凌草、山慈菇、猪苓、茯苓、生薏苡仁、丹参、莪术、天龙、七叶一枝花。

四、预防调护经验

三级预防是促进健康的首要和有效手段。一级预防是针对宫颈癌的病因和发病相关因素进行预防,加强卫生宣传,尤其是性卫生的宣传教育。宫颈癌的危险因素有性行为因素、生物因素、遗传因素。宫颈癌防治的一个重要环节是预防 HPV 感染,清除已感染的 HPV 病毒颗粒。二级预防即早发现、早诊断、早治疗。三级预防即临床预防、康复期预防,旨在提高治愈率及患者的生存率和生活质量,包括康复、姑息和止痛治疗。同时,宫颈癌的三级预防内容包括制订正确的治疗方案,对宫颈癌患者进行心理治疗。康复期患者节制房事,保持外阴清洁,是避免复发的首要条件。还须调情志,节郁怒。此外,建议日常辨证取穴,神阙、气海、关元常用于妇科保健。建议常服铁皮石斛茶、银耳莲子芡实汤等。

五、典型医案

典型医案(一)

姓名:沈某某   **性别**:女   **年龄**:68岁

初诊:2016年8月25日

主诉:阴道出血7个月。

现病史:7个月前患者无明显诱因出现阴道出血,于医院就诊,病理诊断为宫颈鳞癌,确诊宫颈癌、盆腔淋巴结转移,予手术切除,术后化疗6次(具体方案不详)。目前感神疲乏力,腰酸,少寐,复查血常规示白细胞减少,于2016年8月25日来我处就诊。

初诊时见患者神清,神疲乏力,口干,腰酸,少寐,纳呆,排便不畅,苔薄,脉细。

既往史: 既往冠心病、焦虑症,否认高血压、糖尿病、肾病、脑病等重大疾病史。否认重大外伤史。

个人史: 否认有肝炎及肺结核等传染病史,否认嗜烟酒史,否认食物、药物过敏史。

家庭史: 否认遗传性及传染性病史。

体检: 体温36.7℃,脉搏81次/分,呼吸21次/分,血压126/74 mmHg。神清,精神差,双眼等大等圆,对光反应灵敏,心率81次/分,心律齐,双肺呼吸音清,腹痛阴性,双肾叩击痛阴性,神经系统未见异常,苔薄,脉细。

辨证分析: 神疲乏力、口干为气阴两伤,腰酸、少寐、纳呆、排便不畅为脾肾两虚,苔薄、脉细为气阴两伤。故辨证为气阴两伤、脾肾两虚。

中医诊断: 积聚(气阴两伤、脾肾两虚)。

西医诊断: ①宫颈癌;②冠心病;③焦虑症。

治则: 标本兼顾,扶正祛邪。

治法: 益气养阴,滋肾健脾。

处方:

黄芪20 g	制女贞子15 g	党参20 g	麦冬15 g	当归10 g
白芍10 g	丹参20 g	土茯苓20 g	生白术20 g	炒枳壳10 g
茯苓15 g	薏苡仁20 g	酸枣仁15 g	川续断15 g	知母10 g
炒黄柏10 g	法内金10 g	预知子20 g	三叶青6 g	冬凌草20 g
山慈菇6 g	天龙3条			

×14剂,水煎服,日一剂,温分服。

二诊: 2016年9月8日

服用上方后患者感乏力改善,口干,胃纳一般,腰酸,少寐,大便通畅,苔薄腻脉细,拟原法:

生黄芪20 g	制女贞子15 g	党参20 g	麦冬15 g	丹参20 g
土茯苓15 g	当归10 g	生白术20 g	炒枳壳10 g	茯苓15 g
薏苡仁20 g	猫爪草15 g	川续断15 g	酸枣仁15 g	知母10 g
炒黄柏10 g	半枝莲20 g	三叶青6 g	冬凌草20 g	预知子20 g
山慈菇6 g	天龙3条			

×14剂,水煎服,日一剂,温分服。

三诊:2016年9月22日

服用上方后感乏力、腰酸改善,少寐,胃纳可,偶咯血,大便通畅,血常规示白细胞恢复正常,苔薄,脉细,拟原法:

黄芪20 g	制女贞子15 g	党参20 g	麦冬15 g	丹参20 g
土茯苓20 g	生白术20 g	炒枳壳10 g	炒杜仲15 g	酸枣仁15 g
茯苓15 g	薏苡仁20 g	麦冬15 g	知母10 g	炒黄柏10 g
半枝莲20 g	三叶青6 g	冬凌草20 g	山慈菇6 g	预知子20 g
天龙3条	制黄精15 g	酸枣仁15 g		

×14剂,水煎服,日一剂,温分服。

随诊情况

随后根据病情随症加减。焦虑加郁金、制香附,口干加天花粉,少寐加甘松、夜交藤,头昏加炙首乌、旱莲草,乏力加红景天、绞股蓝,腰酸加枸杞子,潮热加淫羊藿、牡丹皮,排便不畅加肉苁蓉、火麻仁,胸闷加瓜蒌皮、薤白。

疗效观察

患者一直坚持服用中药,半年复查一次,盆腔淋巴结消失,肿瘤指标正常,病情稳定,未见复发征象。患者坚持服中药已8年多,目前康复良好,疗效较为确切。

典型医案(二)

姓名:严某某　**性别**:女　**年龄**:64岁

初诊:2017年10月11日

主诉:确诊宫颈癌2个月。

现病史:2017年7月患者体检时发现肿瘤指标异常,遂去医院检查,确诊为宫颈癌,行手术切除,后化疗2次(具体方案不详)。目前感乏力,腹胀,纳呆,少寐,大便不畅,于2017年10月11日来我处就诊。

初诊时见患者神清,神疲乏力,口干,腹胀,纳呆,少寐,大便不畅。

既往史:否认高血压、糖尿病、冠心病、肾病、脑病等重大疾病史。否认重大手术、外伤史。

个人史:否认有肝炎及肺结核等传染病史,否认嗜烟酒史,否认食物、药物过敏史。

家庭史:否认遗传性及传染性病史。

体检:体温36.4℃,脉搏69次/分,呼吸20次/分,血压126/72 mmHg。神清,精神差,双眼等大等圆,对光反应灵敏,心率69次/分,心律齐,双肺呼吸音清,腹痛阴性,双肾叩击痛阴性,神经系统未见异常。苔薄,脉细。

辨证分析:神疲乏力、口干为气阴两伤,腹胀、纳呆、少寐、大便不畅为肺脾肾虚,苔薄、脉细为气阴两伤。故辨证为气阴两伤、脾肾两虚。

中医诊断:积聚(气阴两伤、脾肾两虚)。

西医诊断:宫颈癌。

治则:标本兼顾,扶正祛邪。

治法:益气养阴,滋肾健脾。

处方:

黄芪20 g	制女贞子15 g	太子参20 g	麦冬15 g	炙鸡内金10 g
炒枳壳10 g	佛手10 g	土茯苓20 g	知母10 g	猪苓15 g
茯苓15 g	薏苡仁20 g	焦栀子10 g	猫爪草15 g	三叶青6 g
冬凌草20 g	山慈菇6 g	白毛藤20 g	杜仲15 g	白花蛇舌草20 g

×14剂,水煎服,日一剂,温分服。

二诊:2017年11月12日

服用上方后患者感到身体舒适,乏力、口干改善,偶咳,胸闷、头昏、耳鸣,二便通畅,苔薄,脉细。拟原法:

黄芪20 g	制女贞子15 g	太子参20 g	麦冬15 g	炙鸡内金10 g
炒枳壳10 g	佛手10 g	土茯苓20 g	知母10 g	猪苓15 g
茯苓15 g	薏苡仁20 g	焦栀子10 g	猫爪草15 g	三叶青6 g
冬凌草20 g	山慈菇6 g	白毛藤20 g	杜仲15 g	白花蛇舌草20 g
浙贝10 g	款冬花10 g			

×14剂,水煎服,日一剂,温分服。

随诊情况

随后根据病情随症加减。咳嗽加浙贝、款冬花,焦虑加郁金、制香附,口干加天花粉,少寐加甘松、夜交藤,头昏加炙首乌、旱莲草,乏力加红景天、绞股蓝,腰酸加枸杞子,潮热加淫羊藿、牡丹皮,排便不畅加肉苁蓉、火麻仁,胸闷加瓜蒌皮、薤白。

疗效观察

患者一直坚持服用中药,半年复查一次,病情稳定,未见复发征象,至今已存活7年多。患者坚持服用中药,未予其他西药治疗,疗效较为确切。

典型医案(三)

姓名:倪某某　性别:女　年龄:66岁

初诊:2015年7月9日

主诉:确诊子宫内膜癌2个月。

现病史:患者于2015年5月体检时发现子宫内膜较厚,遂到医院就诊,病理切片确诊为高分化子宫内膜癌,予切除子宫及附件,未放化疗。目前感潮热,排便不畅,于2015年7月9日来我处就诊。

初诊时见患者神清,神疲乏力,口干,潮热,胃纳一般,排便不畅。

既往史:既往高血压病史,否认糖尿病、冠心病、肾病、脑病等重大疾病史。否认重大外伤史。

个人史:否认有肝炎及肺结核等传染病史,否认嗜烟酒史,否认食物、药物过敏史。

家庭史:否认遗传性及传染性病史。

体检:体温36.8℃,脉搏84次/分,呼吸22次/分,血压120/70 mmHg。神清,精神差,双眼等大等圆,对光反应灵敏,心率84次/分,心律齐,双肺呼吸音清,腹痛阴性,双肾叩击痛阴性,神经系统未见异常。舌红苔薄,脉小。

辨证分析:神疲乏力、口干为气阴两伤,潮热、胃纳一般、排便不畅为脾肾两虚,舌红脉小为阴伤。故辨证为气阴两伤、脾肾两虚。

中医诊断:积聚(气阴两伤、脾肾两虚)。

西医诊断:①子宫内膜癌;②高血压病。

治则:标本兼顾,扶正祛邪。

治法:益肺养阴,健脾滋肾。

处方:

藿香10 g	佩兰10 g	枳壳10 g	三叶青6 g	薏苡仁20 g
土茯苓20 g	冬凌草20 g	炒白术20 g	猪苓15 g	茯苓15 g
山慈菇6 g	南沙参15 g	酸枣仁15 g	木香5 g	麦冬15 g
太子参20 g	制女贞子15 g	白花蛇舌草20 g		

　　　　　　　　　　　　　　×14剂,水煎服,日一剂,温分服。

二诊:2015年8月3日

服用上方后患者感到身体舒适,乏力、口干改善,偶咳,胸闷,头昏,耳鸣,二便

通畅,苔薄,脉细。拟原法:

南沙参15 g	猪苓15 g	茯苓15 g	三叶青6 g	麦冬15 g
薏苡仁20 g	山慈菇6 g	炒黄芩10 g	桑白皮15 g	百部15 g
冬凌草20 g	太子参20 g	酸枣仁15 g	桔梗10 g	枳壳10 g
浙贝母15 g				

×14剂,水煎服,日一剂,温分服。

随诊情况

随后根据病情随症加减。胸闷加瓜蒌皮,焦虑加郁金、制香附,口干加天花粉,少寐加甘松、夜交藤、炒酸枣仁,头昏加炙首乌、旱莲草,乏力加红景天、绞股蓝,腰酸加枸杞子,潮热加淫羊藿、牡丹皮,排便不畅加肉苁蓉、火麻仁,胸闷加瓜蒌皮、薤白。

疗效观察

患者一直坚持服用中药,半年复查一次,病情稳定,未见复发征象,至今已存活9年多。本病例患者坚持服用中药,未予其他西药治疗,疗效较为确切。

典型医案(四)

姓名:雷某某　　**性别:**女　　**年龄:**39岁

初诊:2020年7月29日

主诉:确诊宫颈癌2个月。

现病史:2个月前患者因夫妻同房时出血,遂去检查,病理切片确诊为鳞癌,化疗4次、放疗1个疗程(具体方案不详)。目前感潮热乏力,寐差,大便正常,于2020年7月29日来我处就诊。

初诊时见患者神清,神疲乏力,潮热,口干,寐差,胃纳一般,二便通畅。

既往史:否认高血压、糖尿病、冠心病、肾病、脑病等重大疾病史。否认重大手术、外伤史。

个人史:否认有肝炎及肺结核等传染病史,否认嗜烟酒史,否认食物、药物过敏史。

家庭史:否认遗传性及传染性病史。

体检:体温36.7℃,脉搏79次/分,呼吸21次/分,血压135/78 mmHg。神清,精神差,双眼等大等圆,对光反应灵敏,心率79次/分,心律齐,双肺呼吸音清,腹痛阴性,双肾叩击痛阴性,神经系统未见异常。舌红苔薄,脉小。

辨证分析:神疲乏力、口干为气阴两伤,潮热、寐差、纳差为脾肾两虚,舌红脉小为阴伤。故辨证为气阴两伤、脾肾两虚。

中医诊断:积聚(气阴两伤、脾肾两虚)。

西医诊断:宫颈癌。

治则:标本兼顾,扶正祛邪。

治法:益肺养阴,健脾滋肾。

处方:

知母10 g	盐黄柏10 g	土茯苓20 g	白毛藤20 g	半枝莲20 g
丹参20 g	党参20 g	茯苓15 g	薏苡仁20 g	黄芪20 g
制女贞子15 g	合欢皮10 g	三叶青6 g	冬凌草20 g	椿皮10 g
苦参10 g	盐续断15 g			

×14剂,水煎服,日一剂,温分服。

二诊:2020年8月12日

服用上方后患者感到身体舒适,乏力、口干改善,胸闷,头昏,下肢水肿,二便通畅,苔薄,脉细。拟原法:

知母10 g	盐黄柏10 g	土茯苓20 g	白毛藤20 g	半枝莲20 g
丹参20 g	党参20 g	茯苓15 g	薏苡仁20 g	猫爪草15 g
黄芪20 g	制女贞子15 g	合欢皮10 g	三叶青6 g	冬凌草20 g
山慈菇6 g	椿皮10 g	苦参10 g	川续断15 g	木槿花10 g

×14剂,水煎服,日一剂,温分服。

随诊情况

随后根据病情随症加减。胸闷加瓜蒌皮,焦虑加郁金、制香附,口干加天花粉,少寐加甘松、夜交藤、炒酸枣仁,头昏加炙首乌、旱莲草,乏力加红景天、绞股蓝,腰酸加枸杞子,潮热加淫羊藿、牡丹皮,排便不畅加肉苁蓉、火麻仁,胸闷加瓜蒌皮、薤白,水肿加木槿花。

疗效观察

患者一直坚持服用中药,半年复查一次,病情稳定,未见复发征象,至今已存活近3年。本病例患者坚持服用中药,未予其他西药治疗,疗效较为确切。

(医案整理:陈马兰)

第十二章 前列腺癌

一、概述

前列腺癌是发生于前列腺的恶性肿瘤,是常见的男性泌尿生殖系统肿瘤之一。多数早期无明显临床症状,随着肿瘤生长,可表现为下尿路梗阻的症状,如尿频、尿急、尿痛、尿潴留或尿失禁等,当发生骨转移可出现骨痛等。2019年癌症统计数据中,前列腺癌发病率在男性肿瘤中居第一位,死亡率居第二位,仅次于肺癌。前列腺特异抗原(PSA)检查技术广泛使用,发现了许多无症状的前列腺癌的患者。前列腺癌的发病在国内呈现高年龄组发病率高的分布特点,家族史是前列腺癌的高危因素,遗传因素的作用在年轻患者中体现更为明显。病因学的研究提示富含脂肪的肉类和奶类的饮食与前列腺癌的发生有关。雄激素在前列腺的发育和前列腺癌的进展过程中起关键作用。炎症的致癌机制仍有待进一步的研究验证。在前列腺癌中95%以上为腺泡上皮来源的腺癌,好发部位为外周带(占全部的75%),其次是移行带(占20%),第三是中央带(占5%)。其他类型的前列腺癌还包括:前列腺内膜样癌,又称为导管癌,在前列腺癌中约占0.8%;前列腺黏液癌,较少见,预后比较差;前列腺小细胞癌,多见于中年男性,约占1%,类似于肺小细胞癌,预后极差;前列腺鳞癌,发病率小于1%,主要起源于前列腺部尿道上皮和尿道周围导管的异形上皮,既有单一的鳞状细胞癌,又有鳞状细胞癌混合腺癌;前列腺移行细胞癌,发病率小于5%;前列腺肉瘤起源于前列腺间质,发病年龄较低;前列腺印戒细胞癌,可能来源于前列腺分泌上皮,预后极差;以及前列腺神经内分泌肿瘤等。目前常见的治疗方式包括前列腺癌根治术、去势治疗、化疗、放疗等,去势治疗是所有治疗方式的基础和标准。约30%的患者在接受手术治疗后会复发,约80%的患者接受去势治疗后会在18个月左右进展为去势抵抗性前列腺癌,最终进展为预后很差的转移性去势抵抗性前列腺癌。

中医学无前列腺这一器官名称,其功能概括于肾、膀胱、三焦等脏腑之内,前列腺癌在古代中医典籍中类似"尿血""癃闭""淋证""积聚"等疾病范畴。《素问·气厥论》曰"胞热移于膀胱,则癃溺血""劳伤而生客热,血渗于胞故也,血得热而妄行,故因热流散渗于胞而尿血"。本病病位在下焦,涉及肺、脾、肾、三焦。

二、中医病因病机

《景岳全书·癃闭》曰:"有因火邪结聚小肠、膀胱者,此以水泉干涸而气门热闭不通也,有因热居肝肾者,则或以败精,或以槁血,阻塞水道而不通也,有因真阳下竭,元海无根,气虚不化而闭的,有因肝强气道,移碍于膀胱,气实而闭的。"《景岳全书》又载:"火在下焦而膀胱热闭不通者,可以利之;肝肾实火不清者可去其火,水必自通,肝强气道癃闭不通者,可破气行气。"正气虚弱是本病发生的根本原因,机体抵御外邪能力低下,外邪乘虚侵入人体,是前列腺癌发病的基础,湿、痰、瘀、热、毒长期滞留体内,导致脏腑、气血津液功能失调,耗精伤血,损伤元气,进一步加重正虚。

1.外邪侵袭

下阴不洁,湿热秽浊之邪侵犯下焦;或肺脏湿热、小肠邪热、心经火热、下肢丹毒等他脏外感之邪传及下焦,局部气血运行不畅,郁积日久而致本病。

2.饮食不节

过食肥甘厚腻、生冷辛辣之品,或喜嗜烟酒,损伤脾胃,运化失司,酿生湿热,湿热下注而致本病。

3.情志不畅

急躁易怒,或长期抑郁,情志不舒,气郁经脉,血瘀不行,三焦运化失职,水液代谢失常,水湿郁结于会阴而致本病。

4.正气虚损

肾是人体生命的根源,为先天之本。先天肾气不足,或房劳过度、久病体虚、年老肾虚等诸多因素,使肾气耗伤,正气不足,脏腑失于温煦,命门火衰,膀胱气化无权,或下焦积热,津液耗伤而致本病。

三、张昌禧治疗经验

1.治则治法

本病常见肾虚、湿热、血热、气阴两虚证。故常治以益气、养阴、滋肾、利湿、清热。

2.基本方

方一:益肾,利湿,清热,用于肾虚湿热证。患者常表现为尿急尿频、排尿不畅、少腹作痛、腰酸、尿血、口干,苔黄腻脉细涩或弦细。

知母	炒黄柏	川牛膝	丹参	石韦	土茯苓
乌药	党参	麦冬	茯苓	猫爪草	生薏苡仁
炒白术	炒枳壳	猫人参	川续断	制狗脊	三叶青
冬凌草	山慈菇	天龙			

方二:益气,敛阴,散结,用于气阴两亏证。患者常表现为神疲乏力、口干、排便不畅、腰酸、纳呆、小便灼热、盗汗,舌红少苔脉细。

生黄芪	制女贞子	党参	麦冬	五味子	焦栀子
炒白术	炒枳壳	茯苓	生薏苡仁	猫爪草	丹参
三叶青	山慈菇	冬凌草	天龙	墨旱莲	川续断
糯稻根					

方三:益肾,凉血,清热,用于肾虚血热证。患者常表现为血尿、腰痛、少腹不适、口干,苔薄质红脉细。

生地黄	大蓟	小蓟	水牛角	丹皮	赤芍
紫草	仙鹤草	白茅根	麦冬	川牛膝	丹参
三叶青	冬凌草	山慈菇	炒杜仲	茯苓	生薏苡仁
猫爪草	炒白术	炒枳壳			

3.随症加减

带下不畅,可加石韦、桑白皮、海金沙、滑石、川木通。

尿道作痛,可加瞿麦、生蒲黄、琥珀。

血尿,可加大蓟、小蓟、白茅根、焦栀子、紫草、琥珀、丹皮、赤芍。

少腹胀痛,可加乌药、制香附、桂皮、炒白芍、青皮。

牵引睾丸作痛,可加小茴香、乌药、橘核、荔枝核、制香附。

腰酸,可加川续断、炒杜仲、制狗脊、陈萸肉。

头昏,可加枸杞子、菊花、天麻、墨旱莲、制首乌、制女贞子。

耳鸣,可加丹参、葛根、磁石、石菖蒲、远志。

口干,可加石斛、西洋参、天花粉、乌梅、芦根。

便溏,可加炒白术、生薏苡仁、高良姜、陈萸肉、五味子、山药、炒扁豆。

排便不畅,可加焦栀子、当归、川牛膝、大黄、虎杖、知母。

口舌生疮,可加知母、炒黄柏、焦栀子、生石膏、淡竹叶、川木通。

口苦,可加炒黄连、苦丁茶、蒲公英、焦栀子。

潮热,可加丹皮、地骨皮、制龟甲、银柴胡、制鳖甲、青蒿、秦艽。

出汗,可加糯稻根、炒白芍、五味子、煅牡蛎、麻黄根、浮小麦、瘪桃干、五倍子。

心烦胁痛,可加郁金、制香附、川楝子、柴胡、焦栀子。

淋巴结转移,可加夏枯草、猫爪草、浙贝、炒僵蚕、海浮石、生牡蛎、黄药子。

少寐,可加丹参、炒酸枣仁、合欢皮、远志、五味子。

瘀血腹痛,可加桃仁、红花、生蒲黄、五灵脂、制乳香、丹参、制延胡索。

随症选用常用抗癌药,如白花蛇舌草、白英、龙葵、丹参、猫爪草、猪苓、茯苓、三叶青、冬凌草、山慈菇、生薏苡仁、天龙、干蟾。

四、预防调护经验

本病起病隐匿,所以应积极治疗慢性前列腺炎和前列腺增生,防止其向前列腺癌转化。定期体检,建议50岁以上男性每半年应做1次直肠指诊和B超检查,每年做1次血清PSA化验检查,以期早发现、早诊断、早治疗。生活方式提倡膳食平衡,戒烟限酒,适度运动,调畅情志,避免忧思郁怒。此外,临床日常建议常服铁皮石斛茶、猪苓米仁芡实茶等。

五、典型医案

典型医案(一)

姓名:杨某某　　**性别**:男　　**年龄**:68岁

初诊:2013年8月23日

主诉:前列腺癌术后2年。

现病史:2年前患者体检时发现前列腺抗原、游离前列腺抗原异常升高,予前列腺MRI及前列腺穿刺活检,病理诊断为前列腺腺泡腺癌,确诊前列腺癌,予"醋酸戈舍瑞林＋比卡鲁胺"内分泌治疗,目前感乏力明显,于2013年8月23日来我处就诊。

初诊时见患者神清,神疲乏力,排尿不畅,尿频,尿急,尿痛,伴腰酸、腰痛,手足心热,夜间盗汗,无畏寒发热,无腹痛腹泻,大便正常。

既往史:既往高血压病史,否认糖尿病、冠心病、肾病、脑病等重大疾病史。否认重大手术、外伤史。

个人史:否认肝炎及肺结核等传染病史,否认嗜烟酒史,否认食物、药物过敏史。

家庭史:否认遗传性及传染性病史。

体检:体温36.3℃,脉搏67次/分,呼吸20次/分,血压112/68 mmHg。神清,精神差,双眼等大等圆,对光反应灵敏,心率67次/分,心律齐,双肺呼吸音清,腹痛阴性,双肾叩击痛,神经系统未见异常。舌红苔白,脉软。

辨证分析:神疲乏力、手足心热、夜间盗汗为气阴两伤,排尿不畅、尿频、尿急、尿痛、腰酸、腰痛为肾阴亏虚,舌红脉软为阴伤。故辨证为气阴两伤、肾阴亏虚。

中医诊断:虚劳(气阴两伤、肾阴亏虚)。

西医诊断:①前列腺癌;②高血压病。

治则:标本兼顾,扶正祛邪。

治法:益气养阴,滋肾散结。

处方:

黄芪20 g	女贞子15 g	党参20 g	丹参20 g	炒白术20 g
炒枳壳10 g	麦冬15 g	薏苡仁20 g	茯苓15 g	佛手10 g
巴戟天15 g	醋五味子5 g	土茯苓20 g	酒黄精15 g	炒黄连5 g
猫爪草15 g	石韦20 g	瞿麦20 g	三叶青6 g	冬凌草20 g
山慈菇6 g				

×14剂,水煎服,日一剂,温分服。

二诊:2013年10月16日

服用上方后患者感到身体舒适,乏力好转,口干,时有胸闷,反酸,小便淋漓不尽,大便通畅,苔薄脉软。拟原法:

黄芪20 g	女贞子15 g	党参20 g	丹参20 g	麦冬15 g
炒白术20 g	茯苓15 g	佛手10 g	薏苡仁20 g	炒枳壳10 g
浙贝15 g	海螵蛸^{先煎}20 g	炒黄连5 g	猫爪草15 g	酒黄精15 g
炒鸡内金10 g	石韦20 g	酒白芍20 g	三叶青6 g	冬凌草20 g
山慈菇6 g				

×14剂,水煎服,日一剂,温分服。

随诊情况

随后根据病情随症加减。小便淋漓不尽加海螵蛸,纳呆加法内金,胸闷加瓜蒌皮,腰酸加川续断,头昏加墨旱莲,郁闷加郁金、香附,湿重苔腻加藿香、佩兰、砂仁,少寐加酸枣仁、远志。

疗效观察

患者一直坚持服用中药,半年复查一次,病情稳定,未见复发征象,至今已存活11年多,疗效较为确切。

典型医案(二)

姓名:俞某某   性别:男   年龄:80岁

初诊:2015年9月11日

主诉:前列腺癌术后6个月,乏力纳差1个月。

现病史:6个月前患者出现肿瘤标志物升高,于当地医院就诊,发现前列腺占位,予穿刺活检,病理诊断为前列腺癌,行前列腺癌根治术,术后化疗3个周期,具体方案不详,1个月前感乏力、纳差明显,于2015年9月11日来我处就诊。

初诊时见患者神清,神疲乏力,口干,偶咳,有时胸闷气短,胃纳一般,下肢轻度水肿,二便通畅。

既往史:既往有糖尿病,长期胰岛素治疗,血糖控制良好,否认高血压、冠心病、肾病、脑病等重大疾病史。否认重大手术、外伤史。

个人史:否认肝炎及肺结核等传染病史,吸烟30余年,每日吸烟20支,饮酒30年,每日饮黄酒半斤,否认食物、药物过敏史。

家庭史:否认遗传性及传染性病史。

体检:体温36.5℃,脉搏88次/分,呼吸18次/分,血压104/64 mmHg。神清,精神软,心率88次/分,心律齐,双肺呼吸音清,腹软,压痛阴性,双肾叩击痛阴性,神经系统未见异常。舌红苔薄,脉细。

辨证分析:神疲乏力、口干为气阴两伤,胸闷气短、纳差、下肢轻度水肿,为脾肾两虚,舌红脉细为阴伤。故辨证为气阴两伤、脾肾两虚。

中医诊断:虚劳(气阴两伤、脾肾两虚)。

西医诊断:①前列腺癌术后;②2型糖尿病。

治则:标本兼顾,扶正祛邪。

治法:益气养阴,健脾滋肾。

处方：

黄芪20g	女贞子15g	党参20g	麦冬15g	丹参20g
土茯苓20g	炒白术20g	炒枳壳10g	酸枣仁15g	茯苓15g
薏苡仁20g	猫爪草15g	续断15g	狗脊20g	三叶青6g
冬凌草20g	山慈菇6g	半枝莲20g	盐黄柏10g	泽泻15g
山茱萸10g				

×14剂,水煎服,日一剂,温分服。

二诊：2015年10月20日

服用上方后患者感到身体舒适,乏力、口干改善,仍有胸闷,二便通畅,苔薄,脉细。拟原法：

郁金10g	香附10g	丹参20g	党参20g	麦冬15g
炒白术20g	瓜蒌皮15g	薤白10g	炒枳实10g	天花粉10g
茯苓15g	薏苡仁20g	炒黄连5g	续断15g	猫爪草15g
夏枯草10g	半枝莲20g	三叶青6g	酒黄精15g	山慈菇6g
知母10g				

×14剂,水煎服,日一剂,温分服。

随诊情况

随后根据病情随症加减。小便淋漓不尽加海螵蛸,纳呆加法内金,胸闷加瓜蒌皮,腰酸加川续断,头昏加墨旱莲,郁闷加郁金、香附,湿重苔腻加藿香、佩兰、砂仁,少寐加酸枣仁、远志。

疗效观察

患者一直坚持服用中药,半年复查一次,病情稳定,未见复发征象,至今已存活9年多,疗效较为确切。

典型医案(三)

姓名：程某某　性别：男　年龄：75岁

初诊：2017年3月1日

主诉：前列腺癌2年,乏力、口干1周。

现病史：2年前患者出现夜尿增多、尿痛的症状,无血尿,于当地医院检查肿瘤标志物 T-PSA＞1 000 ng/ml,前列腺 MRI 检查示前列腺癌考虑,患者拒绝手术及穿刺活检,予"比卡鲁胺＋亮丙瑞林"内分泌治疗,目前感乏力、口干明显,于2017

年3月1日来我处就诊。

初诊时见患者神清,神疲乏力,口干,腰酸,耳鸣,睡眠可,胃纳一般,二便通畅。

既往史:既往有高血压病、糖尿病,长期药物治疗,控制良好,否认冠心病、肾病、脑病等重大疾病史。否认重大手术、外伤史。

个人史:否认肝炎及肺结核等传染病史,否认嗜烟酒史,否认食物、药物过敏史。

家庭史:否认遗传性及传染性病史。

体检:体温36.6℃,脉搏79次/分,呼吸18次/分,血压122/72 mmHg。神清,精神差,心率79次/分,心律齐,双肺呼吸音清,腹软,压痛阴性,双肾叩击痛,神经系统未见异常。舌红苔薄,脉软。

辨证分析:神疲乏力、口干为气阴两伤,腰酸、耳鸣、纳差为脾肾两虚,舌红、脉软为阴伤。故辨证为气阴两伤、脾肾两虚。

中医诊断:虚劳(气阴两伤、脾肾两虚)。

西医诊断:①前列腺癌;②高血压病;③2型糖尿病。

治则:标本兼顾,扶正祛邪。

治法:益气养阴,健脾滋肾。

处方:

黄芪20 g	女贞子15 g	丹参20 g	党参20 g	知母10 g
麦冬15 g	炒白术20 g	茯苓15 g	薏苡仁20 g	盐黄柏10 g
川牛膝15 g	土茯苓20 g	炒枳壳10 g	猫爪草15 g	夏枯草10 g
半枝莲20 g	冬凌草20 g	三叶青6 g	山慈菇6 g	续断15 g
淫羊藿15 g				

×14剂,水煎服,日一剂,温分服。

二诊:2017年5月10日

服用上方后患者感到身体舒适,口干、乏力、腰酸改善,二便通畅,苔薄、脉细。

拟原法:

黄芪20 g	女贞子15 g	党参20 g	丹参20 g	麦冬15 g
茯苓15 g	炒白术20 g	薏苡仁20 g	知母10 g	酒黄精15 g
炒枳壳10 g	川牛膝15 g	酸枣仁15 g	夏枯草10 g	盐黄柏10 g
猫爪草15 g	合欢皮10 g	三叶青6 g	半枝莲20 g	冬凌草20 g
山慈菇6 g				

×14剂,水煎服,日一剂,温分服。

随诊情况

随后根据病情随症加减。小便淋漓不尽加海螵蛸,纳呆加法内金,胸闷加瓜蒌皮,腰酸加川续断,头昏加墨旱莲,郁闷加郁金、香附,湿重苔腻加藿香、佩兰、砂仁,少寐加酸枣仁、远志。

疗效观察

患者一直坚持服用中药,半年复查一次,病情稳定,未见复发征象,至今已存活近8年,疗效较为确切。

典型医案(四)

姓名:蒋某某　　性别:男　　年龄:69岁

初诊:2010年5月22日

主诉:前列腺癌术后1年,乏力咳嗽1周。

现病史:1年前患者出现排尿困难、夜尿增多、淋漓不尽,前列腺MRI检查示前列腺占位,伴多发淋巴结转移、骨转移,活检病理诊断为腺癌,行前列腺切除术,术后一直内分泌治疗。1周前感乏力、咳嗽,于2010年5月22日来我处就诊。

初诊时见患者神清,神疲乏力,夜尿多,口干,腰酸,胃纳一般,二便通畅。

既往史:既往有高血压病、类风湿关节炎,长期口服药物治疗,否认糖尿病、冠心病、肾病、脑病等重大疾病史。否认重大手术、外伤史。

个人史:否认肝炎及肺结核等传染病史,否认嗜烟酒史,否认食物、药物过敏史。

家庭史:否认遗传性及传染性病史。

体检:体温36.1℃,脉搏72次/分,呼吸19次/分,血压126/59 mmHg。神清,精神差,心率72次/分,心律齐,双肺呼吸音清,腹软,压痛阴性,双肾叩击痛阴性,神经系统未见异常。舌红苔薄,脉细。

辨证分析:神疲乏力、口干为气阴两伤,夜尿多、纳差、腰酸为脾肾两虚,舌红、脉细为阴伤。故辨证为气阴两伤、脾肾两虚。

中医诊断:虚劳(气阴两伤、脾肾两虚)。

西医诊断:①前列腺癌;②高血压病;③类风湿关节炎。

治则:标本兼顾,扶正祛邪。

治法:益气养阴,健脾滋肾。

处方：

菊花10 g	川牛膝15 g	酒黄芩10 g	桑白皮15 g	知母10 g
盐黄柏10 g	丹参20 g	炒白术20 g	炒枳壳10 g	党参20 g
麦冬15 g	茯苓15 g	薏苡仁20 g	浙贝15 g	土茯苓20 g
紫菀10 g	猫爪草15 g	三叶青6 g	冬凌草20 g	山慈菇6 g
天龙3条				

×14剂，水煎服，日一剂，温分服。

二诊：2010年6月14日

服用上方后患者感到身体舒适，乏力、腰酸改善，偶咳，痰黏不易咳，夜尿多，二便通畅，苔薄，脉细。拟原法：

知母10 g	盐黄柏10 g	川牛膝15 g	丹参20 g	土茯苓20 g
党参20 g	麦冬15 g	炒白术20 g	炒枳壳10 g	茯苓15 g
薏苡仁20 g	猫爪草15 g	瓜蒌皮10 g	巴戟天15 g	醋五味子5 g
山茱萸10 g	桔梗10 g	三叶青6 g	冬凌草20 g	山慈菇6 g
天龙3条				

×14剂，水煎服，日一剂，温分服。

随诊情况

随后根据病情随症加减。小便淋漓不尽加海螵蛸，纳呆加法内金，胸闷加瓜蒌皮，腰酸加川续断，头昏加墨旱莲，郁闷加郁金、香附，湿重苔腻加藿香、佩兰、砂仁，少寐加酸枣仁、远志，咳痰不畅加桔梗、紫菀。

疗效观察

患者一直坚持服用中药，半年复查一次，病情稳定，PSA稍增高，未见复发征象，至今已存活近15年，疗效较为确切。

典型医案（五）

姓名：胡某某　**性别**：男　**年龄**：61岁

初诊：2018年4月10日

主诉：前列腺癌伴骨转移术后3年，乏力，小便困难1月余。

现病史：3年前患者因检查发现血PSA升高，于当地医院就诊，MRI检查示前列腺异常信号，CT检查示右耻骨、髋臼异常信号，前列腺穿刺活检示前列腺腺癌，诊断为前列腺癌伴骨转移，予"比卡鲁胺＋亮丙瑞林"内分泌治疗，予唑来膦酸骨治疗。1个月前患者乏力,小便困难,于2018年4月10日来我处就诊。

初诊时见患者神清,神疲乏力,口干,胃胀,便溏,小便通畅。

既往史:否认高血压、糖尿病、冠心病、肾病、脑病等重大疾病史。否认外伤史。

个人史:否认肝炎及肺结核等传染病史,否认嗜烟酒史,否认食物、药物过敏史。

家庭史:否认遗传性及传染性病史。

体检:体温36.3℃,脉搏69次/分,呼吸20次/分,血压118/68 mmHg。神清,精神差,心率69次/分,心律齐,双肺呼吸音清,腹软、压痛阴性,双肾叩击痛阴性,神经系统未见异常。舌红苔薄,脉细。

辨证分析:神疲乏力、口干为气阴两伤,胃胀、便溏为脾肾两虚,舌红、脉细为阴伤。故辨证为气阴两伤、脾肾两虚。

中医诊断:虚劳(气阴两伤、脾肾两虚)。

西医诊断:前列腺癌。

治则:标本兼顾,扶正祛邪。

治法:益气养阴,健脾滋肾。

处方:

知母10 g	盐黄柏10 g	川牛膝15 g	丹参20 g	南沙参15 g
麦冬15 g	党参20 g	土茯苓20 g	炒白术20 g	炒枳壳10 g
石韦10 g	酸枣仁15 g	续断15 g	茯苓15 g	薏苡仁20 g
猫爪草15 g	夏枯草10 g	炒鸡内金10 g	猫人参30 g	浮海石先煎20 g
三叶青6 g	冬凌草20 g			

×14剂,水煎服,日一剂,温分服。

二诊:2018年5月6日

服用上方后患者感到身体舒适,乏力、口干改善,二便通畅,苔薄,脉细。拟原法:

知母10 g	盐黄柏10 g	川牛膝15 g	南沙参15 g	麦冬15 g
党参20 g	丹参20 g	土茯苓20 g	炒白术20 g	炒枳壳10 g
续断15 g	茯苓15 g	薏苡仁20 g	猫爪草15 g	夏枯草10 g
浮海石先煎20 g	炒鸡内金10 g	酒黄精15 g	三叶青6 g	冬凌草20 g
山慈菇6 g				

×14剂,水煎服,日一剂,温分服。

随诊情况

随后根据病情随症加减。小便淋漓不尽加海螵蛸,纳呆加法内金,胸闷加瓜蒌皮,腰酸加川续断,头昏加墨旱莲,郁闷加郁金、香附,湿重苔腻加藿香、佩兰、砂仁,少寐加酸枣仁、远志,咳痰不畅加桔梗、紫菀。

疗效观察

患者一直坚持服用中药,半年复查一次,病情稳定,未见复发征象,至今已存活近7年,疗效较为确切。

(医案整理:赵晨充)

第十三章　膀胱癌

一、概述

　　膀胱癌是泌尿系统最常见的恶性肿瘤,90％以上为移行细胞癌,其中80％以上为无浸润的浅表性癌,初次治疗后复发率高达70％。主要表现为间歇性、无痛、全程肉眼血尿,也有患者只是镜下血尿,其他的表现包括膀胱刺激征,如尿频、尿急、尿痛和排尿困难,肿瘤侵袭或转移可引起相应累及器官的症状。世界范围内,膀胱癌发病率居恶性肿瘤的第9位,在男性中排第7位,女性中排第10位之后,死亡率居恶性肿瘤的第13位。根据2019年发布的数据显示,2015年我国膀胱癌发病率为5.80/10万,位居全身恶性肿瘤的第13位,其中膀胱癌男性发病率为8.83/10万,位居第7位,女性发病率为2.61/10万,位居第17位;2015年我国膀胱癌死亡率为2.37/10万,位居全身恶性肿瘤的第13位,其中膀胱癌男性死亡率为3.56/10万,位居第11位,女性死亡率为1.11/10万,位居第16位。膀胱癌以尿路上皮癌为最多见,占膀胱癌的90％以上,其他类型包括鳞状细胞癌和腺细胞癌。鳞状细胞癌比较少见,占膀胱癌的3％~7％;腺癌更为少见,占膀胱癌的比例＜2％,是膀胱外翻患者中常见的癌。膀胱癌还包括小细胞癌、混合型癌、癌肉瘤及转移性癌等。不同人群的膀胱癌组织类型不同,在大多数国家中,以尿路上皮癌为主,占膀胱癌的90％以上,而非洲国家如埃及,鳞状细胞癌约占膀胱癌的75％,原因为血吸虫感染。经尿道膀胱肿瘤切除术既是非肌层浸润性膀胱癌的重要诊断方法,同时也是主要的治疗手段。术后膀胱灌注化疗主要用于减少膀胱肿瘤的复发,没有证据显示其能预防肿瘤进展。10％~15％的肌层浸润性膀胱癌患者在确诊时已出现转移,肌层浸润性膀胱癌行根治性膀胱切除术后,高达50％的患者会出现转移,5年生存率为36％~54％。肌层浸润性膀胱癌患者全身条件不能耐受根治性膀胱切除手术,或根治性手术已不能彻底切除肿瘤,或患者不愿意接受根治性膀胱切除术时,可选用膀胱放射治疗或化疗加放射治疗。但对于肌层浸润性膀胱癌,单纯放疗患者的总生存期短于根治性膀胱切除术。膀胱癌的预后与肿瘤分级、分期、肿瘤直径、肿瘤多少、肿瘤复发时间和频率及是否存在原位癌等因素密切相关,其中肿瘤的病理分级和分期是影响预后的最重要因素。有报道称,各期膀胱癌患者5年生存率分别为91.9%(T_{a-1}期)、84.3%(T_2期)、43.9%(T_3期)、10.2%(T_4期)。各分级膀胱癌患者5年生存率分别为91.4%(G_1级)、82.7%(G_2级)、62.6%(G_3级)。膀胱癌的病因目前尚不明确,一般认为因吸烟或职业原因而长期接触芳香胺类物质如染料、皮革、橡胶和油漆等是重要发病因素。另外,人体内色氨酸的异常代谢产物经肝代谢后进入膀胱,具有致癌作用。患有血吸虫病、炎症、膀胱结石及尿路梗阻等疾病的患者膀胱癌的发病率亦高于一般人。根据流行病学研究显示,膀胱癌具有一定的家族相关性,尤其是直系亲属,具有较高的患病风险。

中医古籍中没有膀胱癌病名的记载,其属于"溺血""血淋""癃闭"等范畴。《医学精要》曰:"溺血者,溺下红赤也。"朱丹溪进一步指出"溺而痛者为血淋,不痛者为溺血"。《金匮要略》描述:"淋之为病,小便如粟状,小腹弦急,痛引脐中。"《类证治裁·闭癃遗溺》中"闭者,小便不通……癃者,小便不利……"形象地描述"闭者点滴难通""为滴沥不爽",《证治要诀》则补充道"小便滴沥涩痛者,谓之淋"。本病病位在膀胱,属本虚标实,一般初病为实,久病为虚。

二、中医病因病机

《丹溪心法》指出:"血淋一证,须看血色分冷热。色鲜者,心小肠实热;色瘀者,肾膀胱虚冷。"《诸病源候论》概括为"由肾虚而膀胱热之故也",说明本病发病机制是正虚邪实,正虚为本,邪实为标。

1.外感邪毒

外阴不洁,湿毒邪热上移膀胱;或外受温热邪毒,致湿热内生,下注膀胱,湿热瘀阻,伤及脉络发为本病。

2.饮食所伤

饮食不节,恣食膏粱厚味、肥甘辛辣之品,嗜烟喜酒,损伤脾胃,脾失健运,津液内停,滞而成湿,化热下注膀胱,阻滞气机、壅塞脉络发为本病。

3.情志不调

忧思郁怒,致肝郁气滞,气机不调,津液停滞形成痰湿,痰气交阻于络气滞血瘀,致痰、气、瘀相互搏结,发为本病。

4.正气虚损

先天肾气亏虚,素有脾胃,或年老体弱,以及劳累过度、房事不节均可导致脾肾亏虚,水液代谢失常,水湿不化,瘀积成毒,湿毒化热下注膀胱,发为本病。

三、张昌禧治疗经验

1.治则治法

本病常见肝郁、气虚、膀胱湿热、肝肾亏损证。故常治以疏肝益气、养阴、滋补肝肾、清热、利湿。

2.基本方

方一:疏肝益气,用于肝郁气虚证。患者常表现为神疲乏力、焦虑心烦、口干口苦、少寐,小便通畅,苔薄脉弦细。

温郁金	制香附	柴胡	党参	麦冬	生黄芪
制女贞子	茯苓	生薏苡仁	炒白术	炒枳壳	炒酸枣仁
猫爪草	甘松	炒黄连	石斛	天花粉	三叶青
冬凌草	山慈菇				

方二:清热利湿,用于膀胱湿热证。患者常伴有尿路感染、尿急、尿频、血尿、排尿不畅、腰酸、口苦,苔黄腻脉滑数。

萹蓄	瞿麦	太子参	焦栀子	炒黄柏	川牛膝
石韦	茯苓	炒白术	生薏苡仁	炒枳壳	白茅根
三叶青	山慈菇	冬凌草	猫爪草	苦参	川续断
土茯苓					

方三:滋补肝肾,用于肝肾阴亏证。患者常表现为头昏、耳鸣、口干、腰酸、潮热、小便无力、夜间多尿,苔薄,脉细。

知母	炒黄柏	川牛膝	丹参	土茯苓	墨旱莲
麦冬	炒白术	炒枳壳	炒杜仲	茯苓	生薏苡仁
猫爪草	丹皮	淫羊藿	巴戟天	三叶青	冬凌草
山慈菇	五味子				

3.随症加减

血尿,可加大蓟、小蓟、白茅根、生地黄、紫草。

排尿不畅,可加石韦、桑白皮、滑石、海金沙、冬葵子、金钱草、川木通。

夜尿多,可加陈萸肉、金樱子、芡实、巴戟天、桑螵蛸。

排便不畅,可加焦栀子、玄参、当归、知母、大黄、虎杖。

腰酸,可加川续断、炒杜仲、制狗脊、桑寄生、巴戟天。

潮热,可加知母、炒黄柏、丹皮、淫羊藿、青蒿、鳖甲、银柴胡。

盗汗,可加糯稻根、地骨皮、炒黄连、炒白芍、五味子、煅牡蛎、麦冬。

肾转移,可加补骨脂、骨碎补、天龙、制狗脊。

纳呆,可加茯苓、法内金、炒扁豆、生山楂、炒二芽、炒白术、生薏苡仁。

便溏,可加制香附、高良姜、煨草果、山茱萸、乌梅。

口干,可加天花粉、芦根、西洋参、石斛、乌梅、麦冬。

口苦,可加炒黄连、焦栀子、蒲公英、玄参。

肝转移,可加丹参、水红花子、半枝莲、香茶菜、天龙、七叶一枝花。

疼痛,可加生蒲黄、五灵脂、炒白芍、制延胡索。

膀胱胀,可加乌药、小茴香、桂枝。

脘胀,可加佛手、木香、炒枳壳、砂仁、香橼。

乏力,可加黄芪、党参、太子参、制黄精、绞股蓝、五味子、红景天。

焦虑,可加郁金、香附、焦栀子、淡豆豉、萱草花。

少寐,可加丹参、麦冬、炒酸枣仁、五味子、生龙牡、合欢皮、灵芝。

白细胞减少,可加生黄芪、制女贞子、鸡血藤、炒白芍、当归、补骨脂、鹿角片。

随症选用常用抗癌药,如土茯苓、白英、猫爪草、山慈菇、冬凌草、三叶青、猪苓、茯苓、石斛、苦参、天龙、干蟾、莪术、三棱、半枝莲、白花蛇舌草、猫人参、苦参、炒黄柏。

四、预防调护经验

针对膀胱癌病因,对于从事橡胶、皮革、染料、漆等相关工作的人员应减少直接接触的时间,增强预防意识;对于长期患有慢性膀胱感染和膀胱结石的患者来说,应积极治疗原发病,去除病因,减轻和避免膀胱慢性刺激;避免吸烟和大量服用非那西丁类药物,以减少导致膀胱癌的机会。膀胱癌术后复发率为50%~70%,如何有效地预防术后复发成为当前研究的热点。中医药、膀胱灌注、全身化疗、介入治疗、放射治疗及光动力等治疗方法,都可以有效地延长患者的生存期。日常建议:

注意保持会阴区特别是尿道口的清洁,预防感染;不憋尿,勿劳累,禁房事。此外,建议患者常服铁皮石斛茶、白茅根茶等。

五、典型医案

典型医案(一)

姓名:方某某　　性别:男　　年龄:61岁

初诊:2017年6月15日

主诉:腰酸、无痛性血尿2月余。

现病史:2个月前患者无明显诱因出现腰酸,无痛性血尿,于当地医院膀胱镜检查发现膀胱占位,医生建议手术治疗,患者拒绝手术,要求中药治疗。

初诊:患者神清,贫血貌,腰酸,无痛性血尿,伴口干,少寐,大便通畅,夜尿多,尿常规红细胞(+++),苔薄腻脉细。

既往史:有高血压病史10余年,否认糖尿病、冠心病、肾病、脑病等重大疾病史。否认重大手术、外伤史。

个人史:否认有肝炎及肺结核等传染病史,否认嗜烟酒史,否认食物、药物过敏史。

家庭史:否认遗传性及传染性病史。

体检:体温36.1℃,脉搏78次/分,呼吸21次/分,血压108/73 mmHg。神清,精神萎靡,双眼等大等圆,对光反应灵敏,心律齐,双肺呼吸音清,腹痛阴性,双肾叩击痛阴性,神经系统未见异常。苔薄腻脉细。

辨证分析:腰为肾之府,肾气不足,腰失所养,发为腰酸。同时肾主气化,运化失司,气化不利,则水湿内停,湿邪内停日久而生热,湿热下注于膀胱,而致尿频、尿急。气虚摄血无力而致血离经脉发为血淋。故分析为肾气不足、气阴两虚之证。

中医诊断:膀胱癌(肾气不足、气阴两虚)。

西医诊断:①膀胱癌;②高血压病。

治则:标本兼顾,扶正祛邪。

治法:益气滋肾,凉血散结。

处方:

知母10 g	炒黄柏10 g	川牛膝15 g	丹参20 g	白茅根20 g
粳米15 g	土茯苓20 g	党参20 g	麦冬15 g	紫草10 g

茯苓15 g	薏苡仁20 g	炒白术20 g	炒枳壳10 g	猫爪草15 g
焦栀子10 g	白芷20 g	山茱萸10 g	川续断15 g	三叶青6 g
冬凌草20 g	山慈菇6 g			

×14剂,水煎服,日一剂,温分服。

二诊:2017年6月29日

服用上方后患者感乏力,腰酸改善,血尿未清,有时尿中带血,口干少寐,夜尿多,小便通畅。尿检红细胞(＋＋),苔薄质红脉细,拟原法:

知母10 g	炒黄柏10 g	川牛膝15 g	丹参20 g	土茯苓20 g
大蓟20 g	白茅根20 g	党参20 g	麦冬15 g	炒白术20 g
炒枳壳10 g	川续断15 g	山茱萸10 g	茯苓15 g	薏苡仁20 g
猫爪草15 g	酸枣仁15 g	三叶青6 g	冬凌草20 g	山慈菇6 g
天龙3条				

×14剂,水煎服,日一剂,温分服。

患者坚持服中药,症状有所改善,后因小便出血未除净,膀胱镜复查占位病变较前增大5~6 mm,2020年3月行肿瘤切除术,病理诊断为转移上皮癌。术后继续服中药,病情稳定。

三诊:2023年4月14日

患者主诉乏力、腰酸、尿不尽,便溏改善。肺结节4 mm×6 mm,苔薄,脉细。继续予益气养肺、滋肾散结之法:

黄芪20 g	党参20 g	北沙参15 g	麦冬15 g	川牛膝15 g
知母10 g	炒黄柏10 g	土茯苓20 g	炒白术20 g	炒枳壳10 g
茯苓15 g	薏苡仁20 g	猫爪草15 g	浙贝10 g	杏仁15 g
川续断15 g	三叶青6 g	冬凌草20 g	山慈菇6 g	

×14剂,水煎服,日一剂,温分服。

随诊情况

随后根据病情随症加减。腰酸加川续断、炒杜仲,尿血加紫草、大小蓟,尿不尽加柴胡、炒枳实,口干加天花粉,夜尿多加山茱萸,少寐加五味子、酸枣仁,乏力加黄芪、制黄精,抗肿瘤加白英、半枝莲、天龙。

疗效观察

患者服用中药至今,病情有较大改善,现仍健在,距发病近8年,疗效较为确切。

典型医案(二)

姓名:袁某某　性别:女　年龄:56岁

初诊:2015年6月15日

主诉:反复腰酸、尿血3月余。

现病史:3个多月前患者无明显诱因出现腰酸、尿血,于当地医院检查发现膀胱占位病变,予手术切除,病理诊断为透明细胞癌,术后化疗6次。

初诊:患者神疲乏力、腰酸、口干、耳鸣、纳呆、大便通畅,动辄出汗。苔薄,脉细。

既往史:有高血压、冠心病病史5年,否认糖尿病、肾病、脑病等重大疾病史。否认其他重大手术、外伤史。

个人史:否认有肝炎及肺结核等传染病史,否认嗜烟酒史,否认食物、药物过敏史。

家庭史:否认遗传性及传染性病史。

体检:体温36.0℃,脉搏72次/分,呼吸20次/分,血压99/62 mmHg,神清,精神萎靡,双眼等大等圆,对光反应灵敏,心律齐,双肺呼吸音清,腹痛阴性,双肾叩击痛阴性,神经系统未见异常。苔薄腻,脉细。

辨证分析:神疲乏力、口干为气阴两伤,腰酸、耳鸣为术后化疗后肝肾亏虚之证,故辨证为肝肾亏损、气阴两虚。

中医诊断:膀胱癌(肝肾亏损、气阴两虚)。

西医诊断:①膀胱癌;②高血压;③冠心病。

治则:标本兼顾,扶正祛邪。

治法:益气养阴,滋补肝肾。

处方:

黄芪20 g	女贞子15 g	糯稻根20 g	酒白芍20 g	丹参20 g
土茯苓20 g	党参20 g	麦冬15 g	山茱萸15 g	炒白术20 g
炒枳壳10 g	茯苓15 g	薏苡仁20 g	猫爪草15 g	川续断15 g
白英20 g	炒黄柏10 g	半枝莲20 g	酸枣仁15 g	三叶青6 g
冬凌草20 g	山慈菇6 g			

×14剂,水煎服,日一剂,温分服。

二诊:2015年6月29日

主诉:乏力、口干改善,睡眠好转,腰酸耳鸣,多汗,苔薄腻,脉细,拟原法:

生黄芪20 g	制女贞子15 g	酒白芍20 g	糯稻根20 g	党参20 g
麦冬15 g	丹参20 g	土茯苓20 g	炒白术20 g	炒枳壳20 g
茯苓15 g	薏苡仁20 g	酸枣仁15 g	猫爪草15 g	炒黄柏10 g
山茱萸10 g	三叶青6 g	冬凌草20 g	山慈菇6 g	白英20 g
天龙3条				

×14剂,水煎服,日一剂,温分服。

随诊情况

随后根据病情随症加减。血尿加紫草、白茅根,腰酸加杜仲、枸杞子,耳鸣加丹参、石菖蒲,多汗加煅牡蛎、五味子,肝功能异常加山茱萸、垂盆草,乏力加黄芪、制黄精,蛋白尿加匍伏堇、桑螵蛸,抗肿瘤加天龙、白英、蒲公英。

疗效观察

患者服中药至2018年,病情较稳定。2019年复查伴淋巴结转移,低蛋白血症,水肿明显。2020年5月因肝肾功能衰竭去世,患病后共存活5年,疗效较为确切。

典型医案(三)

姓名:施某某　　**性别**:女　　**年龄**:48岁

初诊:2017年6月15日

主诉:无痛性血尿3月余。

现病史:3个月前患者无明显诱因出现无痛性血尿、无发热畏寒、腹痛腹泻的症状,于当地医院膀胱镜检查发现膀胱占位病变,病理确诊为移行上皮癌,予膀胱部分切除,术后化疗6次,服中药调理。

初诊:患者神疲乏力,腰酸口干,排便不畅,睡眠可,尿频,苔薄腻脉细。

既往史:否认高血压、糖尿病、冠心病、肾病、脑病等重大疾病史。否认重大外伤史。

个人史:否认有肝炎及肺结核等传染病史,否认嗜烟酒史,否认食物、药物过敏史。

家庭史:否认遗传性及传染性病史。

体检:体温36.1℃,脉搏78次/分,呼吸21次/分,血压108/73 mmHg,神清,精神萎靡,双眼等大等圆,对光反应灵敏,心律齐,双肺呼吸音清,腹痛阴性,双肾叩击痛阴性,神经系统未见异常。苔薄腻脉细。

辨证分析:肾气不固,运化失司,同时水湿内停,湿邪内停日久而化热,湿热下注于膀胱,而致尿频、尿急。气虚摄血无力而致血离经脉发为血淋。故分析为气阴两虚、膀胱湿热。

中医诊断:膀胱癌(气阴两虚、膀胱湿热)。

西医诊断:膀胱癌。

治则:标本兼顾,扶正祛邪。

治法:益气养阴,利湿清热。

处方:

知母10 g	炒黄柏10 g	川牛膝15 g	萹蓄20 g	车前草20 g
党参20 g	麦冬15 g	焦栀子10 g	茯苓15 g	薏苡仁20 g
猫爪草15 g	川续断15 g	石韦20 g	天花粉10 g	白英20 g
制女贞子15 g	三叶青6 g	冬凌草20 g	山慈菇6 g	白花蛇舌草20 g

×14剂,水煎服,日一剂,温分服。

二诊:2017年6月29日

主诉:乏力、口干改善,大便通畅,尿频好转,腰酸少寐,胎薄腻脉细。拟原法:

知母10 g	炒黄柏10 g	川牛膝15 g	丹参20 g	土茯苓20 g
党参20 g	麦冬15 g	炒白术20 g	炒枳壳10 g	川续断15 g
杏仁15 g	山茱萸10 g	焦栀子10 g	白英20 g	茯苓15 g
薏苡仁20 g	猫爪草15 g	半枝莲20 g	三叶青6 g	冬凌草20 g
山慈菇6 g				

×14剂,水煎服,日一剂,温分服。

随诊情况

随后根据病情随症加减。血尿加大蓟、茜草,少寐加郁金、五味子,腰酸加炒杜仲、巴戟天,尿急尿频加萹蓄、瞿麦,夜尿多就加山茱萸,口干加芦根,排便不畅加当归、火麻仁,乏力加生黄芪、制黄精,白细胞减少加制女贞子、鸡血藤、酒白芍,抗肿瘤加半枝莲、白英、白花蛇舌草、蒲公英,带下加椿根皮、木槿花。

疗效观察

患者一直坚持服用中药至2022年12月,后因新冠疫情停药3月余,半年复查一次,病情稳定,未见复发征象,至今已存活7年多,疗效较为确切。

典型医案(四)

姓名:倪某某　性别:男　年龄:72岁

初诊:2020年7月16日

主诉:反复无痛性血尿13月余。

现病史:13个月前患者无明显诱因出现便血,无尿痛尿急,于当地医院检查发现尿路肿块,病理确诊为高级别尿路上皮癌,行切除术,术后化疗8次,2020年4月复发,再次手术,2020年7月来我处要求中药调理。

初诊:患者无痛性血尿,尿液浑浊,乏力少寐,纳呆,排便不畅,睡眠欠佳,尿常规红细胞(＋＋),苔薄腻脉细。

既往史:有高血压、慢性阻塞性肺疾病病史10余年,否认糖尿病、冠心病、肾病、脑病等重大疾病史。否认其他重大手术、外伤史。

个人史:否认有肝炎及肺结核等传染病史,否认嗜烟酒史,否认食物、药物过敏史。

家庭史:否认遗传性及传染性病史。

体检:体温36.3℃,脉搏75次/分,呼吸18次/分,血压128/75 mmHg。神清,精神萎靡,双眼等大等圆,对光反应灵敏,心律齐,双肺呼吸音粗,腹痛阴性,双肾叩击痛阴性,神经系统未见异常。苔薄腻脉细。

辨证分析:患者尿血,乏力少寐,苔薄腻脉细,实为肾气不固,运化失调,水湿内停,日久化热,湿热下注于膀胱,气虚摄血无力而致血离经脉发为血淋。故分析为气阴两虚、膀胱湿热。

中医诊断:膀胱癌(气阴两虚,膀胱湿热)。

西医诊断:①膀胱癌;②高血压;③慢性阻塞性肺病。

治则:标本兼顾,扶正祛邪。

治法:益肾养阴,清热利湿。

处方:

黄芪20 g	石韦20 g	夏枯草10 g	制女贞子15 g	炒白术20 g
蚕沙^{包煎}20 g	党参20 g	炒枳壳10 g	半枝莲20 g	麦冬15 g
茯苓15 g	三叶青6 g	丹参20 g	薏苡仁20 g	冬凌草20 g
土茯苓20 g	猫爪草15 g	山慈菇6 g	瞿麦20 g	炒蔄根20 g
天龙3条				

　　　　　　　　　　　　　　　　　　　×14剂,水煎服,日一剂,温分服。

二诊:2020年8月1日

服用上方后患者感小便出血浑浊好转,乏力及睡眠改善,大便通畅,苔薄脉细。

拟原法:

黄芪20 g	石韦20 g	夏枯草10 g	制女贞子15 g	炒白术20 g
蚕沙^{包煎}20 g	党参20 g	炒枳壳10	半枝莲20 g	麦冬15 g
茯苓15 g	山茱萸20 g	白英20 g	薏苡仁20 g	冬凌草20 g
土茯苓20 g	猫爪草15 g	山慈菇6 g	瞿麦20 g	三叶青6 g
天龙3条				

　　　　　　　　　　　　　　　　　　　×14剂,水煎服,日一剂,温分服。

随诊情况

随后根据病情随症加减。血尿加大蓟、茜草,腰酸加炒杜仲、菟丝子,少寐加制远志、首乌藤,尿急、尿频加萹蓄,夜尿多加肉苁蓉,口干加芦根,排便不畅加当归、火麻仁,乏力加黄芪、制黄精,抗肿瘤加半枝莲、白英、白花蛇舌草、蒲公英。

疗效观察

患者间断性服用中药至2023年4月,近期复查,病情稳定,至今已存活4年多,疗效较为确切。

　　　　　　　　　　　　　　　　　　　　　　　　　　　(医案整理:姜耘宙)

第十四章　肾癌

一、概述

　　肾癌占成人恶性肿瘤的2％～3％,肾癌发病率最高的国家是捷克共和国,在过去的20年中,全世界肾癌的发病率以每年2％的速度增长,这可能与影像学技术的普及和经济社会发展水平的提高相关。虽然70％的肾癌在诊断时为局限性或局部进展性肾癌,但20％～40％的局限性肿瘤在术后会出现复发或转移,所以肾癌是泌尿系统最为致命性的肿瘤。肾癌唯一公认的环境危险因素是烟草,但其危险度只有1.4～2.5。肥胖是另一个肾癌的危险因素。高血压是肾癌的第三个危险因素,可能的机制是高血压相关肾损伤,肾小管的炎症、代谢和功能改变可能增加对致癌物的易感性。其他可能的风险因素还有石棉、镉工业、皮革、糖尿病、利尿剂等。肾癌包括散发性肾癌和遗传性肾癌。VHL综合征是肾透明细胞癌的常见家族类型。2004年世界卫生组织对肾细胞癌病理组织学分类再次进行了修改,其中透明细胞癌最为常见,约占90％,其后依次为乳头状细胞癌和嫌色细胞癌。典型的肾癌三联征包括血尿、腰痛和肿块,临床上比较少见,只有7％～10％的患者表现为上述症状,而且一旦出现,往往提示肿瘤晚期。外科手术是唯一有可能治愈局限性肾癌的治疗方式。靶向治疗、细胞因子治疗、放疗、VHL基因治疗是目前的治疗手段。肾癌的预后存在巨大差异,TMN分期、病理类型、细胞分级是影响预后的主要因素。不同分期肾癌的平均5年生存率差别很大,Ⅰ期为96％,Ⅱ期为82％,Ⅲ期为64％,Ⅳ期为23％。预后差的患者主要表现为肿瘤侵犯超过Gerota筋膜,侵及邻近器官,以及有淋巴结或全身转移,他们的5年生存率极低。淋巴结转移已被认为是预后不良的直接征象,因为与之相关的5年和10年生存率分别为5％～30％和0％～5％。全身转移是肾癌预后较差的表现,其1年生存率不到50％,5年生存率为5％～30％,10年生存率为0％～5％。提示预后不良的临床表现包括临床症状、体重减轻超过10％和行为状态差。另外,贫血、血小板增多症、高钙血症、蛋白尿、血清碱性磷酸酶、血沉增快及其他副瘤综合征和症状都与肾癌的预后不良相关。

在中医古文献中原"肾癌"指的是"阴茎癌",对于肾癌的记载则散在"腰痛""血尿""肾积""癥积"等疾病内容中。如《素问》记载:"胞移热于膀胱,则癃溺血""少阴涩则病积馊血""腰,肾之府,转摇不能,肾将惫矣。"《金匮要略》曰:"热在下焦者,则尿血,亦令淋秘不通""肾著之病,腰以下冷痛,腹重如带五千钱。"《诸病源候论》载:"血淋者,是热淋之甚则尿血,则小肠气秘,气秘则小便难,痛者为淋,不痛者为尿血。"本病病位在肾,但与膀胱、肝、脾的关系密切,预后不良。病情多因虚致实,后期虚实夹杂。

二、中医病因病机

现代中医学者认为本病多因肾气亏虚,水湿不化,湿毒内生,或外受湿热邪毒,湿热下注,入里蓄毒,气滞血瘀阻结水道,结于肾中,日久渐成癌瘤。本病证候可分为实证、虚证两类。实证以风、寒、暑、湿、热、燥、火等外邪损及肾脏,以尿血、腰痛为主证,多属湿热下注膀胱,或由气滞血瘀引起;虚证以肾气不足,或气血双亏,血无所统,溢于脉外,下注膀胱则可见无痛性血尿。本病的病位在肾,与脾、肝关系密切,多属本虚标实,本虚乃肾虚,标实乃湿、热、瘀毒蕴结,病机关键是肾虚。

1.湿热蕴结

外感湿热之邪入里,或脾失健运,湿浊内生,湿毒火热,下注膀胱,阻滞经脉,络脉受损,湿热蕴结成块,久结成瘤,侵及腰部而发病。

2.瘀血内阻

外伤跌仆损伤经脉气血,或因久病,气血运行不畅,导致经络气血阻滞不通,气滞血瘀,凝聚互结成块。

3.肾虚毒蕴

素体肾虚,或年老肾精亏虚、阴虚火炎,导致气化不利,水湿不化,瘀结成毒,滞留腰部而成块。

4.气血亏虚

多因久病不愈,或脾虚则水谷精微化生不足,气血化生之源枯竭致气血亏虚所致。肾气不足,不能摄血,尿血日久导致气血双亏,脏腑功能失调。

三、张昌禧治疗经验

1.治则治法

本病常治以益气、滋肾、散结。

2.基本方

生黄芪	制女贞子	党参	麦冬	炒白术	炒枳壳
陈萸肉	巴戟天	土茯苓	炒杜仲	猫爪草	茯苓
生薏苡仁	三叶青	冬凌草	山慈菇	丹参	川牛膝
天龙	半枝莲				

3.随症加减

血尿,可加大蓟、小蓟、白茅根、紫草、丹皮、槐角、焦栀子、蒲黄炭。

腰痛,可加川续断、炒杜仲、制狗脊、制延胡索、炒白芍、五灵脂。

纳呆,可加法内金、生山楂、炒扁豆、炒白术、炒二芽、山药。

夜间多尿,可加金樱子、菟丝子、芡实、巴戟天、五味子、山药。

头昏,可加枸杞子、白菊花、制女贞子、制首乌、墨旱莲、制龟甲。

贫血,可加熟地黄、当归、炒白芍、鸡血藤、桑椹、鹿角胶。

血细胞减少,可加生黄芪、制女贞子、丹参、当归、炒白芍、鸡血藤、鹿角片、巴戟天。

神疲乏力,可加黄芪、党参、太子参、制黄精、红景天、绞股蓝、五加皮。

口干,可加天花粉、乌梅、生山楂、芦根。

腹胀,可加炒枳壳、木香、乌药、制厚朴。

少寐,可加郁金、制香附、丹参、炒酸枣仁、炒黄连、五味子、百合、生龙牡。

肝转移,可加丹参、水红花子、半枝莲、香茶菜、醋三棱、虎杖。

淋巴结转移,可加夏枯草、浙贝、猫爪草、生牡蛎、黄药子。

多汗,可加生黄芪、糯稻根、炒白芍、五味子、煅牡蛎、麻黄根、浮小麦、地骨皮。

便溏,可加陈萸肉、骨碎补、高良姜、乌梅、法内金。

排便不畅,可加当归、生白术、焦栀子、虎杖、肉苁蓉、火麻仁、大黄。

性功能减退,可加仙茅、淫羊藿、巴戟天、鹿角胶。

潮热,可加生地黄、丹皮、地骨皮、青蒿、制鳖甲、银柴胡、白薇。

随症选用常用抗癌药,如龙葵、白英、土茯苓、夏枯草、半枝莲、猫爪草、三叶青、冬凌草、山慈菇、猪苓、茯苓、丹参、天龙、白花蛇舌草。

四、预防调护经验

本病起因多房劳太过、损伤肾气,或饮食失调、脾失健运,或情志所伤、肝气郁结,或年老体衰、肾虚不足,或起居不慎、邪自外乘。故预防调护上给予生活方式指导,普及防癌知识,建议保持乐观的人生态度和稳定的情绪,避免过劳,养成良好的卫生习惯,平衡膳食。此外,临床日常预防调护指导,建议日常辨证取穴针刺或艾灸,常灸气海、关元、足三里。建议行艾叶干姜足浴,常服马齿苋、饮菊花茶等。

五、典型医案

典型医案(一)

姓名:陆某某　性别:女　年龄:62岁

初诊:2013年3月12日

主诉:腰酸、小便出血半年余。

现病史:半年前患者无明显诱因出现腰酸、小便出血的症状,当地医院诊断为左肾占位,于2013年5月手术,术后病理诊断为透明细胞癌。术后化疗3次,之后中药调理。

初诊:患者神清,神疲乏力,头昏口干,少寐,尿少,颈面部轻度水肿,排便不畅,苔薄腻脉沉细。

既往史:否认高血压、冠心病、脑病;有类风湿关节炎、糖尿病等基础疾病。否认其他重大手术、外伤史。

个人史:否认有肝炎及肺结核等传染病史,否认嗜烟酒史,否认食物、药物过敏史。

家庭史:否认遗传性及传染性病史。

体检:体温36.0℃,脉搏87次/分,呼吸23次/分,血压111/70 mmHg,神清,精神差,双眼等大等圆,对光反应灵敏,心律齐,双肺呼吸音清,腹痛阴性,双肾叩击痛阴性,神经系统未见异常。苔薄白脉细。

辨证分析:神疲乏力、头昏口干、少寐、尿少,颈面部轻度水肿、排便不畅、苔薄腻脉沉细为肝肾亏虚,气虚水湿不化。故辨证为肝肾亏虚。

中医诊断:肾积(肝肾亏虚)。

西医诊断:肾透明细胞癌。

治则:标本兼顾,扶正祛邪。

治法:补益肝肾,健脾益气。

处方:

黄芪20g	女贞子15g	党参20g	麦冬15g	丹参20g
土茯苓20g	当归10g	焦栀子10g	知母10g	炒黄柏10g
川牛膝15g	生白术20g	炒枳壳10g	天花粉10g	猪苓15g
茯苓15g	薏苡仁20g	川续断15g	巴戟天15g	三叶青6g
山慈菇6g	冬凌草20			

×14剂,水煎服,日一剂,温分服。

二诊:2013年8月26日

患者主诉乏力改善,腰酸,少寐,口干,胃纳可,颜面轻度水肿,大便通畅,苔薄腻脉细,拟原法:

黄芪20g	制女贞子15g	党参20g	麦冬15g	丹参20g
土茯苓20g	炒白术20g	炒枳壳10g	石韦20g	茯苓15g
薏苡仁20g	猫爪草15	川续断15g	天花粉10g	半枝莲20g
桑白皮15g	三叶青6g	冬凌草20g	山慈菇6g	酸枣仁15g
夏枯草10g				

×14剂,水煎服,日一剂,温分服。

2013年8月至2016年12月,坚持服药3年余,复查病情稳定,改为间断性服药。

三诊:2023年4月20日

患者病情稳定,腰酸,下肢水肿,排便不畅,少寐,口不干,苔薄腻脉细,拟原法:

知母10g	炒黄柏10g	川牛膝15g	丹参20g	党参20g
麦冬15g	土茯苓20g	川芎10g	巴戟天15g	炒白术20g
炒枳壳10g	茯苓15g	薏苡仁20g	猫爪草15g	桑白皮15g
夏枯草10g	半枝莲20g	泽泻15g	三叶青6g	冬凌草20g
猫人参30g				

×14剂,水煎服,日一剂,温分服。

随诊情况

随后根据病情随症加减。乏力加制黄精、红景天,少寐加五味子、郁金,头昏加制首乌、墨旱莲,腰酸加炒杜仲、制狗脊,水肿加桑白皮、石韦,排便不畅加焦栀子、肉苁蓉,口干加天花粉、葛根,肝火旺加夏枯草,抗肿瘤加白英、半枝莲、猫人参。

疗效观察

患者服用中药至今,病情改善,现仍健在,生存期近12年,疗效较为确切。

典型医案(二)

姓名:赵某某　性别:女　年龄:32岁

初诊:2014年7月6日

主诉:腰酸、乏力2月余。

现病史:患者主诉2个月前出现腰酸、全身乏力,于当地医院检查发现右肾占位,于2014年5月行右肾切除术,术后病理诊断为透明细胞癌。患者未化疗,要求中药调理。

初诊:患者腰酸,神疲乏力,伴口干,头昏少寐,大便不畅,尿常规阴性,胃纳一般,苔薄腻脉细。

既往史:否认高血压、糖尿病、冠心病、肾病、脑病等重大疾病史。否认重大手术、外伤史。

个人史:否认有肝炎及肺结核等传染病史,否认嗜烟酒史,否认食物、药物过敏史。

家庭史:否认遗传性及传染性病史。

体检:体温36.3℃,脉搏79次/分,呼吸21次/分,血压119/80 mmHg,神清,双眼等大等圆,对光反应灵敏,心律齐,双肺呼吸音清,腹痛阴性,双肾叩击痛阴性,神经系统未见异常。苔薄白脉细。

辨证分析:神疲乏力、口干为气阴两伤,伴头昏少寐、苔薄腻脉细为肝肾气亏损、心失所养。辨证为肝肾亏虚。

中医诊断:肾积(肝肾亏虚)。

西医诊断:肾癌。

治则:标本兼顾,扶正祛邪。

治法:益气强肾,宁心润燥。

处方:

知母10 g	炒黄柏10 g	川牛膝15 g	党参20 g	麦冬15 g
丹参20 g	土茯苓20 g	当归10 g	焦栀子10 g	炒白术20 g
炒枳壳10 g	川续断15 g	炒杜仲15 g	酸枣仁15 g	半枝莲20 g
茯苓15 g	薏苡仁20 g	猫爪草15 g		

×14剂,水煎服,日一剂,温分服。

二诊:2014年7月20日

主诉:乏力改善,大便通畅,少寐,腰酸,有时头昏,苔薄,脉细。拟原法:

知母10 g	炒黄柏10 g	川牛膝15 g	当归10 g	党参20 g
麦冬15 g	丹参20 g	土茯苓20 g	炒白术20 g	炒枳壳10 g
茯苓15 g	薏苡仁20 g	猫爪草15 g	川续断15 g	女贞子15 g
半枝莲20 g	酸枣仁15 g	三叶青6 g	冬凌草20 g	山慈菇6 g
制黄精15 g				

×14剂,水煎服,日一剂,温分服。

随诊情况

随后根据病情随症加减。焦虑少寐加郁金、制香附,乏力加黄芪、制女贞子,腰酸加枸杞子、桑寄生,口干加天花粉,排便不畅加火麻仁、肉苁蓉,月经量少加鸡血藤,经期胸胀加瓜蒌皮、玫瑰花,头昏加制首乌、旱莲草,抗肿瘤加白英、白花蛇舌草、蒲公英。

疗效观察

患者一直坚持服用中药,半年复查一次,未见复发征象,至今已存活10年多,疗效较为确切。

典型医案(三)

姓名:樊某某　　**性别:**男　　**年龄:**62岁

初诊:2021年3月10日

主诉:腰酸、乏力3年。

现病史:3年前患者出现腰酸、乏力,于当地医院诊断为右肾占位,于2019年4月手术,术后病理诊断为肾透明细胞癌。术后化疗4次,要求中药调理。

初诊:患者腰酸,乏力,口干,少寐,尿频,大便基本通畅,苔薄腻脉沉细。

既往史:否认高血压、冠心病、脑病、糖尿病等重大疾病史。否认其他重大手术、外伤史。

个人史:否认有肝炎及肺结核等传染病史,否认嗜烟,喝酒10余年,否认食物、药物过敏史。

家庭史:否认遗传性及传染性病史。

体检:体温36.0℃,脉搏87次/分,呼吸23次/分,血压111/70 mmHg。神清,精神差,双眼等大等圆,对光反应灵敏,心律齐,双肺呼吸音清,腹痛阴性,双肾叩击痛阴性,神经系统未见异常。苔薄白脉细。

辨证分析:患者腰酸、乏力、口干、少寐、尿频、苔薄腻脉沉细为肝肾亏虚,水湿不化,湿毒内生,结于水道所致。辨证为肝肾亏虚。

中医诊断:肾癌(肝肾亏虚)。

西医诊断:透明细胞癌。

治则:标本兼顾,扶正祛邪。

治法:补益肝肾,健脾利湿。

处方:

南沙参15 g	炒枳壳15 g	川续断15 g	麦冬15 g	茯苓15 g
枸杞子10 g	制女贞子15 g	薏苡仁20 g	炒杜仲15 g	丹参20 g
芦根20 g	制黄精15 g	党参20 g	猫爪草15 g	三叶青6 g
天花粉10 g	夏枯草10 g	冬凌草20 g	炒白术20 g	半枝莲20 g
山慈菇6 g				

×14剂,水煎服,日一剂,温分服。

二诊:2021年3月24日

服用上方后患者感腰酸乏力改善,少寐、口干、尿频有所好转,胃纳可,大便基本通畅,苔薄腻脉细。拟原法:

南沙参15 g	炒枳壳15 g	川续断15 g	麦冬15 g	茯苓15 g
枸杞子10 g	制女贞子15 g	天花粉10 g	炒杜仲15 g	丹参20 g
芦根20 g	制黄精15 g	党参20 g	猫爪草15 g	三叶青6 g
天花粉10 g	夏枯草10 g	冬凌草20 g	炒白术20 g	半枝莲20 g
山慈菇6 g	石韦20 g			

×14剂,水煎服,日一剂,温分服。

三诊:2023年4月7日

患者主诉肾透明细胞癌术后2年余,腰酸、乏力较好改善,少寐、尿频好转,口

不干,病情稳定,苔薄腻脉细。拟原法:

南沙参15 g	炒枳壳15 g	川续断15 g	麦冬15 g	茯苓15 g
枸杞子10 g	制女贞子15 g	天花粉10 g	炒杜仲15 g	丹参20 g
芦根20 g	制黄精15 g	党参20 g	猫爪草15 g	三叶青6 g
炒杜仲15 g	夏枯草10 g	冬凌草20 g	炒白术20 g	半枝莲20 g
山慈菇6 g	石韦20 g			

×14剂,水煎服,日一剂,温分服。

随诊情况

随后根据病情随症加减。乏力加黄芪、红景天,少寐加五味子、酸枣仁,腰酸加炒杜仲、制狗脊,水肿加茯苓、石韦,口干加天花粉、葛根,肝火旺加夏枯草、青黛,抗肿瘤加白英、半枝莲、猫人参。

疗效观察

患者一直坚持服用中药,半年复查一次,病情稳定,未见复发征象,至今已存活近4年,疗效较为确切。

(医案整理:姜耘宙)

第十五章 恶性淋巴瘤

一、概述

恶性淋巴瘤是原发于淋巴结或结外淋巴组织和器官的免疫细胞肿瘤,可发生于身体的任何部位,淋巴结、扁桃体、脾和骨髓易累及。其临床表现非常多样且复杂化,主要包括局部症状和全身症状,全身症状一般表现为不明原因发热、盗汗、乏力、消瘦和皮疹等,局部症状中最常见的是无痛性的进行性淋巴结肿大。恶性淋巴瘤按病理和临床特点大致分为霍奇金淋巴瘤和非霍奇金淋巴瘤两大类。与其他恶性肿瘤相比,其最显著的特点是多样性,主要表现为淋巴组织分布广泛,淋巴细胞种类多样。淋巴瘤发病率在所有恶性血液病中居首位。近十几年来,全球范围内淋巴瘤发病率都有逐年增高的趋势。近年来总的趋势是霍奇金淋巴瘤的发病率略有下降,非霍奇金淋巴瘤的发病率明显上升,尤其在经济发达地区。城市人群的发病率高于农村,男性高于女性。2011年全球肿瘤发病率和死亡率调查表明,淋巴瘤居男性肿瘤新发病率第8位,病死率第10位;居女性肿瘤新发病率第10位。而2012年我国肿瘤登记年报统计,淋巴瘤居我国肿瘤发病率第8位(6.68/10万),病死率第10位(4/10万)。淋巴瘤起源于人类免疫系统细胞及其前体细胞,其本质是在体内外有害因素作用下,不同阶段的免疫细胞被转化或机体正常调控机制紊乱而发生的异常分化和异常增殖,但其确切病因至今尚未阐明。目前,病毒病因学说受到重视,近年也有学者提出其发病与机体免疫缺陷有关。某些理化因素、遗传基因突变、细菌感染都被认为与淋巴瘤的发生有关。近年来,幽门螺杆菌(Hp)感染与胃黏膜相关淋巴组织淋巴瘤的相关性受到广泛关注。淋巴瘤的治疗手段包括化学治疗、放射治疗、外科手术治疗等。根据患者的年龄、身体状况及淋巴瘤亚型、病变部位、分期等因素,在遵循指南和治疗原则的前提下,对患者进行综合性、个体化的规范治疗是获得良好疗效的关键。在过去几十年里,淋巴瘤的新化疗药物不断涌现,对淋巴瘤病理、分子分型的进一步细化以及治疗理念不断进步,使得淋巴瘤的整体疗效得到了极大的提高。

淋巴瘤属于中医学的"石疽""恶核""失荣""痰核""疵痈"等范畴,《诸病源候论》曰："恶核者,肉里忽有核,累累如梅李,小如豆粒……此风邪挟毒而成","恶核者,是风热毒气,与血气相搏结成核,生颈边,又遇风寒所折,遂不消不溃。"《外科正宗》曰:"失荣者……其患多生肩之以上。初起微肿,皮色不变,日久渐大;坚硬如石,推之不移,按之不动;半载一年,方生阴痛,气血渐衰,形容瘦削,破烂紫斑,渗流血水或肿泛如莲,秽气熏蒸……"这些都是恶性淋巴瘤的表现。本病与先天禀赋不足、后天邪毒侵犯、气血津液受损有关,病属本虚标实,虚实夹杂。预后不佳。

二、中医病因病机

本病发病与外邪侵袭、七情内伤、正气内虚有关。

1.正气内虚

先天不足,或后天失养,导致元阳不足,寒湿内生,血脉痹阻,瘀血内生;阴液不足,虚而生热,精伤热煎,百脉难养,经脉血瘀而致本病。

2.七情刺激

过喜伤心,心气不足,则血脉痹阻;郁怒伤肝,肝气失达,瘀滞气结;忧思伤脾,脾失健运,饮停痰凝,郁结筋脉;惊恐伤肾,肾阳不足则水湿内停,肾阴亏虚则虚热生,煎熬津液,经脉不濡而致本病。

3.饮食不节

厚味、辛炙或过食寒凉等伤及脾胃,运化失职,湿热毒生,或寒湿内成蕴积筋脉、脏腑;误食或过食有毒之物致脾胃内损,气血逆乱,痰湿、毒物积存化内流窜脏腑而致本病。

4.外感六淫

脏腑虚弱,无力抵抗,邪气乘虚而入或外邪亢盛直入脏腑,寒凝筋脉,血液瘀阻;热灼津液,湿邪久聚不散而致本病。

三、张昌禧治疗经验

1.治则治法

本病常见肝郁、寒凝、痰结、气阴两亏证。故常治以疏肝、益气、养阴、温寒、化痰、散结。

2.基本方

方一:疏肝理气,化痰散结,用于肝郁痰结证。患者常表现为焦虑心烦、胁胀、口干、少寐、胸闷、排便不畅、局部或全身淋巴结肿大,苔薄腻脉弦细。

温郁金	制香附	柴胡	焦栀子	党参	麦冬
丹参	夏枯草	猫爪草	浙贝	炒白术	炒枳壳
三叶青	冬凌草	山慈菇	黄药子	天龙	炒僵蚕
龙葵	半枝莲				

方二:益气养阴,解毒散结,用于气阴两虚证。患者常表现为神疲乏力、口干、少寐、盗汗、潮热、体表淋巴结肿大,舌光红苔薄,脉细。

生黄芪	制女贞子	川牛膝	丹参	党参	麦冬
天花粉	炒白术	炒枳壳	五味子	茯苓	生薏苡仁
三叶青	山慈菇	冬凌草	龙葵	半枝莲	夏枯草
炒白芍	糯稻根	猫爪草	天龙		

方三:温化寒痰,散结解毒,用于寒痰凝结证。患者常表现为畏寒肢冷,口不干,面色苍白,便溏,腰酸,局部淋巴结肿大,溃疡不易收口且创面苍白、分泌物少。

生黄芪	淡附片	干姜	当归	细辛	鹿角霜
夏枯草	巴戟天	茯苓	生薏苡仁	姜半夏	土茯苓
丹参	浙贝	猫爪草	炒白术	三叶青	冬凌草
山慈菇	炒枳壳	天龙			

注:溃疡面用如意金黄散外敷。

3.随症加减

淋巴结肿大,可加姜半夏、炒僵蚕、夏枯草、黄药子、生牡蛎、海藻、昆布、藤梨根。

乏力,可加生黄芪、太子参、党参、炙黄芪、红景天、绞股蓝。

口干,可加天花粉、乌梅、五味子、芦根、麦冬、石斛。

胃脘不适,可加佛手、炒白芍、炒白术、木蝴蝶、制香附、檀香。

纳呆,可加炒扁豆、生山楂、炒二芽、法内金、神曲。

便溏,可加炒白术、高良姜、焦山楂、煨草果、五味子、陈萸肉。

便秘,可加大黄、虎杖、当归、焦栀子、火麻仁、知母、玄参。

淋巴结溃烂,寒湿型可加淡附片、干姜、鹿角霜,湿热型可加炒黄连、蒲公英、七叶一枝花、天葵子,外敷如意金黄散。

腰酸,可加川续断、炒杜仲、制狗脊、桑寄生、陈萸肉、巴戟天。

潮热出汗,可加丹皮、地骨皮、糯稻根、银柴胡、淫羊藿、炒白芍、五味子。

遗精,可加知母、炒黄柏、金樱子、芡实、五味子。

头昏耳鸣,可加枸杞子、菊花、川牛膝、墨旱莲、丹参、制首乌、石菖蒲、远志、磁石。

心慌少寐,可加合欢皮、甘松、五味子、炒酸枣仁、珍珠母、茯苓、远志、炙甘草、丹参。

夜间多尿,可加桑螵蛸、陈萸肉、五味子、金樱子、芡实。

随症选用常用抗癌药,如夏枯草、黄药子、猫爪草、浙贝、土茯苓、炒僵蚕、制南星、制半夏、七叶一枝花、三叶青、冬凌草、山慈菇、龙葵、半枝莲、山豆根、土贝母、天龙。

四、预防调护经验

由于恶性淋巴瘤的确切病因尚不明确,采取积极有效的预防措施有一定困难。应鼓励患者平衡心态,情绪乐观,禁食辛辣,少食厚腻食品,尽可能减少污染,避免接触放射线和其他有害物质,尤其是对免疫功能有抑制的药物,尽早发现和治疗。还须增强体质,固护肾气,预防邪毒感染。建议常服茯苓薏米茶等。

五、典型医案

典型医案(一)

姓名:林某某 性别:男 年龄:71岁

初诊:2019年7月10日

主诉:发现胃淋巴瘤2个月。

现病史:2019年5月患者体检胃镜发现慢性胃炎,病理诊断为慢性胃炎伴肠化浆细胞浸润,外周淋巴结肿大,考虑胃黏膜淋巴瘤,未手术,未放化疗。患者稍口干,胃隐痛,CEA轻度增高。

初诊时见患者偶有口干,胃隐痛,纳呆,寐可,二便通畅。

既往史:否认高血压、糖尿病、冠心病、肾病、脑病等重大疾病史。否认重大手术、外伤史。

个人史:否认有肝炎及肺结核等传染病史,否认嗜烟酒史,否认食物、药物过敏史。

家庭史:否认遗传性及传染性病史。

体检:体温37.8℃,脉搏83次/分,呼吸22次/分,血压135/90 mmHg,消瘦,精神可,心率83次/分,心律齐,双肺呼吸音清,腹软,腹痛阴性,双肾叩击痛阴性,神经系统未见异常。苔薄,脉细。

辨证分析:外周淋巴结肿大为痰瘀互结,胃脘痛、口干、纳呆为脾胃不足,神疲乏力、苔薄,脉细为正气虚损。

中医诊断:痰核(痰瘀互结、脾胃虚弱)。

西医诊断:恶性淋巴瘤。

治则:标本兼顾,扶正祛邪。

治法:益气养阴,软坚散结。

处方:

生黄芪20 g	制女贞子15 g	党参20 g	麦冬15 g	丹参20 g
天花粉10 g	炒白术20 g	炒枳壳10 g	茯苓15 g	薏苡仁20 g
龙葵20 g	半枝莲20 g	猫爪草15 g	三叶青6 g	冬凌草20 g
山慈菇6 g	夏枯草10 g	炒黄连5 g	天龙3条	炒鸡内金10 g

×14剂,水煎服,日一剂,温分服。

二诊:2019年7月24日

服用上方后患者感到身体舒适,口干症状基本消失,纳呆好转,二便正常。拟原法:

生黄芪20 g	制女贞子15 g	党参20 g	麦冬15 g	丹参20 g
天花粉10 g	炒白术20 g	炒枳壳10 g	茯苓15 g	薏苡仁20 g
龙葵20 g	半枝莲20 g	猫爪草15 g	三叶青6 g	冬凌草20 g
山慈菇6 g	佛手10 g	炒黄连5 g	天龙3条	炒鸡内金10 g

×14剂,水煎服,日一剂,温分服。

随诊情况

随后根据病情随症加减。纳呆加炒二芽、淮山药,口干加天花粉,小腹胀痛加佛手,少寐加酸枣仁,腰酸加川续断,气虚加太子参,潮热加牡丹皮,咳嗽感冒加牛蒡子、浙贝。

疗效观察

患者一直坚持服用中药,病情稳定,各项指标恢复正常,2020年1月1日复查胃镜示肠化已清,至今已存活5年多。本病例患者除化疗3次外,坚持服用中药,外加中成药复方斑蝥胶囊,未予其他西药治疗,疗效较为确切。

典型医案(二)

姓名:叶某某 性别:男 年龄:55岁

初诊:2017年5月23日

主诉:确诊恶性淋巴瘤10年,腰腹部疼痛1周。

现病史:患者于2006年体检时发现腹股沟淋巴结肿大,于当地医院确诊为弥漫大B细胞淋巴瘤(就诊经过不详),化疗5次,病情稳定。1周前患者无明显诱因出现腰部及上腹部疼痛,伴口干、少寐,遂来我处就诊。

初诊时见患者神疲乏力,腰酸痛,上腹疼痛,口干,夜间尤甚,少寐,腹胀,纳可,小便不畅,大便通畅。

既往史:既往前列腺增生病史,否认高血压、糖尿病、冠心病、肾病、脑病等重大疾病史。否认重大手术、外伤史。

个人史:否认有肝炎及肺结核等传染病史,否认嗜烟酒史,否认食物、药物过敏史。

家庭史:否认遗传性及传染性病史。

体检:体温36.8℃,脉搏84次/分,呼吸22次/分,血压120/70 mmHg。神清,精神差,双眼等大等圆,对光反应灵敏,心率84次/分,心律齐,双肺呼吸音清,腹部柔软,双侧腹股沟能触及多枚肿大淋巴结,直径约1 cm,触之无痛。舌红脉细。

辨证分析:淋巴结肿大为痰瘀互结,神疲乏力、口干为气阴两伤,腰酸痛、腹胀、小便不畅为肾阴亏虚,舌红脉细为阴伤。故辨证为痰瘀互结、气阴两伤。

中医诊断:痰核(痰瘀互结、气阴两虚)。

西医诊断:①恶性淋巴瘤;②前列腺增生。

治则:标本兼顾,扶正祛邪。

治法:益气养阴,滋肾散结。

处方:

黄芪20 g	党参20 g	南沙参15 g	麦冬15 g	丹参20 g
土茯苓20 g	龙葵20 g	半枝莲20 g	炒白术20 g	炒枳壳10 g

茯苓15 g	薏苡仁20 g	猫爪草15 g	石韦20 g	川续断15 g
夏枯草10 g	炒僵蚕15 g	蒲公英10 g	三叶青6 g	冬凌草20 g
山慈菇6 g				

×14剂,水煎服,日一剂,温分服。

二诊:2010年6月3日

主诉:乏力改善,口干,腰酸,少寐,嗯,排尿不畅,夜尿多,苔薄白,脉细。拟原法,处方:

生黄芪20 g	制女贞子15 g	南沙参15 g	麦冬15 g	党参20 g
丹参20 g	土茯苓20 g	半枝莲20 g	龙葵20 g	炒白术20 g
炒枳壳10 g	炒杜仲15 g	石韦20 g	茯苓15 g	薏苡仁20 g
天花粉10 g	酸枣仁15 g	山茱萸10 g	三叶青6 g	冬凌草20 g
山慈菇6 g				

×14剂,水煎服,日一剂,温分服。

三诊:2013年4月13日

主诉:乏力改善,睡眠可,有时口干,小便不畅,夜间多尿,腰酸,苔薄,脉细。拟原法,处方:

生黄芪20 g	制女贞子15 g	北沙参15 g	麦冬15 g	丹参20 g
党参20 g	土茯苓20 g	炒白术20 g	炒枳壳10 g	茯苓15 g
薏苡仁20 g	龙葵20 g	半枝莲20 g	猫爪草15 g	山茱萸10 g
蒲公英10 g	川续断15 g	石韦20 g	三叶青6 g	冬凌草20 g
山慈菇6 g				

×14剂,水煎服,日一剂,温分服。

随诊情况

随后根据病情随症加减。口干加天花粉、芦根,腰酸加巴戟天、杜仲,小便不畅加瞿麦、金钱草,不寐加酸枣仁、五味子,湿热加知母、黄柏,散结加夏枯草、生牡蛎,夜尿多加金樱子、芡实。

疗效观察

患者一直坚持服用中药,半年复查一次,病情稳定,未见复发征象,至今已存活近8年。本病例患者除化疗3次外,坚持服用中药,未予其他西药治疗,疗效较为确切。

典型医案(三)

姓名:王某某　性别:女　年龄:65岁

初诊:2017年12月10日

主诉:确诊恶性淋巴瘤4个月。

现病史:2017年8月患者自觉两侧腋下淋巴结肿大,于当地医院就诊,穿刺活检病理示弥漫大B细胞淋巴瘤,予腋下淋巴结清扫手术,术后化疗4次(具体方案不详)。术后感乏力,口干明显,于2017年12月10日来我处就诊。

初诊时见患者神清,神疲乏力,口干,寐差,腰酸,腹胀,舌红苔薄,脉细。

既往史:既往有干燥综合征病史,长期药物治疗。否认高血压、糖尿病、冠心病、肾病、脑病等重大疾病史。否认外伤史。

个人史:否认有肝炎及肺结核等传染病史,否认嗜烟酒史,否认食物、药物过敏史。

家庭史:否认遗传性及传染性病史。

体检:体温36.5℃,脉搏81次/分,呼吸20次/分,血压124/72 mmHg。神清,精神差,双眼等大等圆,对光反应灵敏,心率81次/分,心律齐,双肺呼吸音清,腹痛阴性,双肾叩击痛阴性,神经系统未见异常,双侧腹股沟能触及多枚肿大淋巴结,舌红苔薄,脉细。

辨证分析:淋巴结肿大为痰瘀互结,神疲乏力、口干为气阴两伤,腰酸痛、腹胀,舌红苔薄,脉细为肾阴亏虚。故辨证为痰瘀互结、气阴两伤。

中医诊断:肺积(痰瘀互结、肾阴亏虚)。

西医诊断:①恶性淋巴瘤;②干燥综合征。

治则:标本兼顾,扶正祛邪。

治法:益气养阴,滋肾散结。

处方:

南沙参15 g	麦冬15 g	当归10 g	党参20 g	制女贞子15 g
天花粉10 g	丹参20 g	土茯苓20 g	炒白术20 g	炒枳壳10 g
茯苓15 g	生薏苡仁20 g	半枝莲20 g	龙葵20 g	酸枣仁15 g
制黄精15 g	夏枯草10 g	三叶青6 g	冬凌草20 g	山慈菇6 g

×14剂,水煎服,日一剂,温分服。

二诊：2018年1月10日

服用上方后患者感到身体舒适,乏力、口干改善,纳差,食后腹胀,腰酸,二便通畅,苔薄,脉细。拟原法：

南沙参15g	麦冬15g	当归10g	党参20g	制女贞子15g
天花粉10g	丹参20g	土茯苓20g	炒白术20g	炒枳壳10g
茯苓15g	生薏苡仁20g	半枝莲20g	龙葵20g	酸枣仁15g
川续断15g	夏枯草10g	三叶青6g	冬凌草20g	山慈菇6g
炒稻芽20g	炒麦芽20g			

×14剂,水煎服,日一剂,温分服。

随诊情况

随后根据病情随症加减。淋巴结肿大加猫爪草、夏枯草、玄参、生牡蛎,口干加天花粉,小腹胀痛加佛手,纳呆加炒二芽、淮山药,少寐加酸枣仁,腰酸加川续断,气虚加太子参,潮热加牡丹皮,咳嗽感冒加牛蒡子、浙贝。

疗效观察

患者一直坚持服用中药,半年复查一次,病情稳定,未见复发征象,至今已存活7年多。本病例患者除手术及化疗4次外,坚持服用中药,未予其他西药治疗,疗效较为确切。

典型医案(四)

姓名:吴某某　性别:女　年龄:52岁

初诊：2017年10月12日

主诉：确诊恶性淋巴瘤2个月。

现病史：2017年8月患者体检时发现双侧腹股沟淋巴结肿大,于当地医院穿刺活检病理诊断为弥漫大B细胞淋巴瘤,予化疗7次(具体方案不详),同时服用中药治疗。目前感皮肤出疹瘙痒、口干乏力明显,于2017年10月12日来我处就诊。

初诊时患者诉背部皮疹,皮肤瘙痒,口干乏力明显,心烦少寐,排便不畅,盗汗,腹股沟可触及多枚黄豆大小肿大淋巴结,苔薄,脉细。

既往史：否认高血压、糖尿病、冠心病、肾病、脑病等重大疾病史。否认重大手术、外伤史。

个人史：否认肝炎及肺结核等传染病史,否认嗜烟酒史,否认食物、药物过敏史。

家庭史:否认遗传性及传染性病史。

体检:体温37.3℃,脉搏84次/分,呼吸20次/分,血压132/92 mmHg,消瘦,精神可,心率84次/分,心律齐,双肺呼吸音清,腹软,腹痛阴性,双肾叩击痛阴性,神经系统未见异常,腹股沟可触及多枚黄豆大小肿大淋巴结,苔薄,脉细。

辨证分析:淋巴结肿大为痰瘀互结,皮肤瘙痒、口干乏力、心烦少寐、排便不畅、苔薄脉细为肝肾两虚。

中医诊断:痰核(痰瘀互结、肝肾两虚)。

西医诊断:恶性淋巴瘤。

治则:标本兼顾,扶正祛邪。

治法:疏肝益气,养阴散结。

处方:

郁金10 g	制香附10 g	党参20 g	麦冬15 g	天花粉10 g
丹参20 g	土茯苓20 g	半枝莲20 g	龙葵20 g	炒白术20 g
炒枳壳10 g	茯苓15 g	薏苡仁20 g	猫爪草15 g	夏枯草10 g
酸枣仁15 g	炒僵蚕15 g	制黄精15 g	三叶青6 g	冬凌草20 g
山慈菇6 g				

×14剂,水煎服,日一剂,温分服。

二诊:2017年10月29日

服用上方后患者感乏力,睡眠改善,口干,排便不畅,盗汗,苔薄,脉细,拟原法:

生黄芪20 g	糯稻根20 g	酒白芍20 g	党参20 g	麦冬15 g
丹参20 g	炒黄连五g	丹参20 g	土茯苓20 g	半枝莲20 g
龙葵20 g	蒲公英10 g	炒白术10 g	炒枳壳10 g	茯苓15 g
薏苡仁20 g	猫爪草15 g	夏枯草10 g	酸枣仁15 g	焦栀子10 g
三叶青6 g	冬凌草20 g	山慈菇6 g		

×14剂,水煎服,日一剂,温分服。

三诊:2023年4月14日

患者感乏力、口干改善,少寐,咽痒,咳嗽,苔薄,脉细。拟益气养肺、宁心散结之法,处方:

| 南沙参15 g | 麦冬15 g | 党参20 g | 丹参20 g | 玄参15 g |
| 土茯苓20 g | 炒白术20 g | 炒枳壳10 g | 半枝莲20 g | 龙葵20 g |

茯苓15 g	薏苡仁20 g	浙贝10 g	蒲公英10 g	猫爪草15 g
夏枯草10 g	三叶青6 g	冬凌草20 g	山慈菇6 g	杏仁10 g
酸枣仁15 g				

×14剂,水煎服,日一剂,温分服。

随诊情况

随后根据病情随症加减。抑郁、胸闷加郁金、制香附,口干加天花粉、乌梅,乏力加制黄精、红景天,头昏加旱莲草,多尿加山茱萸、芡实,腰酸加杜仲、桑寄生,口苦加炒黄连,散结化痰加生牡蛎、黄药子、猫人参。

疗效观察

患者一直坚持服用中药,半年复查一次,肿瘤指标正常,病情稳定,未见复发征象,至今已存7年多。本病例患者坚持服用中药,疗效较为确切。

（医案整理:陈马兰）

第十六章　脑癌

一、概述

中枢神经系统肿瘤是发生于脑与脊髓组织、脑（脊）膜、脑（脊）神经、血管、垂体和胚胎组织的原发或继发性肿瘤的总称，包括脑瘤和脊髓肿瘤两大部分。原发性脑瘤是十大常见致死肿瘤之一，其发病率比肺癌、乳腺癌、前列腺癌和大肠癌等常见恶性肿瘤低，占所有肿瘤死因的2.4％，但在20～39岁的癌症患者死亡率排位中，男性原发性脑瘤居第一位，女性居第五位，在儿童中，脑肿瘤是仅次于白血病的第二大常见恶性肿瘤。胶质瘤是颅内最常见的原发性肿瘤，占35％～60％，而脑转移瘤则是最常见的颅内肿瘤，其发病率为原发性脑瘤的4～10倍。脊髓肿瘤的发病率约为脑瘤的1/10。根据肿瘤和脑实质关系，脑瘤又分为脑内肿瘤和脑外肿瘤，前者绝大多数为恶性肿瘤，如恶性胶质瘤、脑转移瘤、淋巴瘤等；后者几乎都是良性肿瘤，如脑膜瘤、垂体瘤、神经鞘瘤等。脑瘤的病因尚不完全清楚，目前认为诱发因素有遗传因素、物理因素、化学因素和致瘤病毒等。神经纤维瘤、血管网状细胞瘤和视网膜母细胞瘤等具有明显的家族发病倾向。电离辐射能增加肿瘤发病率。多环芳烃类化合物和亚硝胺类化合物均可诱发实验动物产生脑瘤。脑瘤90％以上有颅内压增高症状，通常呈慢性进行性加重，少数有中间缓解期。颅内压增高三大主症"头痛、呕吐和视盘水肿"在脑瘤患者中并不一定都会出现。发病早期可出现局部刺激症状，晚期或肿瘤位于功能区则出现破坏症状。良性肿瘤主要是手术治疗，恶性肿瘤则需要手术、放疗和化疗等综合治疗。此外，降低颅内压等一般对症支持治疗也十分重要。年龄及病理类型是原发性脑瘤患者预后最直接的相关因素。青壮年患者预后较中老年患者好。不断改进手术和放疗技术、研发新的抗肿瘤药物、寻找神经系统肿瘤特异的分子及遗传标志物用于指导临床治疗，从而改善患者预后，是未来研究的方向。

脑癌基于临床症状较为复杂，在中国传统医学中分别归属于"头痛""呕吐""目盲""癫痫""眩晕""痿症"等范畴，也归属于"癥瘕"或"岩（癌）"的病种。传统医学虽无脑癌的病名，但对脑瘤的症状及其成因在《黄帝内经》中已有论述，如《素问·奇病论》曰："髓者以脑为主，脑逆故令头痛。"《中藏经》曰："头目久痛，卒视不明者，死。"这可能是脑瘤患者始见头痛，继之目盲，不治而死的具体症状。《张氏医通》中对"脱营"者的描述："始发之时，见证甚微……逮至肿大硬痛，盘根错节已极……与乳岩同源异派。"本病病位在脑，与肝、脾、肾的关系尤为密切，预后不良。

二、中医病因病机

《灵枢·九针》曰："四时八风之客于经络之中，为瘤病者也。"宋代《圣济总录》已明确指出："瘤之为义，留滞不去也……乃郁结壅塞，则乘虚投隙。瘤所以生，初为小核，浸以长大。"脑癌的形成是由于正气虚损、内伤七情，使脏腑功能失调，加之外邪侵入，寒热相搏，痰浊内停，聚而成毒。从脑瘤的症状上来分析，如头痛、瘫痪、听力视力障碍等症，大都是肝肾功能不足的常见症状。肝肾同源，肝主筋藏血，肾藏精，主骨通髓，髓通于脑，在生理上相互为用，病理上相互影响。

1.痰湿内盛

久居湿地，外感湿邪，或恣食厚味、酒酪，或过食生冷，或暴饮暴食，损伤脾胃，水湿困脾，脾失健运，则内外之水湿日久不去，清阳不升，浊音不降，留滞脑窍，引发本病。

2.情志所伤

内伤七情，肝气郁结，气血疏泄失司，气血郁滞，留聚于脑窍，发为本病。

3.肝肾不足

先天不足，或年高体虚之人，肝肾不足，精血亏虚，脑窍空虚，因虚致实，邪留于脑窍，发为本病。

三、张昌禧治疗经验

1.治则治法

本病常见肝肾亏损、气阴两虚、痰蒙清窍、风痰内结证。故常治以滋补肝肾、益气养阴、燥湿化痰、止痉息风。

2.基本方

方一：益气养阴，化痰止痉，用于气阴两虚、风痰内结证。患者常表现为神疲乏力、口干、少寐、目涩、头胀头痛、头昏、头重脚轻，舌淡苔薄，脉弦细。

生黄芪	制女贞子	益智仁	川芎	党参	麦冬
炒白术	炒枳壳	茯苓	薏苡仁	钩藤	威灵仙
三叶青	冬凌草	山慈菇	猫爪草	决明子	天麻
天龙	蛇六谷				

方二:滋补肝肾,化痰散结,用于肝肾亏损、痰蒙清窍证。患者常表现为头晕头重、疲劳、欲寐、腰酸、膝软,舌淡红,脉弦细。

枸杞子	白菊花	川牛膝	丹参	天麻	炒枳壳
茯苓	炒白术	生薏苡仁	川芎	党参	佛手
三叶青	山慈菇	冬凌草	半枝莲	炒僵蚕	天龙
蛇六谷					

方三:燥湿化痰,散结止痉,用于痰凝内结证。患者常表现为头昏头痛、头摇、身困重、心烦。

制首乌	胆南星	天麻	钩藤	石决明	丹参
土茯苓	党参	麦冬	炒白术	当归	川芎
三叶青	冬凌草	山慈菇	夏枯草	天龙	威灵仙
蛇六谷					

3.随症加减

乏力,可加生黄芪、太子参、党参、炙黄芪、红景天、绞股蓝。

口干,可加天花粉、乌梅、五味子、芦根、麦冬、石斛。

纳呆,可加炒扁豆、生山楂、炒二芽、法内金、神曲。

胃脘不适,可加佛手、炒白芍、炒白术、木蝴蝶、制香附、檀香。

头昏耳鸣,可加枸杞子、菊花、川牛膝、墨旱莲、丹参、制首乌、石菖蒲、远志、磁石。

心慌少寐,可加合欢皮、甘松、五味子、炒酸枣仁、珍珠母、茯苓、远志、炙甘草、丹参。

头痛脑鸣,可加制南星、蛇六谷、川芎、炒僵蚕、猫人参、石菖蒲、海浮石、天麻。

肝郁心烦,可加制香附、郁金、焦栀子、丹皮、柴胡、薄荷、炒白芍、丹参、百合、淮小麦。

腰酸,可加川续断、炒杜仲、制狗脊、桑寄生、陈萸肉、巴戟天。

鼻塞不通,可加辛夷、石菖蒲、细辛、远志、鹅不食草、炒苍耳子。

随症选用常用抗癌药,如猫人参、浙贝、土茯苓、炒僵蚕、制南星、制半夏、三叶青、冬凌草、山慈菇、龙葵、蛇六谷、石菖蒲、海浮石、天麻、天龙。

四、预防调护经验

七情所伤属于中医之内因,七情太过或不及皆可导致疾病的发生。脑癌患者由于各种心理负担,易致七情紊乱,意乱志伤,一方面导致人体气血津液运行不利,郁结凝滞而为痰瘀,形成脑癌;另一方面影响情志神态,不利于脑癌术后的恢复,甚至某些情况下还会使疾病进一步加重。因此,调情怡志是预防调摄的必要之举。选择安静而阳光充沛、空气清新的居住环境,既可调情怡志,又可保证良好的睡眠,为其他康复措施提供条件。另外,应注意个人卫生保健,保持口、鼻、眼、耳等七窍的清洁。因七窍与脑相属,往往是外邪入侵颅脑的主要途径,使之清洁通畅,不但可以防止外邪入侵,还有利于视听。此外,临床日常预防调护指导,建议日常进行头部、足部的按摩,强调早睡养脑养精。建议常服铁皮石斛茶、桑椹膏、枸杞子等。

五、典型医案

典型医案(一)

姓名:陆某某　性别:男　年龄:59岁

初诊:2020年9月12日

主诉:头昏、步履不稳1月余。

现病史:1个月前患者无明显诱因出现头昏、步履不稳的症状,颜面部时有抽搐,脑部MRI检查示脑占位病变,于2020年7月手术,术后病理诊断为脑胶质细胞瘤,术后放疗(具体方案不详)。于2020年9月12日来我处就诊。

初诊:患者神志清,头昏,步履不稳,口干,乏力,少寐,排便不畅,胃纳一般。苔薄腻,脉弦细。

既往史:否认高血压、糖尿病、冠心病、肾病等重大疾病史。否认其他重大手术、外伤史。

个人史:否认肝炎及肺结核等传染病史,否认嗜烟酒史,否认食物、药物过敏史。

家庭史:否认遗传性及传染性病史。

体检:体温36.8℃,脉搏92次/分,呼吸22次/分,血压149/82 mmHg。神清,精神差,双眼等大等圆,对光反应灵敏,心率92次/分,心律齐,双肺呼吸音清,腹痛阴性,双肾叩击痛阴性,神经系统未见异常。苔薄腻,脉弦细。

辨证分析:口干、乏力、少寐、胃纳差、排便不畅为肝肾亏损,头昏、步履不稳为痰湿阻于轻窍。故辨证为肝肾亏损、痰湿内阻。

中医诊断:脑积(肝肾亏损、痰湿内阻)。

西医诊断:脑胶质细胞瘤。

治则:标本兼顾,扶正祛邪。

治法:益气养肝,化痰散结。

处方:

制首乌15 g	制女贞子15 g	墨旱莲20 g	天麻10 g	丹参20 g
党参20 g	麦冬15 g	制南星10 g	川芎10 g	威灵仙10 g
生白芍20 g	炒白术20 g	炒枳壳10 g	炒僵蚕15 g	茯苓15 g
薏苡仁20 g	猫爪草15 g	蛇六谷^{先煎}10 g	焦山楂10 g	三叶青10 g
冬凌草20 g	山慈菇6 g			

×14剂,水煎服,日一剂,温分服。

二诊:2020年9月26日

服用上方后患者感乏力改善,大便通畅,仍有头昏、步履不稳,口干,少寐,胃纳可,苔厚腻,脉弦细。拟原法:

制女贞子15 g	制首乌15 g	墨旱莲20 g	丹参20 g	石决明^{先煎}20 g
党参20 g	麦冬15 g	制南星10 g	川芎10 g	威灵仙10 g
蛇六谷^{先煎}10 g	炒白术20 g	炒枳壳10 g	炒僵蚕15 g	茯苓15 g
薏苡仁20 g	猫爪草15 g	夏枯草10 g	三叶青6 g	冬凌草20 g
山慈菇6 g	天麻10 g			

×14剂,水煎服,日一剂,温分服。

随访:患者坚持服用中药至今已2年7个月,病情稳定。颜面抽搐已清,复查未见复发征象。

三诊:2023年3月15日

主诉:脑胶质细胞瘤术后2年余,肺内新发结节5 mm,左侧肢体麻木,腰痛,无头昏,乏力改善,苔薄腻,脉弦细。拟原法:

独活10 g	桑寄生15 g	川续断15 g	炒杜仲15 g	酒白芍20 g

党参20 g	麦冬15 g	土茯苓20 g	川牛膝15 g	炒白术20 g
炒枳壳10 g	茯苓15 g	薏苡仁20 g	巴戟天15 g	蛇六谷^{先煎}10 g
威灵仙10 g	夏枯草10 g	猫爪草15 g	三叶青6 g	冬凌草20 g
山慈菇6 g				

×14剂,水煎服,日一剂,温分服。

随诊情况

随后根据病情随症加减。乏力加生黄芪、制黄精,口干加天花粉,颜面抽搐加钩藤,排便不畅加当归、肉苁蓉,少寐加枣仁、五味子,腰酸加川续断、山茱萸,肢体麻木加土茯苓、鸡血藤,抗肿瘤加天龙、半枝莲、蒲公英。

疗效观察

患者一直坚持服用中药,半年复查一次,病情稳定,至今已存活4年多,疗效较为确切。

典型医案(二)

姓名:曹某某　性别:女　年龄:26岁

初诊:2017年6月12日

主诉:脑瘤术后2月余。

现病史:2个月前患者因头痛伴癫痫样发作,于当地医院就诊,MRI示大脑皮质占位,行手术切除,术后病理诊断为生殖细胞瘤,术后予放疗、化疗多次,2017年6月12日来我处就诊。

初诊:头昏,偶感左侧头痛,焦虑,有时癫痫样发作,耳鸣,乏力,口干,少寐,纳呆,停经,苔薄白,脉弦细。

既往史:否认高血压、糖尿病、冠心病、肾病等重大疾病史。否认其他重大手术、外伤史。

个人史:否认有肝炎及肺结核等传染病史,否认嗜烟酒史,否认食物、药物过敏史。

家庭史:否认遗传性及传染性病史。

体检:体温36.2℃,脉搏79次/分,呼吸21次/分,血压142/80 mmHg。神清,精神差,双眼等大等圆,对光反应灵敏,心率79次/分,心律齐,双肺呼吸音清,腹痛阴性,双肾叩击痛阴性,神经系统未见异常。苔薄腻,脉弦细。

辨证分析:耳鸣、乏力、口干、少寐、停经、纳呆、苔薄白、脉弦细为肝郁血虚,头昏、头痛、癫痫为痰湿瘀阻。故辨证为肝郁血虚、痰湿瘀阻。

中医诊断：脑积（肝郁血虚、痰湿瘀阻）。

西医诊断：脑内生殖细胞瘤。

治则：标本兼顾，扶正祛邪。

治法：疏肝益气，化痰散结。

处方：

郁金10 g	制香附10 g	制南星10 g	天麻10 g	丹参20 g
党参20 g	麦冬15 g	炒白术20 g	炒枳壳10 g	蛇六谷10 g
川芎10 g	威灵仙10 g	茯苓15 g	薏苡仁20 g	猫爪草15 g
半枝莲20 g	夏枯草10 g	炒僵蚕15 g	钩藤15 g	焦栀子10 g
三叶青6 g	冬凌草20 g	山慈菇6 g		

×14剂，水煎服，日一剂，温分服。

二诊：2017年6月26日

服用上方后患者感头痛改善，近期癫痫未发作，头昏，少寐，口干，排便不畅，胃纳一般，苔薄白，脉细。拟原法：

郁金10 g	制香附10 g	制南星10 g	丹参20 g	川芎10 g
天麻10 g	防风10 g	炒白术20 g	炒枳壳10 g	炒僵蚕15 g
蝉蜕5 g	茯苓15 g	薏苡仁20 g	猫爪草15 g	法内金10 g
三叶青6 g	冬凌草20 g	蛇六谷10 g	山慈菇6 g	威灵仙10 g
焦栀子10 g				

×14剂，水煎服，日一剂，温分服。

随诊情况

随后根据病情随症加减。头昏加制首乌、墨旱莲，头痛加酒白芍、防风，步态不稳加石决明，癫痫加制南星、钩藤、炒僵蚕，乏力加黄芪、制黄精、绞股蓝，排便不畅加焦栀子、当归，耳鸣加石菖蒲、远志，口干加天花粉、乌梅，焦虑加郁金、制香附，抗肿瘤加天龙、威灵仙、蛇六谷、半枝莲。

疗效观察

患者连续服用中药至2020年6月，病情较稳定，头不痛，癫痫未发作，能做一般家务，停经，精神状态良好。2020年6月后间断服用中药，未见复发，至今已存活7年多，疗效较为确切。

典型医案(三)

姓名:朝某某　性别:男　年龄:36岁

初诊:2016年7月5日

主诉:确诊脑占位1个月。

现病史:1个月前患者无明显诱因突然出现昏迷、癫痫样发作,2016年6月于当地医院就诊,头颅MRI检查示脑实质占位,患者不同意手术治疗,要求中药治疗,2016年7月5日来我处就诊。

初诊:神疲乏力、头昏、口干、少寐,血压正常,曾癫痫样发作一次,大便通畅,有时腰酸,胃纳可,苔薄腻脉细。

既往史:否认高血压、糖尿病、冠心病、肾病等重大疾病史。否认重大手术、外伤史。

个人史:否认有肝炎及肺结核等传染病史,否认嗜烟酒史,否认食物、药物过敏史。

家庭史:否认遗传性及传染性病史。

体检:体温36.3℃,脉搏76次/分,呼吸20次/分,血压125/78 mmHg。神清,精神差,双眼等大等圆,对光反应灵敏,心率76次/分,心律齐,双肺呼吸音清,腹痛阴性,双肾叩击痛阴性,神经系统未见异常。苔薄腻脉细。

辨证分析:神疲乏力、口干、少寐、腰酸、苔薄腻脉细为肝肾亏损,头昏、癫痫为痰湿内阻。故辨证为肝肾亏损、痰湿内阻。

中医诊断:脑积(肾气亏虚、痰湿瘀阻)。

西医诊断:脑瘤。

治则:标本兼顾,扶正祛邪。

治法:益气滋肾,化痰散结。

处方:

生黄芪20 g	制女贞子15 g	党参20 g	麦冬150 g	天麻10 g
墨旱莲20 g	丹参20 g	土茯苓200 g	制南星10 g	炒僵蚕15 g
炒白术20 g	炒枳壳100 g	茯苓15 g	薏苡仁20 g	夏枯草10 g
蛇六谷^{先煎}10 g	猫爪草15 g	半枝莲20 g	三叶青6 g	冬凌草20 g
山慈菇6 g				

×14剂,水煎服,日一剂,温分服。

二诊：2016年7月19日

服用上方后患者感乏力、头昏改善，有时腰酸，睡眠一般，大便通畅，服药期间曾癫痫样发作1次，苔薄腻脉细。拟原法：

制首乌15 g	制女贞子15 g	党参20 g	麦冬15 g	制南星10 g
丹参20 g	土茯苓20 g	生白芍20 g	炒僵蚕15 g	川芎10 g
蛇六谷10 g (先煎)	威灵仙10 g	炒白术20 g	炒枳壳10 g	天麻10 g
川续断15 g	猫爪草15 g	茯苓15 g	薏苡仁20 g	三叶青6 g
冬凌草20 g	山慈菇6 g			

×14剂，水煎服，日一剂，温分服。

随诊情况

随后根据病情随症加减。头昏加半夏、墨旱莲、天麻，步履不稳加石决明、生白芍，癫痫样发作加制南星、川芎、全蝎，乏力加黄芪、红景天，腰酸加川续断、巴戟天，耳鸣加丹参、石菖蒲，口干加天花粉、北沙参，痰湿重加炒僵蚕、薏苡仁，抗肿瘤加蛇六谷、天龙、半枝莲。

疗效观察

患者坚持服用中药，3年内偶有癫痫样发作，后期缓解未复发，头昏乏力改善，能正常上班，病情稳定，目前仍健在，发病至今已8年多，疗效较为确切。

典型医案（四）

姓名：龚某某　　**性别**：女　　**年龄**：66岁

初诊：2006年4月3日

主诉：头昏、步履不稳1月余。

现病史：患者因情志欠佳（有精神病史）家属陪同代诉。2个月前患者因鼻腔流涕带有血丝，经医院五官科检查，发现鼻咽部有肿块，经活检病理诊断为鳞状细胞癌，随后经放射治疗，康复期改服中药，2006年4月3日来我处就诊。

初诊：患者消瘦，神志欠清，门诊时小便失禁，口干少寐，咽部不适，排便不畅，乏力，少语，苔薄腻质红，脉弦细。

既往史：既往精神病史，否认高血压、糖尿病、冠心病、肾病等重大疾病史。否认重大手术、外伤史。

个人史：否认有肝炎及肺结核等传染病史，否认嗜烟酒史，否认食物、药物过敏史。

家庭史:否认遗传性及传染性病史。

体检:体温36.5℃,脉搏75次/分,呼吸20次/分,血压135/80 mmHg。神清,精神差,双眼等大等圆,对光反应灵敏,心率75次/分,心律齐,双肺呼吸音清,腹痛阴性,双肾叩击痛阴性,神经系统未见异常。苔薄腻质红,脉弦细。

辨证分析:神志欠清、少语、咽部不适、乏力、苔薄腻质红、脉弦细为肝郁气虚,消瘦、小便失禁、口干、少寐、排便不畅为阴虚肠燥。故辨证为肝郁气虚、阴虚肠燥。

中医诊断:积聚(肝郁气虚、阴虚肠燥)。

西医诊断:①鳞状细胞癌;②精神病史。

治则:标本兼顾,扶正祛邪。

治法:疏肝益气,养阴润燥。

处方:

郁金10 g	制香附10 g	党参20 g	麦冬15 g	南沙参15 g
丹参20 g	土茯苓20 g	当归10 g	焦栀子10 g	生白术20 g
炒枳壳10 g	茯苓15 g	薏苡仁20 g	天花粉10 g	杏仁15 g
夏枯草10 g	芦根20 g	半枝莲20 g	玉竹15 g	三叶青6 g
冬凌草20 g	山慈菇6 g			

×14剂,水煎服,日一剂,温分服。

二诊:2006年4月18日

服用上方后患者感乏力、口干改善,大便通畅,少寐,腰酸,夜尿多,苔薄质红,脉弦细。拟原法:

南沙参15 g	麦冬15 g	党参20 g	制女贞子15 g	丹参20 g
土茯苓20 g	焦栀子10 g	炒白术20 g	炒枳壳10 g	茯苓15 g
炒薏苡仁20 g	猫爪草15 g	天花粉10 g	酸枣仁15 g	郁金10 g
炒黄芩10 g	玉竹15 g	半枝莲20 g	三叶青6 g	冬凌草20 g
山慈菇6 g				

×14剂,水煎服,日一剂,温分服。

三诊:2006年5月6日

服用上方后患者感乏力改善,神志较前清楚,能进行医患交流,口干好转,少寐,大便通畅,腰酸,夜尿多,苔薄,脉弦细。拟原法:

黄芪20 g	制女贞子15 g	南沙参15 g	麦冬15 g	党参20 g

天花粉10 g	炒白术20 g	炒枳壳10 g	茯苓15 g	炒米仁20 g
酸枣仁15 g	猫爪草15 g	半枝莲20 g	川续断15 g	山茱萸10 g
制黄精15 g	夏枯草10 g	炒黄连5 g	三叶青6 g	冬凌草20 g
山慈菇6 g				

×14剂,水煎服,日一剂,温分服。

随诊情况

随后根据病情随症加减。焦虑加郁金、制香附,口干加芦根、乌梅,乏力加黄芪、红景天,少寐加合欢皮、远志、五味子,腰酸加盐杜仲、巴戟天,神智欠佳加石菖蒲,便秘加焦栀子、肉苁蓉,咽部不适加玄参、苏梗,鼻塞窍闭加辛夷、黄芩。

疗效观察

患者一直坚持服用中药,病情稳定,能生活自理。患者于2018年12月因冠心病致心力衰竭去世,先后共服用中药12年,疗效较为确切。

(医案整理:胡娅娜)